1,60

Über die Autoren:

Thomas French und Kelley Benham French sind beide erfolgreiche Journalisten. Thomas French ist bereits Pulitzer-Preisträger, seine Frau Kelley Benham French war 2013 unter den Finalisten für diesen höchsten Journalistenpreis.

Kelley Benham French
Thomas French

MEINE KLEINE HANDVOLL LEBEN

Unser Baby kam
viel zu früh auf die Welt

Aus dem Englischen übersetzt von Maria Mill

BASTEI LÜBBE TASCHENBUCH
Band 60884

Anmerkung der Autoren

Dies ist ein Sachbuch, das auf unseren Erfahrungen im All Children's Hospital basiert sowie auf unseren regelmäßigen Kontrollbesuchen dort in den darauffolgenden Jahren. Nichts ist erfunden. Fast alles beruht auf Notizen, die wir uns während des Aufenthalts unserer Tochter auf der Neugeborenen-Intensivstation der Klinik gemacht haben. Durch Befragung vieler der behandelnden Ärzte und Kinderkrankenschwestern ebenso wie durch Rückgriff auf die siebentausend Seiten starke Patientenakte unserer Tochter haben wir unsere Aufzeichnungen und Erinnerungen zusätzlich überprüft und verifiziert.

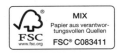

Dieser Titel ist auch als E-Book erschienen

Vollständige Taschenbuchausgabe

Deutsche Erstausgabe

Für die Originalausgabe:
Copyright © 2016 by Kelley Benham French und Thomas French
Titel der Originalausgabe: Juniper. The Girl Who Was Born Too Soon
Originalverlag: Little, Brown and Company, Boston

Für die deutschsprachige Ausgabe:
Copyright © 2016 by Bastei Lübbe AG, Köln
Textredaktion: Dr. Matthias Auer, Bodman-Ludwigshafen
Titelillustration: © getty-images/Science Photo Library
Umschlaggestaltung: Mediabureau di Stefano, Berlin
Satz: hanseatenSatz-bremen, Bremen
Gesetzt aus der Alegreya
Druck und Verarbeitung: CPI books GmbH, Leck – Germany
Printed in Germany
ISBN 978-3-404-60884-3

2   4   5   3   1

Sie finden uns im Internet unter
www.luebbe.de
Bitte beachten Sie auch: www.lesejury.de

Ein verlagsneues Buch kostet in Deutschland und Österreich jeweils überall dasselbe. Damit die kulturelle Vielfalt erhalten und für die Leser bezahlbar bleibt, gibt es die gesetzliche Buchpreisbindung. Ob im Internet, in der Großbuchhandlung, beim lokalen Buchhändler, im Dorf oder in der Großstadt – überall bekommen Sie Ihre verlagsneuen Bücher zum selben Preis.

Für Junebug

Wir sind nur halbe Geschöpfe, wenn uns nicht ein Weiserer, Besserer – und das muss ja ein Freund sein – zur Seite steht, um unsere schwache, fehlerhafte Natur zu verbessern.

Mary Shelley, *Frankenstein*

Inhalt

Der Tunnel 9

1 – Das Reich der vereitelten Schöpfung 11

2 – Blut 62

3 – Die Nullzone 119

4 – Finsterer Stern 210

5 – Himmel 311

Küken 343

Danksagung 348

Der Tunnel

Sie erreichte die Schwelle dessen, was möglich und rechtens ist, die Grenze zwischen Leben und Tod, Hybris und Hoffnung. Ihre Augenlider waren wie zugeschweißt, die Platten ihres Schädels nur halb ausgebildet, so dass ihr Kopf eher nachgiebig als fest erschien. Ihre Haut war so durchscheinend, dass wir die winzige Faust ihres zitternden Herzens darunter sehen konnten.

Die Ärzte und Schwestern umringten ihre Plastikbox, boten all ihre Künste auf, setzten all ihre Maschinen ein, arbeiteten am Limit ihrer menschlichen Fähigkeiten, um sie uns zu erhalten. Wir hatten vergessen, welcher Tag war, erinnerten uns kaum noch, was wir vor unserer Ankunft an diesem Ort getan hatten – an Jobs, Pläne und all die Nichtigkeiten, die uns ausgemacht hatten. Wir befanden uns auf einmal in einem Tunnel und steckten so tief darin, dass es kein Zurück mehr gab.

Sie war fortwährend dabei zu sterben und tat es dann doch nicht – und schien aufs Neue zu sterben. Langsam dämmerte uns, dass der einzige Ausweg war, ihr eine Welt jenseits des Kastens zu erschaffen. Und so erfüllten wir ihre endlosen Nächte mit Möglichkeiten. Sangen ihr Lieder von der Sonne vor, lasen ihr vor aus Büchern, in denen Kinder fliegen konnten. Und als wir den Mut dazu fanden, erzählten wir ihr, wie wir darum gerungen hatten, sie zu bekommen. Erzählten ihr, was uns gedemütigt, was uns zermürbt hatte. Von den Schwächen und Versäumnissen, die sich gegen ihre Zeugung verschworen hatten.

Denn wenn sie die Geschichte zu Ende hören wollte, blieb sie uns vielleicht bis zum Morgengrauen erhalten.

1. Das Reich der vereitelten Schöpfung

Kelley

Nicht immer sollten gefallene Geschöpfe gerettet werden. Das war mir immer bewusst. Und trotzdem. Als ich vierzehn war, brachte mir eine Freundin ein Vogelküken, streckte es mir auf der Hand entgegen. Auf der Pferdeweide in Florida, wo wir unsere Tage verbrachten, hatte sie es unter Kiefernnadeln entdeckt. Ihre Mom erlaubte nicht, dass sie es mit nach Hause brachte.

Sein kleiner Körper erinnerte an ein mit Reispapier umhülltes bläuliches Häufchen aus Zweigen, geädert und mit weißem Flaum überpudert. Sein Wackelkopf schwankte auf einem dünnen Hälschen, und die wie zugeschweißt wirkenden Augen glotzten blind. Der Mund war ein einziger klaffender Schlund, der große Not verhieß.

Das Vögelchen war exotisch, aufregend. Schon vorher hatte ich die nackten Rattenbabys in unserem Komposthaufen vor der drohenden Schaufel meines Vaters verteidigt oder um das Leben der Waschbärenfamilie auf unserem Dachboden gebettelt. Verschiedentlich hatte ich auch streunende Kätzchen in der Garage, Welpen im Wohnzimmer und Kaninchen auf der hinteren Veranda aufgezogen. So dass ich an jenem Tag, als meine Mutter mich abholte und ich mit meiner Schuhschachtel in ihren alten roten Ford Falcon stieg, nicht auf Einwände gefasst war. Meine Eltern waren bestimmt keine perfekten Menschen, aber sie hatten mir – ob nun in voller Absicht oder vor lauter Erschöpfung – stets Freiräume zum Erkunden und Ausprobieren gelassen.

Ich beendete damals gerade mein erstes Highschool-Jahr, war schüchtern und häufig allein. Ich wusste, dass dieser Vogel eigentlich nichts Besonderes war. Und doch zuckte sein Herz in meinen Händen. Ich trug ihn ins Wohnzimmer und setzte ihn in ein altes gesprungenes Aquarium, das ich in der Garage gefunden hatte. Dann legte ich einige Zweige von der Magnolie in unserem Hof dazu – ein etwas jämmerlicher Versuch, seine Umgebung ein wenig natürlicher erscheinen zu lassen.

Sehr wahrscheinlich hat mich damals jemand gefragt, was das Ganze eigentlich solle. Denn auch wenn ich ihn rettete, konnte er nicht wie ein Sittich bei uns im Haus leben, und einfach davonfliegen konnte er auch nicht. Doch solche Bedenken waren mir noch fremd. Ich weichte Hühnerfutter in warmem Wasser ein und bot es ihm alle zwei Stunden mit einer Futterspritze an. Mit fröhlichem Gluckern glitt es seinen Hals hinunter. Ich spürte die Kluft zwischen Wildheit und Zivilisiertem. War nicht auch ich selbst – wie ich ständig an unsichtbare Grenzen stieß und mir die Gestalt der Welt erst ertasten musste – nur notdürftig zivilisiert? Ich fühlte mich hilflos auf den Schulkorridoren, ratlos angesichts meiner zu großen Zähne, meiner widerspenstigen Haare und meines Vaters, der die Rattenbabys im Komposthaufen enthauptete, mit ballernder Jagdflinte die Waschbären vom Dachboden vertrieb, der meine Welpen verkaufte, meine Kaninchen weggab und meine Kätzchen ins Tierheim schaffte.

Das winzige Leben dieses Vogels lag, was immer auch daraus werden mochte, in meiner Hand. Ich würde es beschützen, solange ich konnte. Am nächsten Tag teilten sich langsam seine wimpernlosen Lider. Das Erste, was er sah, war ich, die ihn durchs Glas des Aquariums hindurch anstarrte.

Der Vogel wuchs und gedieh. Büschelweise sprossen ihm Federn. Und er verwandelte sich in einen schlauen, quäkenden Blauhäher. Er lebte in meinem Zimmer, weit genug vom Hauptwohnbereich des Hauses entfernt, so dass ich eine Weile ungestraft davonkam. Oft hockte er auf meinem Deckenventilator, unter den ich, um die Vogelkacke aufzufangen, die täglich erscheinende *St. Petersburg Times* platzierte. Jeden Morgen landete er auf meinem Kinn und tippte mit seinem Schnabel an meine Nase. Aufwachen. Aufwachen. Aufgewacht! Er trank Cola vom Rand meiner Dose. Er pickte am Vogelfutter oder an Resten meines Abendessens herum, das ich häufig allein in meinem Zimmer zu mir nahm. Gern setzte er sich auf meine Schulter oder meinen Kopf, wo er sich mit seinen Dinosaurierklauen festklammerte. Manchmal ließ er sich auch von unserem Mops Wrinkles spazieren tragen, der weder klug noch fit genug war, um sich dagegen zur Wehr zu setzen. Ich nahm ihn mit ins Freie, und er inspizierte die Bäume, doch stets kehrte er auf meine Schulter zurück. Ich hoffte, Fremde würden uns so sehen und glauben, ich besäße magische Kräfte. Denn für mich fühlte es sich so an.

Schließlich meinte meine Mom, ich müsse ihn ziehen lassen. Immer wieder passte er mich auf dem Weg zur Schule oder auf dem Heimweg ab und ließ sich von mir ein Stück auf dem Kopf mittragen. Einige Wochen später kam ich nach Hause und entdeckte ihn tot neben dem Hintereingang. Vielleicht hatte ich ihn falsch behandelt, ohne es zu wissen? Er hatte keinen anderen Zufluchtsort besessen als mich und kannte kein anderes Zuhause.

Ich wurde älter. Ich hatte Hunde und Pferde. Ich roch nach Heu und Erde. Irgendwann, dachte ich, würde ich eine Farm besitzen, wo Platz wäre für all die wilden und kranken Tierjungen. Und obwohl ich nie babysittete oder mit Puppen spielte, wusste ich auch, dass ich einmal eine Tochter haben würde.

Die würde wild, temperamentvoll und schmutzig sein und immer ein Kätzchen mit sich herumschleppen. Sie würde auf Bäume klettern und singen. Und ich selbst würde nie vergessen, wie es sich anfühlte, Kind zu sein und etwas Warmes und Lebendiges liebzuhaben. Nie vergessen, wie es war, Angst zu haben – Angst, sich mit jemandem anzufreunden, vor allen anderen zu tanzen, am Strand gesehen zu werden, in der Schulklasse den Mund aufzumachen, einen Jungen mit nach Hause zu bringen. Ich würde ihre Wildheit beschützen. Sie würde ein verirrtes Kätzchen, Kaninchen oder Vögelchen anschleppen. Und ich würde ihr zeigen, wie man für es sorgte und seine Wildheit beschützte. Und ich würde sie lehren, wann und wie man es wieder in die Freiheit entließ.

Das war keine Sehnsucht, es war eine Gewissheit. Schon als kleines Mädchen hatte ich meine Mom gefragt, wie man ein Baby bekomme. »Nun«, meinte sie, »als Erstes musst du mal eins wollen.« Sie erklärte mir das nicht näher, weswegen mir wohl im Gedächtnis blieb, dass Wollen die einzige wesentliche Voraussetzung war. Auf das Wollen kam es an.

Als unsere Tochter geboren wurde – und nachdem alles falsch gelaufen war, die Gewissheit sich in Sehnsucht verwandelt hatte und die Sehnsucht alles dominierte –, sah sie genauso aus wie jenes Vogelküken. Sie war zerbrechlich und unfertig – knubbelig, papieren, durchscheinend und blind. Nicht alle gefallenen Wesen sollten gerettet werden, so viel war mir klar. Doch niemand würde es uns abschlagen, wenn wir es doch versuchten. Wer war hilfloser, die Kleine oder wir? Dieser zahnlose, lippenlose, vor Hunger weit aufgesperrte Mund! Durch eine Glaswand starrten wir sie an.

* * *

Um die Unwahrscheinlichkeit ihres Daseins, all die Widrigkeiten zu begreifen, die sich jenem ersten Atemzug entgegenstellten, müssen wir noch einmal zurück in jenen Sommer, als ich den Vogel aufzog. Weil es auch der Sommer war, in dem ich Tom begegnete, der damals einen kurzen, aber entscheidenden Auftritt in meinem Teenager-Leben hatte und viele Jahre später ihr Vater werden sollte. Immer wieder habe ich in den seither vergangenen Jahren mit der Absurdität des Ganzen gerungen. Denn auch wenn die Geschichte damals geendet hätte, wäre sie an sich schon seltsam genug.

Tom war einer der Redner bei einem von mir besuchten Journalismus-Camp an einer Highschool. Er war eine Art Starreporter, Mitte Dreißig, verheiratet und Vater von zwei kleinen Söhnen. Seit der fünften Klasse hatte ich die *St. Petersburg Times* gelesen. Ich liebte die Boshaftigkeit seiner Kolumnen, in denen er gegen Schulleiter wetterte, die Highschool-Journalisten zensierten. Ich liebte das Mitgefühl und den hohen Anspruch in seiner Artikelserie über eine ermordete Frau aus Gulfport, die beinahe Buchlänge erreichte. Seine Storys waren gewagt und packend wie Romane. Schon wenn ich die Verfasserzeile mit dem Namen Thomas French las, geriet ich in Verzückung.

Er trug ein lila Hemd und schwarzweiß gestreifte Schnürsenkel an jenem Tag, was irgendwie abschreckend wirkte. Sein Gesicht verschwand praktisch hinter der Brille. Die Haare, die ihm dunkel und schlaff in die Stirn hingen, wurden bereits grau. Er war toll, aber er war auch ein Nerd, was ich irgendwie beruhigend fand. Ich besaß damals keinerlei Selbstbewusstsein, und obwohl die Leute mir ständig versicherten, dass ich eine tolle Schreiberin sei, wusste ich, dass sie nur nett sein wollten. Auch Tom litt unter Unsicherheit. Ständig kippte er Coca-Cola light in sich hinein, starrte zum Fenster hinaus und fuhr sich mit den Händen durch die Haare. Seine Nervosität ließ den Job, den er machte, auch für uns irgendwie erreichbarer erscheinen.

Er forderte uns auf, uns von Autoritätspersonen mit ihren Titeln und ihren im Passiv formulierten Verlautbarungen nicht irremachen zu lassen und die inoffizielle wahre Geschichte auszugraben, die unter der Oberfläche brodelte. Er forderte uns auf, den Leser in den »geheimen Garten« zu führen – in den hinteren Teil des Nagelstudios, die Ecke des Lehrerzimmers, dorthin, wo heimliche Absprachen getroffen, Macht übertragen und einander Geheimnisse anvertraut würden. Wahre Geschichten kämen nicht via Pressemitteilung. Sie würden nicht angekündigt, sondern schwirrten überall um uns herum, wir müssten nur beherzt zugreifen. Er versicherte uns, dass unsere Interessen nicht belanglos seien. Auf das, was uns am Herzen liege, komme es an. Auf uns komme es an.

An diesem Abend schrieb ich über ihn. Und im entscheidenden Abschnitt, in dem ich die Sache auf den Punkt brachte, schrieb ich: »Er macht keine halben Sachen.«

Ich verliebte mich nicht in ihn, noch zerstörte ich seine Ehe, noch stahl ich ihm seine Kinder. Das wäre absurd gewesen und ein Verbrechen. Aber ich veränderte mich. Ich öffnete mich. Ich begann die Schönheit in den ganz kleinen Dingen, das Großartige im Alltäglichen wahrzunehmen. Diese Lektionen blieben mir, wurden Teil von mir.

Ich beendete die Highschool, begann zu studieren und arbeitete im Sommer als Praktikantin bei der *St. Petersburg Times*. Ich verliebte mich – einige Male.

Ich trennte mich von Rick – den ich liebte, wie manche ihre Religion lieben –, denn er meinte, er wolle keine Kinder. Was noch keine so große Rolle hätte spielen sollen. Ich war zweiundzwanzig. Doch mein wildes kleines Mädchen war schon damals ganz real für mich. Und nicht verhandelbar. Die zweite große Liebe – meinen geistreichen und gefühlvollen Journalistik-Professor – verlor ich, als ich nach Südflorida zog, um zu unterrichten. Es folgten ein gut gebauter und entspannter Personal Trainer, den ich verließ, um meinen Master zu machen, sowie eine Reihe austauschbarer Intellektueller aus Washington, D.C. Mit einem machte ich Schluss, weil er zu dünn war, und mit einem anderen, weil er zu viel schwitzte.

Als ich Tom wiederfand, war ich achtundzwanzig. Ich hasste das Daten, Bars und Männer zwischen zwanzig und dreißig. Ich schloss mein Magisterstudium in Maryland ab und versuchte, einen Job bei der *St. Pete Times* zu ergattern. Tom war damals Anfang vierzig. Er hatte einen Pulitzerpreis gewonnen, sich scheiden lassen und trug keine Brille mehr. Sein Gesicht war hagerer, die Haare fast weiß. Seine Jungs waren in der Grundschule. Er hatte eine Lebensgefährtin, die älter war als er. Als »eine ganz Liebe« bezeichnete er sie.

Als ich zu einem Vorstellungsgespräch nach Florida flog, gingen wir miteinander essen. Es war zwar kein Date, aber es ließ sich so nett mit ihm plaudern, dass es sich langsam so anzufühlen begann. Er quatschte endlos davon, wie sehr er sich noch immer eine Tochter wünsche. Und ich stocherte in meiner Forelle herum, während meine Eierstöcke Purzelbäume schlugen. Er besaß noch immer diese Offenheit, wie damals. Er backte Plätzchen. Half als Freiwilliger in der Schule seiner Jungs und nähte eigenhändig ihre Halloween-Kostüme. Er hatte keine Scheu, schwierige Themen anzusprechen; im Gegenteil, er schien es zu genießen. Er war das genaue Gegenteil der meisten Männer, die ich je gekannt hatte. Das Essen dauerte viereinhalb Stunden.

Meiner Freundin Lucia mailte ich: »Ich würde ihn heiraten, Punkt. Am Ende hat er mich umarmt, und ich rieche ihn immer noch in meinem Haar.«

Die Chemie zwischen uns stimmte total, was mich verblüffte, da er in so vielerlei Hinsicht der Falsche war. Er war zu alt, zu klein, zu unverfügbar, zu geschieden. Er verabscheute Tiere, Dreck, Gemüse, Sport, ungewohntes Essen, handwerkliche Tätigkeiten und die freie Natur. Er war emotional und überempfindlich. Er quatschte zu viel. Und obendrein gab es auch noch die Freundin.

Noch im selben Sommer kam er nach Washington, um an einem College in meiner Nähe zu unterrichten. Ich fuhr von Maryland aus hin und hörte ihm zu, wie er am Beispiel Monets über das Schreiben dozierte. Er erklärte, wie der Künstler die Transformation der Kathedrale von Rouen im wechselnden Tageslicht beobachtet habe und wie die Beachtung einer solch natürlichen Abfolge von Momenten auch einer geschriebenen Geschichte zu Form und Kraft verhelfe. Wenn ich mich in Toms Nähe befand, hatte ich das Gefühl, in ein anderes Licht einzutauchen. Es legte Dinge in mir frei, die ich vorher nicht bemerkt hatte.

Am nächsten Tag traf ich ihn wieder, und ehe wir sein Hotel verließen, um essen zu gehen, brach er eine ängstliche Erörterung unserer inzwischen unbestreitbaren gegenseitigen Anziehung vom Zaun, bei der er seine Freundin sogar namentlich beschwor. »Ich bin ein netter Kerl«, meinte er. »Aber auch nur ein Mensch, und ich bin nicht verheiratet.« Klappe, tobte es in mir, und alle Anziehung verflüchtigte sich. »Also muss ich eine Entscheidung treffen und bla, bla, bla, bla, und ich möchte, dass du mich respektierst bla, bla, bla.«

Ich küsste ihn, damit er nicht weitersprechen konnte. Und damit er seine Freundin oder alle früheren oder gleichzeitigen Frauen vergaß beziehungsweise auch jedes Bild, das er je von sich gehabt hatte und womöglich für zu kleinmütig oder lädiert hielt, um noch einmal von vorn zu beginnen. Ich küsste ihn, um ihm mitzuteilen: Wenn du das hier nie wieder tun willst, wird es dir für den Rest deines langen erstarrten Lebens fehlen.

»Warum ich?«, fragte er Stunden später mit zerknittertem Hemd und völlig zerwühltem Haar. Egal, was ich auch getan hatte, es hatte ihm seine Unsicherheit nicht nehmen können. Er wirkte besoffen, trunken vor Liebe, klar, aber auch verloren.

Ich versuchte, ihm eine Antwort zu geben. Er hatte solches Interesse an der Welt, ihrer Geschichte, ihrem Reichtum, ihren Kräften und Gegenkräften. Er vergrößerte ihre verrückte Schönheit und spiegelte sie wider, und wenn ich in seiner Nähe war, dann umgab das alles auch mich.

Auch am nächsten und am übernächsten Tag sahen wir uns, und als ich eines Nachmittags nach Hause fuhr, verspürte ich plötzlich den Drang zu pinkeln. Ich fuhr an die Seite und kam ausgerechnet vor der National Cathedral zum

Stehen, wo es mit Sicherheit saubere Toiletten gab. Ich wanderte darin umher, in diesem Heiligtum all der Dinge, die der Mensch zu erbauen vermag, sowie derer, die ihm unbegreiflich bleiben, und verirrte mich, während die Nachmittagssonne durch bunte Glasfenster flutete. Des Menschen Filter und Gottes Licht. Gerade begann ein Gottesdienst, so dass ich blieb. Ich war nicht fromm, aber verliebt. Ich zündete eine Kerze an. Als ich endlich ging, hatte sich das Licht erneut verändert. Es war trüb und dunkel, und ich dachte an Tom, um den die Welt sich drehte und ihre Kräfte spielen ließ, und hoffte, etwas in ihm werde in Bewegung geraten.

Im Lauf der nächsten Monate zog ich nach Florida, trat meine Stelle an und versuchte, die Spannung steigen zu lassen. Tom rief an, spätnachts. Und ich gewöhnte mich daran.

»Du bist wie dieser weite, unerforschte Kontinent«, sagte er eines Nachts. »Den ich für immer durchstreifen könnte.«

Er war aufmerksam. Er hörte zu. Er erinnerte sich an Dinge, die ich gesagt hatte, und versuchte, sich einen Reim darauf zu machen. Durch ihn wurde ich mir meiner selbst stärker bewusst. Alles, was mir wichtig war – Liebe, Schreiben, Elternschaft –, begann mit einem Herzensaustausch. Darin war er gut. Darin war er besser als alle, die ich je gekannt hatte.

»Schreiben ist eine konzentrierte Form der Aufmerksamkeit«, sagte er, »ebenso wie Singen, Küssen und Beten.«

Er liebe mich, meinte er. Er werde sich von der Freundin trennen, tat es dann aber doch nicht. Er wolle sie nicht verletzen. Er müsse es noch »verstehen«.

»Ich denke zu viel«, sagte er.

Und: »Ich kann mich nicht zweiteilen.«

»Ich sage mir immer wieder, ich brauche Zeit.«

Aus Wochen wurden Monate, aus Monaten Jahre. Ich

schrieb über eine Gockel-Attacke, ein Müllwagenrennen und einen Mann, der sechsundzwanzig Jahre in der Todeszelle verbrachte. Zweimal wurde ich befördert und zog meinen Traumjob im Feuilleton an Land. Mein neuer Chef Mike Wilson gehörte zu Toms engsten Freunden und wurde rasch auch meiner. Ich hatte ein eigenes Büro mit Fenster, und von meinem Schreibtisch aus sah ich Tom.

Ich kaufte ein Haus mit fünf Zimmern, das ich mit meinem neurotischen, gefühligen Weimaraner Huckleberry bewohnte. Es war zu groß, und angesichts seiner Leere fühlte ich mich nur noch einsamer. Meine gesamte Freizeit verbrachte ich mit Nestbau-Aktivitäten. Ich kratzte Farbschichten ab, baute einen Zaun, pflanzte Paradiesvogelsträucher. Ich erneuerte Türknäufe, Scharniere, Verkleidungen, tauschte Leisten, Glühbirnen und Ventilatoren aus. Am Ast einer ausladenden Steineiche hängte ich eine Schaukel auf. Und ich wusste auch schon, wo das Kinderzimmer und das Baumhaus hinmussten.

Ich zog für das örtliche Tierheim Welpen auf. Was immer mich einst bewogen hatte, den Blauhäher zu retten, war unterdessen noch viel mächtiger geworden. Mittlerweile hatte ich für vier verschiedene Tierasyle in drei Städten Hunderte von Welpen betreut. Und meine Mom, die ganz in der Nähe wohnte, fütterte sie mit der Flasche, redete mit ihnen und hielt sie – Bauchseite nach oben – im Arm wie haarige Enkelkinder.

Tom tauchte auf – und verschwand, während ich ihn lockte und wieder von mir stieß. Er kaufte sich ein bescheidenes Betonblockhäuschen, das ich hasste – ein klares Zeichen unserer fehlenden Kompatibilität, wie ich dachte. Während er herumeierte, traf ich mich mit anderen tollen, verfügbaren, selbstbewussten und attraktiven, hunde- wie kinderlieben Männern. Die ich dann immer irgendwann nicht mehr zurückrief. Ich war ratlos.

Mein Ex Nummer eins, Rick, redete Klartext mit mir. »Weißt du, wen du heiraten solltest?«, meinte er eines Tages am Telefon. »Tom French.«

Bäh, erwiderte ich. Der ist doch 'ne Katastrophe.

Aber er war auch der, den ich wollte. Und ich konnte mich nicht dazu bringen, einen anderen zu wollen.

Ich wollte einfach nicht glauben, dass der verschreckte, zerstreute Kerl, den er mir präsentierte, wirklich er war. Hinter dieser Schale verbarg sich doch einer, der Springsteen nicht nur liebte, sondern ihn auch siebzigmal bei Konzerten gesehen hatte, wo er, immer ganz vorn, die Texte mitgrölte. Er konnte nicht einfach nur eine Geschichte schreiben, er musste gleich eine zehnteilige Artikelserie verfassen, die sich über sieben Jahre erstreckte. Bei wichtigen Dingen engagierte er sich sehr wohl. »Er macht keine halben Sachen.« Das hatte ich doch schon als Fünfzehnjährige gewusst.

Und stur blieb ich überzeugt, wie es so viele Frauen von so vielen Männern sind, dass ich ihm helfen konnte, seine besten Seiten wiederzuentdecken: die Person, die er hätte sein können, hätten Scheidung und mittleres Lebensalter ihn nicht mit Blindheit geschlagen.

Ich wollte Kinder, die mit mir redeten, wie Toms Söhne mit ihm redeten. Ich wollte miterleben, wie Nat und Sam aufwuchsen. Ich wollte, dass meine Kinder die Liebe dieser beiden zu Springsteen, Shakespeare und South Park teilten. Die zwei waren die wunderbarsten Menschen, die ich je kennengelernt hatte – großzügig, fröhlich und witzig. Tom war beschädigt, aber sie waren perfekt. Und er war mit der Grund dafür.

Ich sah, wie Tom mit ihnen sang, während sie die Spülmaschine unsachgemäß mit schmutzigen Tellern beluden. Er ignorierte die Grasbüschel im größtenteils gemähten Rasen. Für ihre Aufführung von »Urinetown«, des gesellschaftskritischen, satirischen Musicals, kaufte er die ersten drei Reihen auf. Gemeinsam debattierten sie über die narrativen Spannungsbögen in »Battlestar Galactica«, »Team America« und in der Heilsbotschaft des »Boss«. In der Küche roch es ewig nach Speck, der Boden klebte unter den Füßen. Und alles zusammen verschmolz zu einem überschwänglichen Durcheinander, das ich mir durchaus als mein Leben hätte vorstellen können.

Eines Abends nach der Arbeit lenkte ich, ohne groß nachzudenken, meine Schritte in seine Gegend. Die Straße beschrieb einen Kreis, dem ich eine Weile folgte, wobei ich mich fragte, was zum Teufel ich eigentlich wollte, bis ich plötzlich vor seinem Haus stand. Es war Dezember, die Läden der vorderen Fenster standen offen, und warmes Licht fiel in den Hof. Nat und Sam saßen schon am Esstisch, Tom und die Freundin setzten sich gerade dazu.

Was hattest du denn erwartet, Stalkerin? Das ist nicht deine Familie. Such dir deine eigene Scheißfamilie.

Ich hasste mich. Wie viel Zeit ich verschwendet hatte. Ich verbrachte ein weiteres Weihnachtsfest bei meinen Eltern. Am Morgen des Fünfundzwanzigsten arbeitete meine Mom. Als ich aufwachte, war das Haus leer.

* * *

Fast unmerklich kühlte Toms Wunsch nach weiteren Kindern ab. Er hatte Unmengen von Gründen, von denen keiner mir einleuchtete. Zunächst tat ich das alles noch ab, denn natürlich wollte er eigentlich mehr Kinder, er zog sich nur hinter irgendeinen unsichtbaren Schild zurück.

Er machte mir Playlisten voller Versprechungen, ich sang die Songs am Steuer mit und forschte nach irgendwelchen Bedeutungen, bis ich Kopien auf seinem Computer entdeckte, die er für andere Frauen angefertigt hatte. Tom verbrachte Stunden mit Gott weiß wem am Telefon. Immer wieder fragte ich ihn, wer sie sei. Und er log jedes Mal.

»Hör zu«, meinte Rick. »Sag dem Arschloch, dass du nicht betteln wirst.«

Meine Psychologin meinte, ich solle ihn vergessen, mir auf einer Samenbank Sperma kaufen und allein ein Kind kriegen. Und langsam klang es gar nicht mehr so verrückt.

Tom ratzte zu unbeschwert und immer mit dem Rücken zu mir. Während ich bei all dem Kuddelmuddel nie schlafen konnte, so dass ich ihm halt beim Atmen zusah. Mit dem Finger malte ich ihm Botschaften auf den Rücken – alles das, was ich nicht sagen konnte –, während der sich hob und senkte, hob und senkte.

I-C-H-L-I-E-B-E-D-I-C-H

Arschloch.

Tom

Anfangs traf ich Kelley nur heimlich, um Mitternacht. Meine offizielle Freundin lebte eine Autostunde entfernt in einer Kleinstadt nördlich von Tampa, was das Wegschleichen erleichterte. Sie war eine liebe, treue Seele, die alles für mich getan hätte. Spätabends rief ich sie immer an, erzählte ihr von meinem Tag, hörte zu, während sie von ihrem erzählte, sagte ihr dann, dass ich sie liebe, und schmeckte die Asche meiner Worte auf der Zunge.

Während ich die Interstate hinab und Kelleys Bett entgegenbrauste, setzte ich mein verträumtes Gesicht auf, das ich immer dann zur Schau trug, wenn ich wusste, dass ich sündigte, aber noch nicht bereit war, die entsprechende Scham zu empfinden. Kelley wohnte am anderen Ende des Landkreises, und das hieß, dass ich immer viel zu viel Zeit zum Nachdenken hatte. Gewöhnlich wartete ich, bis ich auf der Bayside-Brücke war, die die Bucht von Tampa an ihrem nördlichen Ende überspannt, bis ich anrief und ihr sagte, dass ich unterwegs sei.

»Wo bist du denn jetzt?«, fragte sie dann.

»Vielleicht fünfzehn Minuten von dir entfernt.«

»Und wenn ich jetzt nein sagen würde?«

Wenn sie das sagte, starrte ich immer hinaus auf die mir entgegenrasende Fahrbahn, auf die Pelikane, die aus der Dunkelheit auf- und dann wieder in sie hineintauchten, auf das schwarze Wasser, das sich zu beiden Seiten erstreckte. Sie würde mich nicht abweisen, und das wussten wir beide. Ich hörte den Zorn in ihrer Stimme und darunter eine fürchterliche Traurigkeit. Sie war besser als das hier, hatte Besseres verdient und konnte nicht verstehen, warum *ich* es nicht war. Doch ich merkte auch, dass meine Unverfrorenheit irgendetwas in ihr befriedigte. Sie wollte, dass ich mich um sie bemühte, ihr einen Antrag machte. Sie wartete auf den richtigen Augenblick und hoffte, dass ich mich mit einem Ring, einem Haus, einem Baby revanchieren würde. Und das war das Problem. Ich hatte einmal einen Ring getragen, viele bittere Jahre lang. Die einzig positiven Resultate dieser Ehe waren Nat und Sam gewesen. Die immer erwachsener wurden und schon bald aufs College gehen würden. Ich sah einfach keinen Sinn darin, noch einmal von vorn zu beginnen.

Hinter dem Steuer meines SUV drehte ich die Stereoanlage auf, um nicht mehr denken zu müssen. Auf diesen mitternächtlichen Fahrten tendierte ich zu traumartigen Songs der Vereinsamung. Zu den Stones und »Moonlight Mile«, Springsteen, wie er in »Stolen Car« leise in stockfinsterer Nacht verschwindet. Am häufigsten zog ich mir Beth Ortons Album »Daybreaker« rein, diese Trostlosigkeit in ihrer Stimme, das Gefühl eines Menschen, der zu weit gegangen ist und nie mehr derselbe sein wird. Wie viel Schaden richtete ich hier an, vor allem auch bei mir selbst? Trotz meines Misstrauens gegenüber der Ehe sehnte ich mich nach der Schlichtheit des Jaworts. Fürs Single-Dasein war ich völlig ungeeignet. Mit klaren Regeln, einem Handbuch aus Gottes Feder ging es mir viel besser. Obwohl ich meine katholische Erziehung längst hinter mir gelassen hatte, lebten in meinem Kopf die Nonnen weiter.

Mittlerweile hatte ich die Brücke dann schon hinter mir, bog in die Sunset Point Road nach Westen, vorbei an den verdunkelten Fronten von Taco- und Waffenläden und den Parkplätzen von Minimärkten, wo Teenager in den Neonwolken der Budweiser-Logos vor Schaufenstern herumlungerten. Ungefähr auf halber Strecke gab es ein kleines Einkaufszentrum, das Time Plaza, mit einer großen Uhr davor, die nicht mehr funktionierte. Jedes Mal, wenn ich daran vorbeifuhr, hielt ich den Atem an und fragte mich, ob es wohl möglich sei, dass ich gestorben war, ohne dass ich es mitgekriegt hatte.

Knapp hinter dem Abzweig, der zu Kelleys Straße führte, blinkte eine gelbe Ampel. Während ich in die Ferne spähte, klickte ich mich weiter bis zum letzten Track von »Daybreaker«, »Thinking About Tomorrow«, und sang mit Orton, während sie ihrem Lover Lebwohl sagte, obwohl sie geradezu für ihn gemacht, ja für ihn geschaffen war. *Goodbye, so long, so long.* Das war unser Song, Kelleys Song und meiner. Sie wusste es nur noch nicht.

Wenn ich ankam, wartete sie jedes Mal schon, eine Vision, die sich in den Lichtkegeln meiner Scheinwerfer materialisierte. Dann stand sie vor ihrer großen gläsernen Eingangstür, und das lange braune Haar fiel ihr weich über die Schultern. Keiner von uns sprach ein Wort. Und die Art, wie sie sich dann in meine Arme schmiegte – ich hab das einfach nie gepackt.

Ich sagte so wenig wie möglich, rechtfertigte mich mit keinem Wort. Diese nächtlichen Besuche waren nicht nur Lust, das war klar. Für oberflächliche Erfahrungen war ich wohl einfach nicht geschaffen, hatte kein Interesse an Affären. Obwohl ich keinerlei Recht dazu hatte, erzählte ich Kelley immer wieder, dass ich sie liebe, und schmeckte auch hier wieder die Asche meiner Worte, obwohl sie der Wahrheit entsprachen.

Mitten in der Nacht erwachte ich und spürte, wie sie an meiner Schulter atmete. Ich wollte bleiben, für immer. Ich wollte auf der Stelle abhauen. Der Hund, Huck, war klug genug, mir nicht zu trauen. Wenn ich mich mal rührte und auf die Toilette ging, wachte er auf und belauerte mich mit seinen gelben Augen. Manchmal knurrte er auch. Einmal tappte er zu mir herüber und versperrte mir den Weg. Ich hatte nur ein T-Shirt an, und ehe ich begriff, wie mir geschah, hatte er die Zähne ganz leicht in den Saum meines Shirts geschlagen und in meinen Schritt gedrückt – eine Warnung. Ein, zwei Sekunden später ließ er ihn wieder los.

Als ich Kelley am Morgen davon erzählte, lachte sie.

»Er hat dich nicht gebissen«, meinte sie. »Hätte er es gewollt, hätte er es getan.«

Dabei starrte sie mich an und lächelte nicht mehr.

»Abgesehen davon«, meinte sie, »du hättest es verdient.«

Sie sagte immer die ungeschminkte Wahrheit. Wenn ich ihr bei der Zeitung erste Entwürfe meiner Geschichten zeigte, sagte sie nicht: »Ich seh schon, worauf du da hinauswillst.« Sie knallte mir den Ausdruck auf den Schreibtisch und meinte: »Ähm, das ist zu lang. Du bist mal wieder zu weitschweifig.«

Kelley hatte nichts Nettes an sich, wenigstens nichts, das sie wie ein Abzeichen mit sich herumgetragen hätte. Sie scherte sich nicht um PR und Selbstdarstellung. Insgeheim aber fertigte ich eine Liste ihrer guten Taten an, die sie nie an die große Glocke gehängt hätte. Sie engagierte sich als Freiwillige an einer Grundschule und betreute eine Fünftklässlerin. Sie hatte Knochenmark gespendet, nur, weil diesbezüglich ein Engpass bestand. Natürlich hatte ich auch von ihrer Arbeit mit ausgesetzten Hunden gehört und wie sie einen verhungernden Dobermann aus einem Crack-Haus entführt hatte. Sie brachte schwangere Hündinnen in ihrem Gästezimmer unter und half ihnen bei der Geburt ihrer Welpen. Eines Nachts hatte sie zehn deutsche Schäferhündchen entbunden, und als sie merkte, dass noch weitere Welpen in der Mutter feststeckten, hineingegriffen, vier weitere Würmchen herausgezogen und sie mit Mund-zu-Nase-Beatmung ins Leben zurückgeholt.

Ständig rettete Kelley gefährdete Kreaturen. Vor allem Pitbulls. Sie empfand so etwas wie Verwandtschaft zu mächtigen Geschöpfen. Häufig sprach sie davon, wie gern sie einmal einen Tiger berühren würde. Damals schrieb ich gerade an einem Buch über den Zoo von Tampa und begleitete die Tierpfleger, die zwei Sumatra-Tiger betreuten. Kelley fragte mich, ob ich nicht ein Treffen mit ihnen arrangieren könne. Vielleicht konnte sie ja mal einen streicheln.

»Einen Tiger?«, fragte ich und forschte in ihrem Gesicht nach irgendeinem Hinweis, ob das scherzhaft gemeint war. »Da kannst du von Glück reden, wenn du nicht den Arm verlierst.«

»Ich würde schon aufpassen. Und ihn auch nur 'ne Sekunde lang streicheln.«

Sie war mir ein Rätsel, das ich nie lösen würde. Sie machte nicht den Eindruck, etwas zu brauchen – außer dem, was ich ihr nicht geben konnte. Und obwohl sie sich mit Worten den Lebensunterhalt verdiente, war sie keine Plaudertasche. Manchmal stellte ich ihr eine Frage, und es konnten fünfzehn Minuten vergehen, ehe sie mir eine Antwort gab, meist in Form einer Erklärung von kristalliner Prägnanz. Mysteriös und verschlossen weigerte sie sich, verstanden zu werden, ehe sie dazu bereit war. Nur ein einziges Mal wich ich einem Gespräch aus, einmal spätnachts, als Kelley mich fragte, wann das Versteckspiel endlich vorbei sei.

»Du musst das nicht alles mit dir selbst ausmachen«, sagte sie. »Ich wünschte, du würdest mich mehr an deinen Gedanken teilhaben lassen.«

Es war schon erstaunlich, wenn man sich unsere Unterschiede betrachtete. Kelley wollte mit Spitzenprädatoren wie Raubkatzen kuscheln. Ich hingegen hatte seit ein paar schlechten Erfahrungen als junger Zeitungsausträger Angst vor Tieren, vor allem vor Hunden. Kelley war handwerklich überaus praktisch veranlagt, reparierte mit einem Arsenal von Power-Werkzeugen fortwährend Türen und Regale. Ich schaffte es kaum, einen Nagel einzuschlagen. Ihr Großvater hatte einst ihre Großmutter geohrfeigt, weil die einen Demokraten gewählt hatte. Mein Großvater war einmal zur Beichte gegangen, weil er für einen Republikaner gestimmt hatte. Obwohl wir beide Reporter waren, divergierten unsere Schreibstile so beträchtlich wie alles andere. Meine Artikel strotzten vor Einzelheiten. Kelleys Geschichten waren so schnörkellos, dass sie es häufig dem Leser überließ, Leerstellen zu ergänzen. Genau wie im Leben blieb sie auch auf der Seite irgendwie ungreifbar.

Kelley war dreißig, bereit, mit dem Leben zu beginnen. Ich war sechsundvierzig und erholte mich noch immer von den Folgen meiner gescheiterten Ehe. Ich kapierte einfach nicht, warum Kelley darauf beharrte, dass wir zwei füreinander bestimmt seien. Auch deshalb, weil so viel von ihrem Glauben an mich mit meinen väterlichen Qualitäten zu tun hatte.

»Ich hab deine Arbeit gesehen«, sagte sie. »Ich weiß, wozu du imstande bist.«

Ich war fürs Vatersein geschaffen, daran gab es nichts zu deuten. Als Ältester von fünf Geschwistern hatte ich von Kindesbeinen an für diese Aufgabe trainiert. Schon als Junge hatte ich mir immer ein kleines Mädchen gewünscht und mich selbst als Erwachsenen phantasiert, der es in seinen Armen hielt.

Als meine erste Frau unser erstes Kind zur Welt brachte, war ich mir so sicher, dass es ein Mädchen sein würde, dass ich meinen Augen nicht trauen wollte, als die Schwester das sich windende rote Baby in die Höhe hielt. *Was zum Teufel ist denn das da zwischen den Beinen meiner Tochter?*, dachte ich mir. *Moment mal.*

Als Nat und Sam noch klein waren, nahm ich sie auf die

Schulter und tanzte sie in den Schlaf. Nach der Scheidung kamen die Jungs und ich uns noch näher. Sie hatten eine wunderbare und unzerstörbare Beziehung zu ihrer Mutter, doch nun gehörte meine Zeit mit ihnen mir allein. Ich weckte sie mit Liedern aus dem »Zauberer von Oz« aus dem Schlaf und zeigte ihnen in unserer kleinen Küche, wie man kocht. Manchmal zerbröselten die Hamburger, ehe sie auf dem Brötchen landeten. Und die Omelettes waren in der Regel zu flüssig oder verbrannt. Egal.

Nat und Sam waren noch in der Vorschule, als ich ihnen die Songtexte von »Thunder Road« und »Badlands« beibrachte. Ich übte mit ihnen, wie Wilson Pickett zu jaulen und wie die Beatles zu heulen. Besonders intensiv arbeiteten wir an dem kleinen Schrei, in den McCartney ausbricht, während Lennon sich durch die zweite Strophe von »Bad Boy« pflügt. In diesem kurzen heiseren Schrei lag eine ganze Welt, und ich wollte, dass meine Jungs darauf Anspruch erhoben. Ich wollte, dass sie wild und stark wurden und wussten, dass sie nie allein waren.

Unsere Tage und Nächte waren von Geschichten bestimmt. An verregneten Samstagnachmittagen zeigte ich ihnen immer und immer wieder »Star Wars«. Wenn ich sie auf dem Spielplatz auf den Schaukeln anstieß, taten wir, als seien wir X-Wing-Piloten, die den Todesstern attackierten. Und als die Jungs dann größer waren, wurde »Harry Potter« zur neuen Obsession. Der erste Band der Reihe kam gerade heraus, und als eine Fortsetzung nach der anderen erschien, baten sie mich, ihnen zwei Ausgaben zu kaufen, damit sie sie gleichzeitig verschlingen könnten. Vom elften Lebensjahr an sahen sie immer wieder im Briefkasten nach in der Hoffnung auf eine Einladung nach Hogwarts.

Abgesehen von meinen väterlichen Kompetenzen kapierte ich einfach nicht, warum Kelley mich wollte. Ich war weder so clever wie sie noch ein so guter Schreiber. Ich war weder so charmant noch so smart noch so talentiert wie andere ernstzunehmende Boyfriends, die sie bereits gehabt hatte. Ich brachte nichts Besseres zustande, als mir mit ihr Filme anzugucken und ihr anschließend zu zeigen, wie man sie analysierte, indem ich ihr beim Griechen unten an der Straße die Handlungsfolge auf eine Serviette kritzelte. »Ich weiß schon, dass es eine A/B-Struktur ist«, meinte sie dann ungeduldig. »Können wir nicht einfach essen?«

Morgens, wenn ich ins Bad schlurfte, erkannte ich den Mann, der mir aus dem Spiegel entgegenblickte, kaum wieder: die Falten der Erschöpfung, die sich spinnwebartig um die Augen ausbreiteten, die verwirrte Miene eines, der ständig auf Aufholjagd ist.

Etwas in mir hatte Schaden genommen. Ich hatte Angst, nur über die Oberfläche der Dinge hinwegzuschlittern, Angst, dass ich nie gelernt hatte, wie man an etwas, das zählte, festhielt, oder überhaupt erkannte, was zählte. Ich fürchtete, dass ich im Grunde überhaupt niemand war, nur ein billiger Abklatsch. Eine Fälschung.

»Hör mal, bei mir musst du nicht so tun, als ob«, sagte Kelley. »Für mich musst du nicht perfekt sein. Für mich musst du nur du selbst sein.«

Was sollte ich darauf erwidern? Ich war mir nicht einmal sicher, wie ich dieses Selbst, diesen Kerl herbeizitieren sollte. Und ich hatte Zweifel, dass einer von uns beiden den Burschen mögen würde, wer immer er auch war.

* * *

Ende Dezember trennte ich mich von meiner offiziellen Freundin. Kelley blieb misstrauisch, und wer hätte es ihr verargen wollen?

Während der nächsten sechs Monate gaben wir uns dem Trott der Paarwerdung hin. Wir rechten Laub in ihrem Vorgarten, führten Huck zusammen Gassi, holten uns Barbecue-Rippchen vom Foodtruck, der an ihrer Straße vor dem Minimarkt parkte. Ich spielte ihr »Born to Run« vor und ertappte sie dabei, wie sie im Wagen leise den Text mitsummte – mit abgewandtem Kopf, weil das Singen sie verlegen machte. An den Wochenenden, wenn Nat und Sam uns besuchten, lachte sie, wenn sie sich über mich lustig machten, und verschwor sich mit ihnen, um mich, trotz meiner Angst vor künftigen Besuchen in der Notaufnahme, von der Notwendigkeit eines Trampolins zu überzeugen.

Zu viert schmiedeten wir bereits Pläne für Halloween. Nat, Sam und ich wollten eine Party geben, und Kelley half uns beim Brainstormen. Sie hatte mir einen Wasserspeier geschenkt, einen geflügelten Hund in Ketten. Es schien sich um einen Pitbull zu handeln; der Verpackung zufolge war er der Wächter von Hoffnungen und Träumen. Ich besaß mehrere lebensgroße Skelette und zwei Mumien, die ich, samt einer Kerze, die flackernde Schatten auf die grauen Gesichter warf, alljährlich ins Vorderfenster drapierte. Doch Kelley überbot mich noch, als sie in einem Katalog für Tierärzte-Bedarf ein Hundeskelett auftat.

Mit den Jungs war sie völlig normal, buhlte nicht um Zuneigung, sondern bewegte sich behutsam in ihr Leben hinein. Ich allerdings gelangte immer mehr zu der Überzeugung, dass ich zu alt war für das Leben, das sie sich ausmalte. Ich sah uns vorm Altar stehen und wie sie dann schwanger wurde und mich danach umgehend abservierte.

Man würde ihr das Sorgerecht für das Baby zusprechen und mich gerade, da ich mich dem Rentenalter näherte, durch Kindesunterhalt und Alimente in den Bankrott treiben. Ich hatte Angst, nicht mehr mitzuerleben, wie diese theoretische Tochter groß wurde. Ich quälte mich mit Bildern, in denen ich mich, auf einen Stock gestützt, bei ihren Fußballspielen schwerfällig entlang der Seitenlinie schleppte, ein gebeugtes und keuchendes Schreckgespenst. Ich würde zusehen müssen, wie bei irgendeinem Violinkonzert ein neuer – jüngerer – Ehemann Kelley an den Hintern fasste. Ich würde zur College-Abschlussfeier unserer Tochter im Rollstuhl erscheinen und kraftlos winken – mit lila geäderter Hand. Am Ende würde man mich ins Pflegeheim abschieben, und unsere Tochter würde stöhnen, weil es wieder Sonntag wurde und ihre Mutter sie daran erinnerte, dass es mal wieder Zeit werde, Papa zu besuchen.

»Mom, er sabbert.«

»Ich weiß, Schätzchen. Aber er liebt dich doch.«

Wie viele Jahre mir auch noch blieben, ich konnte mich einfach nicht in der Rolle als Kelleys Juniorpartner sehen. Ich wollte keine Pitbulls im Haus. Konnte mir nicht vorstellen, Windeln zu wechseln, Kinderwagen durch Flughäfen zu zerren und um fünf Uhr früh Thermometer in Kinderpopos zu schieben. Ich wollte Springsteen auf seiner Tournee quer durch Europa folgen. Ich wollte mich im klaren blauen Wasser vor einer griechischen Insel treiben lassen.

Ich wartete einen Abend ab, an dem Nat und Sam bei ihrer Mutter waren. Als Kelley kam, sagte ich ihr, dass wir reden müssten. Sie hörte, wie mir die Worte rasch und vorhersehbar über die Lippen kamen, und befahl mir, den Mund zu halten.

»Du machst nicht mit mir Schluss«, sagte sie. »Ich mach Schluss mit dir.«

Sie lächelte mit der überdrüssigen Miene einer Frau, die das längst eingeübt hatte. Ich sei ein Lügner und Betrüger und ein Jammerlappen.

Dann stand sie wie in Zeitlupe auf und ging zur Tür. Sie hatte fast nichts mehr aus dem Schlafzimmer zu holen. Da sie gewusst hatte, dass dieser Tag kommen würde, hatte sie seit Wochen still und leise ihre Sachen verschwinden lassen und alle Spuren von sich getilgt. Ich war viel zu sehr mit mir selbst beschäftigt gewesen, um es zu bemerken.

Als sie mich verließ, hielt ich den Atem an, als sei Mitternacht und ich führe noch immer an der kaputten Uhr des Time Plaza vorbei. Nur war ich jetzt wirklich tot.

* * *

Am Montag darauf verwüstete Hurrikan Katrina New Orleans, und bald quollen die Nachrichten über von all den Bildern der Leichen, die in schmutzigem Wasser trieben.

Ich ging in die Redaktion und starrte auf meinen Bildschirm. Kelleys Schreibtisch blieb während der nächsten zwei Wochen verwaist. Als sie zurückkehrte, war sie von einer stummen Wut erfüllt. Begegneten wir uns in Aufzugnähe, entfernte sie sich, als ob es mich nicht gäbe.

»Echt jetzt!«, sagte ich. »Willst du das so?«

Diese bitteren Trennungsrituale zogen sich wochenlang hin. Ratsuchend wandte ich mich an Mike Wilson, unseren Herausgeber und gemeinsamen Freund. Mike hörte geduldig zu, als ich ihn fragte, ob er nicht so was wie einen Waffenstillstand aushandeln könne. Es tue ihm leid, sagte er, aber da könne er nichts machen.

Das Patt vertiefte sich. Von der anderen Seite des Raumes aus konnte ich verfolgen, wie Kelley Gewicht verlor, schicke Klamotten kaufte und sich mit einer Aura triumphalen Trotzes umgab. Sie scherzte und lachte mit ihren Kollegen, alles Frauen, die ich mal für Freundinnen gehalten hatte, die aber mittlerweile jeden Augenkontakt mit mir vermieden.

Ich versuchte mich mit einer Einkaufstour zu Target abzulenken. Inzwischen war es schon Ende September. Nat und Sam freuten sich noch immer riesig auf unsere Party, so dass ich nicht absagen konnte. Im Einkaufszentrum erwartete mich eine nagelneue Halloween-Dekoration. Ich wandelte unter den Wasserspeiern und bewunderte ihre fauchenden Fratzen, als ich abrupt stehen blieb. Ich dachte an den geflügelten Pitbull, den Kelley mir geschenkt hatte. Den Wächter von Hoffnungen und Träumen. So hatte sein bescheuerter Name gelautet.

Ich weiß nicht, wie lange ich dort stand, während andere Kunden ihre Einkaufswagen um mich herumschoben. Ein Target-Supermarkt war der letzte Ort auf Erden, an dem man sich eine Offenbarung erwartete, doch plötzlich prasselten die Einsichten nur so auf mich ein.

Ich spürte einen Stich, als ich wieder an die Tochter dachte, die ich mir seit meiner Kindheit gewünscht hatte. War das nicht einer der Gründe gewesen, die mich zu Kelley hingezogen hatten? Hatte ich ihr nicht schon bei unserem ersten Essen erzählt, lange bevor das mit den Mitternachts-Fahrten losging, wie sehr ich mir wünschte, eine Tochter im Arm zu halten?

Als ich nach Hause kam, schluchzte ich, wanderte ruhelos auf und ab, führte Selbstgespräche. Ich konnte buchstäblich nicht mehr gerade stehen.

Ich suchte meine alte Psychologin auf und erklärte ihr, dass ich nicht mehr weiterwisse. In den nun folgenden Wochen half sie mir in unseren Marathonsitzungen, all die Dinge, die ich falsch verstanden hatte, wieder aufzudröseln. Ich erzählte ihr, was ich mir wünschte, und sie fragte mich, ob ich mir auch wirklich sicher sei. Vielleicht sei es mir ja lieber, weiterhin von einer Beziehung zur nächsten zu hüpfen und fortwährend auf neue Fluchtwege zu sinnen.

Eines Abends saß ich in meinem Wohnzimmer und klappte meinen Laptop auf. Die Mumien waren schon am großen Vorderfenster in Stellung gebracht. Jetzt standen sie hinter mir Wache und lauschten, wie sich meine Fingerspitzen über die Tastatur bewegten.

Stundenlang schrieb ich, löschte, schrieb weiter, löschte wieder, versuchte die Worte zu finden, die bewiesen, dass meine Worte ausnahmsweise einmal etwas bedeuteten. Ich hatte keine Ahnung, ob es schon zu spät war.

Um 2:44 Uhr klickte ich auf »Senden«.

Kelley

Glatt, reglos, novemberkalt und so fahl erstreckte sich das Wasser des Golfs zum Himmel hin, dass der Horizont zu einem Gerücht verblasste.

Umgeben von diesem Wasser war ich aufgewachsen. Ich hatte meine Zehen in seinen sandigen Grund gedrückt und war immer nur so weit hineingewatet, dass es mir gerade bis zum Hals reichte. Ich hatte es geschluckt, wenn ich versuchte, bäuchlings auf seinen Wellen zur Küste zu surfen. Ich hatte meinen Angelhaken vom Boot aus in seine trüben Weiten baumeln lassen. Ich hatte es lediglich aus sicherer Distanz bewundert, so wie Menschen Zootiere und Museumskunst würdigen.

Nun stand ich auf dem glitschigen Deck der *Anastasi*, eines sechsundvierzig Fuß langen Schwammfischerboots und Relikts einer anderen Zeit, das bei Tarpon Springs vor der Küste lag. Ich recherchierte für eine Reportage über einen Schiffsfriedhof. Wenn ich arbeite, kann ich vergessen, wer ich bin, tauche in ein anderes Leben ein. Es war fast drei Monate nach der Trennung, etwa einen Monat nach Toms E-Mail. Ich ließ mich treiben. Ich konnte vom Boot aus in jede beliebige Richtung starren und sah nichts als Wasser und Himmel.

»Meerjungfrau«, rief Tasso mir zu.

Er war sonnenverbrannt und bärenstark. Hätte ich mir einen Helden gewünscht, um mich von meinen Problemen abzulenken und im Salznebel über mich herzufallen, hätte er den Part notfalls übernehmen können. Tasso war einer der letzten griechischen Schwammtaucher, die dem Meeresboden ihren Lebensunterhalt abrangen. Er hatte einem Zackenbarsch den Speer durchs Auge gerammt und einem Hai einen Nasenstüber verpasst.

Tasso glaubte, die einzige Art, das Meer kennenzulernen, sei es, darin zu versinken, sich ihm auszuliefern. Er wollte, dass ich ihm in die Tiefe hinunter folgte. Rote Tiden vergifteten den Ozean. Er suchte in diesem Wasser nach Leben. Ich war mir zwar nicht sicher, ob ich es mir bereits eingestehen wollte, aber auch ich versuchte, etwas zu retten.

Ich war in etwa so seetüchtig wie eine Giraffe. Vom Tauchen aber verstand ich mit Sicherheit nichts. Tasso setzte mir eine Maske auf und schob meine Finger in seinen Gürtel. »Meerjungfrau«, sagte er, »halt dich fest.«

Und hinunter ging's.

Ich war hilflos, befand mich in einer anderen Welt und zwang mich zu atmen. Es hatte etwas Erstickendes, all das schwere Wasser über mir, es war so wenig Platz in dieser Plastikmaske. Mein Atem ging rasch und laut, doch dann begannen sich die Bläschen zu klären, und ich sah den Sand, weiß auf dem Meeresboden, und die Schwämme, die wie außerirdisches Leben hin und her wogten, und die Fische, die schimmernd dahinschossen, und Tasso, der halb schwamm und halb gegen die Strömung anrannte, als ob nichts ihn aufhalten, als ob er das Meer teilen könnte. Ich war nur ein vergessenes Stück Seetang, das er in der Strömung hinter sich herzog. Ich war Wasser. Ich war Luft. Ich war Wellen und Sonne schutzlos ausgeliefert, und, oh mein Gott, es war wunderschön da unten.

Vier Tage blieb ich mit Tasso auf dem Wasser. In der Morgendämmerung trank ich seinen griechischen Tee mit Honig, während er sich mit Salzwasser und einem Rasiermesser die Stoppeln abschabte. Den ganzen Tag über tauchte er. Er stieg aus dem Wasser, öffnete den Reißverschluss seines Taucheranzugs, und Steinkrabbenklauen regneten aufs Deck. Nachts döste ich, vom Ozean gewiegt, in der Seebrise ein. Natürlich dachte ich an Tom, weil er mir fehlte, ich wollte zu ihm fahren, ihm sagen, es reiche, in seine Arme sinken, aber ich hatte kein Telefon, keinen Computer, kein Internet, und ich wusste ja schon seit Langem, dass ich ihn nicht ändern oder ihn mir irgendwie zurechtbiegen konnte. Auch diesbezüglich hatte ich aufgegeben.

Ich hatte Tage gebraucht, um auf seine E-Mail zu antworten. Als er sie mir schickte, hatten meine Wut und mein Ekel schon alles zersetzt, und ich wollte sie nicht einmal lesen. Ich hatte alle Tränen vergossen, die ich mir überhaupt zugestand.

Nach der Trennung hatte ich eine Woche im Bett verbracht. Mike, mein Chef, rief mich immer wieder an, um sich nach mir zu erkundigen, und ich heulte ins Kopfkissen und war zuweilen nicht mal imstande, mich zu artikulieren. »Tut mir leid, Süße«, meinte Mike dann. Nachdem er, solange er konnte, Ausflüchte für mich erfunden hatte, schickte er mich nach New Orleans, wo Tage zuvor Katrina gewütet hatte, und als ich zurückkam, hatte ich die Wut des Sturms absorbiert. Ich war auf Zerstörung aus. All diese Lügen. All diese vergeudeten Jahre.

Mike mischte sich nie ein. Er hörte lediglich zu. »Geht's dir jetzt besser mit Tom?«, fragte er eines Tages im September. »Gott behüte, nein«, versetzte ich. »Heute Nacht hab ich geträumt, dass ich ihn mit dem Auto überfahren habe.«

Ich hatte zu viel Zeit im Job verloren und zu viel Respekt.

Und dann kam die Mail.

Ich hoffe, du schaffst es und ringst dich durch, das hier zu lesen.

Darin entdeckte ich einen gebrochenen, traurigen Mann, und das hatte wohl auch etwas Befriedigendes. Allerdings blickte er nur nach innen und auf sein eigenes Leben, das er verpfuscht hatte. Die Verwüstung, die er in meinem angerichtet hatte, nahm er gar nicht zur Kenntnis.

Nie habe ich eine so tiefe und erdrückende Reue empfunden.
Jede Minute jedes Tages spüre ich deine Abwesenheit.

Tassos Nachname, Anastasios, und der Name seines Bootes, *Anastasi*, bedeuteten beide dasselbe: Auferstehung.

Wir suchten alle nach einem neuen Leben. Sobald ich wieder an Land war, wusste ich, dass ich dieses Leben bekommen würde – und ein Baby und einen Hund und einen gottverdammten Lattenzaun, ob mit Tom oder ohne ihn. Es würde mir wieder gut gehen. Ich war eine gute Rettungsschwimmerin und Retterin, aber man kann eben nur so und so lange gegen die Strömung anschwimmen, ehe sie einen mitreißt. Tom würde sich selbst retten müssen.

Ich hatte ihm geantwortet und mich bereiterklärt, ihn zu treffen, doch erst nachdem er diverse Herausforderungen akzeptiert und Bedingungen erfüllt hatte. Er hatte wahrscheinlich diverse Rätsel gelöst, seinen Göttern gewisse Opfer dargebracht. Ich dagegen bestand auf psychotherapeutischer Behandlung: für mich, für ihn und für uns beide zusammen. Ich nahm ihn in die Zange, beschimpfte ihn in der Praxis meines Psychologen und weigerte mich, ihn ohne einen Schiedsrichter zu treffen. Letztendlich landeten wir in der Praxis einer Paartherapeutin, die uns beiden unbekannt war. Neutrales Terrain also.

»Wie lange sind Sie denn schon verheiratet?«, fragte sie.

»Oh, wir sind nicht verheiratet«, erwiderte ich. »Wir sind ja nicht mal zusammen.«

Sie stutzte auf ihrem Stuhl. So etwas erlebte sie nicht jeden Tag.

»Sind Sie gekommen, um sich wieder zusammenzuraufen«, fragte sie, »oder um sich endgültig zu trennen?«

Mit dieser Frage setzte sie all meine Abwehrmechanismen außer Kraft. Demütigen konnte ich Tom auch ohne ihre neunzig Dollar teure Mitwirkung pro Stunde. Ich war – zugegebenermaßen – deswegen da, weil ich ihm so gern alles, was er sagte, glauben wollte.

Ich weiß nicht, wie wir uns langsam wieder zurückarbeiteten. Ich weiß, dass es lange gedauert hat, dass er gebrochener und gedemütigter war, als ich es je bei einem Menschen erlebt habe. Seine alberne Halloweenparty schenkte ich mir und bat eine Freundin, in seinen Kommodenschubladen nachzugucken, um sicherzustellen, dass ich auch alles mitgenommen hatte. Irgendwie wollte ich dieses Haus nie wieder betreten.

Während ich den Artikel über Tasso und das Schwammfischerboot schrieb, saß Tom an einer großen Serie für unsere Zeitung. Beide arbeiteten wir bis spät in die Nacht hinein allein in unseren dunklen Redaktionsecken, ohne miteinander zu sprechen und nur hin und wieder zwischen den Absätzen verstohlene Blicke in Richtung des anderen werfend. Einmal spätabends simste ich ihm ein Kompliment zu seiner Geschichte, und er simste zurück, und schon bald ließ ich meinen Laptop – für alle Fälle – stets offen stehen.

Immer wieder sagte er mir, dass er mich liebe, doch ich reagierte nicht darauf. Ich hatte ihn zwar einige Male bei der Paarberatung getroffen, war jedoch weder zu einem persönlichen noch zu einem Telefongespräch bereit. Ich gestattete mir einfach nicht, mich mit seinem Beziehungsversprechen zu befassen. Es wäre zu grausam gewesen, sich das noch einmal zu wünschen und aufs Neue enttäuscht zu werden. Ich hasste ihn und liebte ihn, und das Einzige, was mich schützen konnte, war Distanz – der Puffer der Redaktion, der Schutzschild des Computerbildschirms. Und all das brach weg, als es uns ganz zufällig auf dieselbe Tagung nach Boston verschlug.

Tom sollte vor tausend Leuten in einem großen Hörsaal eine Vorlesung halten. Ich überredete eine Freundin, neben mir zu sitzen, hockte geduckt auf meinem Stuhl und versuchte, in der Menge unterzugehen. Ich hoffte, dass er mich nicht sehen würde.

Er stand in einem Anzug auf dem Podium. Er räusperte sich.

Es handelt sich hier um eine Liebesgeschichte wie keine zweite, begann er: *Mann trifft Mädchen.*

Meine Wangen begannen zu brennen. Ich packte den Arm meiner Freundin.

Das Mädchen gelangt zu dem Schluss, dass er der Falsche ist, der absolut Falsche, dass die Mächte der Finsternis ihn womöglich mit einer Kopie des Originals vertauscht haben ...

Was er da vorlas, war für mich bestimmt. Die Geschichte hatte er schon Jahre zuvor geschrieben, eine Geschichte über zwei Menschen, die von – für sie selbst – undurchschaubaren Mächten zusammengeführt werden.

In diesem Moment kündigten sich ein für alle Mal die Fragen von Lauras Leben an, Fragen, die sie durch all die folgenden Jahre begleiten sollten. War es mutig von ihr, wenn sie sich in diesen Hurrikan hinauswagte? Oder war es dumm?

Tom war wie die Figur in seiner Geschichte in einen fürchterlichen Sturm geraten. Er war klitschnass. Ich konnte ihn vernichten. Vielleicht hatte ich es ja bereits getan. Die Angst beherrschte ihn schon so lange, dass sie ihn zu einem düsteren Abklatsch seiner Person verzerrt und entstellt hatte. Er warf sich dem Wind entgegen, ließ den Regen auf sich herabprasseln, sich von ihm zu etwas Neuem formen.

Sie spürte, wie die Verzückung sie ergriff. Sie kehrte ihr Gesicht dem dunklen Himmel zu und überließ sich der Macht, der Gnade und Herrlichkeit unkontrollierbarer Kräfte.

In dieser Nacht redeten wir, steckten stocknüchtern in der Hotelbar die Köpfe zusammen.

Auf dem Heimflug saßen wir nebeneinander.

Einige Tage vor Weihnachten erlaubte ich ihm, vorbeizukommen. Vier Tage hatte ich mit dem Schmücken des Weihnachtsbaums verbracht. Wir saßen auf dem Sofa und redeten, und es wurde spät, und ich konnte ihn weder bitten zu bleiben noch zu gehen, so dass wir einfach die ganze Nacht fast bewegungslos auf diesem Sofa saßen und Raum und Luft miteinander teilten. Er küsste mich auf die Stirn, und ich drehte, ganz leicht, den Kopf.

Am nächsten Abend warf ich einen Futon vor den Kamin, auf dem wir im Glanz Tausender Lichter schliefen.

Zehn Monate später schritt ich an Nats Arm den Mittelgang hinab. Mike, der beste Mensch und Trauzeuge, den wir uns vorstellen konnten, stand neben Tom und hatte den Ring griffbereit.

Tom

Ein weiterer Morgen im Reich der vereitelten Schöpfung. Draußen strahlend blauer Himmel, drinnen ein Schleier mit Händen zu greifender Kümmernis.

In der gedämpften Stille sammelten sich Frauen und starrten vor sich hin, öffneten ihre Handtaschen, schlossen sie wieder, öffneten sie erneut. Ich saß abseits auf einem Sofa, das so weich und tief war, dass ich fast in seiner Umarmung versank. Ich versuchte mich unsichtbar zu machen. Ich musste meine eigenen Ängste in Schach halten.

Da ich nicht wusste, wohin ich gucken sollte, richtete ich mein Augenmerk auf die inszenierte Heiterkeit des Raumes. Überall Pastellfarben. Pastellteppich, pastellfarbene Leisten und Decke, pastellfarbene Vasen. Hatte der

Chemiekonzern Sherwin-Williams etwa eine Farbpalette ausschließlich für Kinderwunsch-Kliniken kreiert? An den Wänden hingen Gemälde mit fortwährend blühenden Orchideen und Lilien.

Seit dem Augenblick meiner Offenbarung im Target war ich in meinem Wunsch, mit Kelley ein Kind zu bekommen, nie wieder schwankend geworden. Mehr als zwei Jahre waren seither vergangen, und Kelley und ich hatten längst den Überblick über all die Ärzte verloren, die wir schon konsultiert hatten. Nichts funktionierte. Kelley war inzwischen vierunddreißig, ich einundfünfzig. All die von mir vergeudete Zeit hatte uns stark ins Hintertreffen geraten lassen.

»Thomas French?«

Schuldig! Ich meine ...

»Ja.«

Eine Schwester führte mich ins Labyrinth des Verlangens, vorbei an Schautafeln, bedeckt mit Querschnittszeichnungen von Eierstöcken und Eileitern, vorbei an Plakaten randvoll mit Blastozysten und Zygoten, vorbei an einem Untersuchungsraum nach dem anderen, in denen ich Kelley die Hand gehalten hatte. Schließlich gelangten wir zu dem einzigen Raum, der für Patienten mit Y-Chromosomen reserviert war. Die Tür war durch etwas gekennzeichnet, das wie ein comicartiges Icon eines lächelnden Spermiums wirkte, analog den glücklichen Zähnen, die auf den Wänden der Zahnarztpraxen herumhüpfen. Blinzelnd trat ich ein. Spielten mir meine Nerven einen Streich? Hatte ich mir das tanzende Spermium bloß eingebildet?

Ich wandte mich zur Tür zurück, doch die Schwester zog sie bereits hinter uns zu. Sie reichte mir ein Blatt mit Anweisungen sowie einen leeren Plastikbecher.

»Waschen Sie sich als Erstes mal gründlich die Hände«,

meinte sie und vermied es, mich anzusehen. »Wenn Sie fertig sind, lassen Sie den Becher dann auf dem Waschbecken stehen.«

Schon war sie verschwunden und ließ mich allein im »Raum der Wünsche« zurück. Ein schwarzer Fernsehsessel aus Kunstleder stand bereit, zusammen mit einem Stapel von Softpornoheften, einigen Porno-DVDs sowie einem DVD-Gerät und einem Fernseher. Ich war vorher schon verlegen und irritiert gewesen. Die Schäbigkeit dieser Requisiten aber war geradezu empörend. War der Rest der Klinik von sämtlichen Klischees weiblicher Ästhetik bestimmt, hatte man diesen Raum als einen Schrein konzipiert, in dem man der Annahme huldigte, dass ein Mann grundsätzlich ein Rindvieh ist, bar jeder Subtilität oder Differenziertheit, und unsere sexuelle Reaktion so vorhersehbar, dass dafür jederzeit und überall ein paar schlichte visuelle Reize genügen. Wobei die Tatsache, dass die meisten mir bekannten Männer, einschließlich meiner selbst, diese Unterstellungen tagtäglich bestätigten, meinen Unmut nur noch verschlimmerte.

Ich griff nach den Anweisungen. Ich musste einen Aufkleber auf dem Becher mit meinem Namen und Geburtsdatum versehen. Und darauf achten, dass ich weder mit den Fingern noch einem anderen Körperteil das Innere des Bechers berührte. Ich stutzte bei der Ermahnung, keinesfalls oralen Kontakt aufzunehmen, um eine Erektion herbeizuführen, denn Speichel könne die Probe kontaminieren. Das brachte mich nun wirklich aus der Fassung. Ich war allein; ja, die Regeln der Klinik untersagten Frauen und Freundinnen sogar, ihre Männer in diesen Raum zu begleiten. War oraler Kontakt da überhaupt möglich? Gab es derart gelenkige Männer?

Ich müsse mein Bestes tun, hieß es auf dem Blatt, damit die Probe im Becher bleibe. Der einschüchternde Ton machte klar, dass die Verantwortlichen keinerlei Vertrauen darin hatten, dass die Neandertaler in diesem Raum bereit oder fähig sein würden, den Weg ihrer DNA zu kontrollieren. Ich sah mich um und wünschte mir, ich hätte einen Schutzanzug getragen. Die gingen doch sicherlich ab und an mit einer Schwarzlichtlampe und dem Druckschlauch hier durch. Der Becher selbst war groß genug, um den Output eines Nashorns aufzunehmen. Erwarteten sie, dass ich den füllte?

Genug gejammert, sagte ich mir, während ich mich an all das erinnerte, was Kelley schon durchgemacht hatte. Die Arztbesuche und Ultraschalluntersuchungen, die Spekula und Minikameras und Katheter, einschließlich jenes einen, den die Schwestern als *tomcat*, sprich »Kater«, bezeichneten. Wenn sie das alles ertragen hatte, konnte auch ich mich dem nun Bevorstehenden stellen.

Die Softpornoheftchen waren nicht verlockend. Einige *Penthouse*-Magazine, ein paar traurige Ausgaben des *Hustler*, die alle schon ziemlich angejahrt und offensichtlich schon unzählige Male durchgeblättert worden waren. Die DVDs waren ebenfalls völlig witzlos. Der einzige Titel, den ich las – »Assmasters, Band Sechzehn« oder so ähnlich –, verwirrte mich. Ein Mann kommt hier rein, will seiner Frau dabei helfen, ein Kind zu machen, und man ermuntert ihn, über Analverkehr mit chirurgisch verbesserten Pornostars zu fantasieren? Das Schwarze Brett auf dem Korridor zeigte Schnappschüsse Dutzender Säuglinge und Kleinkinder, die vermutlich mithilfe von »Assmasters Sechzehn« empfangen worden waren. Wer war ich denn, mir darüber ein Urteil anzumaßen? Hätte Kelley geglaubt, es könne ihr eine Schwangerschaft garantieren, hätte sie mir die ersten fünfzehn Bände davon in Geschenkpapier überreicht.

Die Zeit rannte uns – immer schneller – davon. Ich erinnerte mich noch immer an das Mädchen mit den Korkenzieherlocken und dem schüchternen Lächeln, dem ich im Schreib-Camp begegnet war. Hätte irgendjemand mir gesagt, dass wir mal ein Paar sein würden, ich hätte es nicht geglaubt. Sie war so jung. So ernst. Und sechzehn Jahre später, als sie den Mittelgang hinunterschritt, sah sie aus wie ein flirrender Traum.

Nachdem sie zu mir und den Jungs gezogen war, hatte Kelley rasch die Führung übernommen. Sie ließ Huck bei ihrer Mutter zurück, hatte jedoch schon begonnen, unsere Garage in eine Babystation für Unmengen von Pflegewelpen zu verwandeln. Eines Tages war Sam, nachdem er Kelley sechs Neugeborene aus ihren Fruchtblasen hatte zerren sehen, fast in Ohnmacht gefallen. Und ehe ich mich verguckte, führte ich Pitbulls in der Nachbarschaft Gassi. Kelley hatte recht gehabt; sie waren bei Weitem die freundlichste Rasse. Sie schienen uns nicht nah genug kommen zu können und wollten, obwohl sie viel zu groß dafür waren, immer auf den Schoß. Der einzige Pflegehund, der mich je angegriffen hat, war eine kleine Dackelmutter, die eines Tages, als ich ihren Neugeborenen zu nahe kam, nach dem Saum meiner Shorts schnappte. Ich beruhigte sie, alles okay – und dass ich ihren Kleinen nie was antun würde, und sie watschelte knurrend davon. Eines Tages hatte Kelley beim Surfen auf *Pet Finder* einen wunderschönen braun-weißen Pitbull-Mischling entdeckt, der noch am selben Tag eingeschläfert werden sollte. Kelley fühlte sich angesprochen von der Hündin und machte ein paar Anrufe, damit sie verschont blieb. Kurz darauf adoptierten wir sie und nannten sie Muppet. Meine Jungs und ich sangen Muppet alberne Lieder vor.

Ich streng mich riesig an und fall keinem in den Arm.
Ich steh halt aufs Schlecken, das ist Teil von meinem
Charme.

Die durch Kelley initiierte Verwandlung unserer Familie war in vollem Gange. Als im Sommer der Verkauf des siebten und letzten Harry-Potter-Bandes startete, trieb sie uns um Mitternacht zum nächsten *Walmart*, um dort gemeinsam in einer Menschenschlange auszuharren, die sich quer durch die gesamte Damenunterwäscheabteilung erstreckte.

Ich arbeitete zwischenzeitlich nicht mehr bei der *St. Pete Times*. Nach siebenundzwanzig Jahren hatte ich einen Buyout akzeptiert und eine Dozentenstelle an der Journalistik-Fakultät der Universität von Indiana, meiner Alma Mater, angenommen. Kelley hatte einen erfüllenden Job als Redakteurin in St. Petersburg und wollte nicht umziehen. Mittlerweile pendelte ich jede Woche, flog dienstagabends nach Indiana und zwei Tage später wieder zurück nach Florida. Das war zwar Stress, aber es funktionierte.

Nach mehr als einem Jahr Therapie hatte ich mich mit meiner Angst, für eine weitere Vaterschaft zu alt zu sein, versöhnt. Meine Großmutter war über neunzig geworden. Mein Dad wurde bald achtzig und war immer noch gut in Form.

»Keiner weiß, wie viel Zeit er hat«, meinte Kelley. »Und du hast gute Gene.«

Zeit also, die Verzögerungstaktik aufzugeben. Während ich die draußen auf dem Gang hin und her gehenden Stimmen auszusperren versuchte, lehnte ich mich im Sessel zurück, öffnete den Reißverschluss meiner Jeans und schob meine Vorbehalte betreffs zum Objekt erniedrigter Männer, die Frauen zum Objekt machten, beiseite. Ich war nur ein weiterer Neandertaler. Nur ein Mann, nicht besser oder schlechter als irgendein anderer.

* * *

Schon einige Tage später trafen die Ergebnisse ein. Meine Spermienzahl lag irgendwo oberhalb von achtzig Millionen. Und sie waren schnell, vital und schwammen geradeaus.

Die Zahl haute mich um. Achtzig Millionen Varianten von mir, die auf eines von Kelleys Eiern zuschwänzelten. Ich hatte einmal einen Embryologen interviewt, und der hatte mir erklärt, wie die Spermien sich außerhalb der *Zona pellucida*, einer das Ei umhüllenden Schicht aus Glykoproteinen, versammelten. *Zona pellucida*. Ich liebte es, wie die Worte von der Zunge rollten. Mit großer Leidenschaft hatte der Embryologe über die Wissenschaft der In-vitro-Fertilisation gesprochen, bei der Eier in Petrischalen mit Spermien gepaart werden, so dass sie außerhalb des weiblichen Körpers befruchtet werden können. Doch auch über die Geheimnisse der Schöpfung hatte er mit Ehrfurcht gesprochen. Über seinem Inkubator hatte ein Poster von Michelangelos Fresko an der Decke der Sixtinischen Kapelle gehangen. Der Ausschnitt zeigte Gott und Adam, die einander die Hände entgegenstreckten, während zwischen ihren Fingerspitzen ein Lebensfunke übersprang.

Achtzig Millionen Möglichkeiten. All die Variationen, all die verschiedenen Möglichkeiten von Zukunft.

Zunächst hatte man noch leicht an diesem Gefühl des Staunens festhalten können. Doch dann begann uns die

Zeit in Achtundzwanzig-Tage-Zyklen davonzulaufen. Wir versuchten, darüber zu lachen, den Druck herunterzuspielen, uns in der Einfachheit der Begierde zu verlieren. Doch Monat um Monat wuchs Kelleys Enttäuschung und meine Gewissheit, dass Gott mich strafte und Kelley, da sie sich mit mir eingelassen hatte, gleich mit. Trotz all meiner echten Zerknirschung ließen sich meine Sünden nicht so leicht abwaschen.

Weitere Ärzte, weitere Begegnungen mit dem »Kater«. Und immer wieder hielt ich ihr die Hand, während sie sie untersuchten, erst mit einem zwanzig Zentimeter langen transvaginalen Stab, den Kelley den »Todespimmel« nannte, später mit einer Mini-Videokamera, die sich durch ihren Nabel schlängelte, um ihre innere Landschaft zu vermessen.

»Hier«, meinte der Arzt anschließend zu mir und deutete auf etwas Verschwommenes auf dem Monitor. »Das sind ihre Eierstöcke. Und das da ist ihr Uterus ...«

Im März, als es Zeit wurde für den ersten IVF-Behandlungszyklus, fuhren wir gemeinsam zur Klinik nach Tampa. Ich hatte gelesen, dass der Output eines Mannes umso reichlicher war, je länger er erregt blieb, so dass ich sie um Hilfe bat. Unsere Fahrt zur Klinik dauerte gute fünfundvierzig Minuten. Die ließen sich doch nutzen.

»Komm schon«, sagte ich. »Sag mir doch ein bisschen was Versautes.«

Kelley seufzte wie eine Frau, die schon schlimmere Erniedrigungen erlitten hat. Sie schob sich auf den Rücksitz und begann mir ins Ohr zu flüstern. Ob echt oder gespielt, ihre Darbietung war genau das, was ich brauchte. Und auf der ganzen Strecke durch St. Petersburg und über die glitzernde Weite der Tampa Bay und den morgendlichen Stoßverkehr in Downtown Tampa hielten wir unsere Farce aufrecht. Aus den Augenwinkeln sah ich die Lkw-Fahrer auf der Nachbar-Fahrspur, die aus ihren Führerhäusern grinsend in unsere dunkel getönten Scheiben herunterstarrten.

Als wir auf dem Klinik-Parkplatz hielten, prusteten wir beide los. Fünf Tage später überreichten uns die Ärzte ein Schwarzweißfoto, das die beiden von uns zustande gebrachten Blastozysten zeigten, wie sie nebeneinanderschwammen, während sich ihre Zellen in der Dunkelheit bereits zu teilen begonnen hatten.

Wir wussten, dass die Chance jedes dieser Embryonen, lang genug zu überleben und sich zu einem Fötus zu entwickeln, nicht allzu hoch war. Aber auch so hatten wir Hoffnung, bis Kelley anfing, Schwangerschaftstests zu machen – und sie angewidert in den Mülleimer zu pfeffern.

Inzwischen hatten wir mehr als zwanzigtausend Dollar für Fruchtbarkeitsbehandlungen ausgegeben. Für Kelley spielte das Geld keine Rolle. Für sie war unsere Tochter schon eine ganz reale Person.

»Was wäre denn, wenn dir jemand Nat oder Sam wegnehmen würde?«, fragte sie mich eines Tages im Bett. »Wie viel würdest du zahlen, um sie zurückzukriegen?«

Sie hatte, wie immer, recht. Doch langsam zeigte sich auch, dass so viele enttäuschte Hoffnungen ihren Tribut forderten. Wir gingen aufeinander los, hörten Kritik und Beschuldigungen aus den Worten des anderen heraus, wo keine beabsichtigt waren, stritten uns über Nichtigkeiten. Jeden Tag sah ich die Traurigkeit, die Kelleys Miene verdüsterte. Sah sie, wenn meine Frau von der Arbeit nach Hause kam und sich schwer auf die Küchentheke stützte. Kelley versank förmlich in ihrer Enttäuschung.

Im Herbst versuchten wir es ein drittes Mal. Diesmal

meinten die Ärzte, dass drei Embryos in ihren Petrischalen überlebt hätten. Wie in allen US-amerikanischen Fruchtbarkeitskliniken üblich, galten auch für unser Team Ethikprotokolle, die die behandelnden Ärzte anhielten, maximal zwei Embryos in eine Gebärmutter zu übertragen. Niemand wünschte sich eine weitere Achtlingsmutter. Sie wollten daher zwei davon in Kelley einführen und den dritten, sicherheitshalber, für später aufheben. Doch Kelley scherte sich nicht um ihre Protokolle.

Der Embryotransfer war für Samstagmorgen angesetzt. Kelley lag schon, für die »Operation« bereit, in ihrem Nachthemd auf dem OP-Tisch, als sie das Team wissen ließ, dass sie tatsächlich alle drei Embryonen übertragen haben wolle. Voller Bewunderung beobachtete ich, wie sie einer der Krankenschwestern befahl, die Chefärztin der Klinik zu Hause anzurufen und sie zu bitten, die Protokolle außer Kraft zu setzen.

»Ich will diese Babys in mir drin haben«, sagte Kelley. »Ich lasse niemanden zurück.«

Ich hätte wahnsinnig gern gehört, was die Ärztin gesagt hatte, als sie diesen Anruf bekam, irre gern gewusst, ob sie gelacht oder geseufzt hatte. Doch als die Krankenschwester auflegte, meinte sie, sie hätten die Erlaubnis. Das Team verteilte sich, um letzte Vorbereitungen für die Übertragung dreier Embryonen in eine Verrückte zu treffen. Sie legten ein Blatt Papier vor uns hin und baten uns zu bestätigen, dass wir wüssten, dass Drillinge möglich seien. Kelley unterschrieb, ohne einen Blick darauf zu werfen.

Ich stand hinter meiner sitzenden Frau und bewunderte ihre Radikalität.

»Drillinge?«, sagte ich und lachte.

»Alles wird gut«, meinte sie.

Die Aussichten, dass es auch nur einer der drei Embryos schaffen würde, waren gering. Und zwei Wochen später bestätigte uns ein Bluttest, was wir bereits wussten.

Kelley

Es heißt, die Zeugung eines Kindes im Labor trenne die Schöpfung vom Liebesakt, aber es wird ja jede Menge Unsinn verzapft.

Babys werden aus allen möglichen Impulsen heraus gezeugt. Sie werden auf den Rückbänken von Autos empfangen, in Toilettenkabinen, an Hauswänden enger Gassen, unter Tribünen oder auf Hintertreppen. Sie sind Produkte von Begehren, Lust, Verwirrung, Kapitulation, Rache, ja sogar Wut.

Im Labor gezeugte Babys sind das Produkt akribischer Berechnungen. Sie sind mit hohen Kosten verbunden – mit Zweitjobs und Zweit-Hypotheken. Sie gehen mit ungeheuer langwierigen Prozessen einher. Es gibt so viele Gelegenheiten, es sich anders zu überlegen.

Ich habe von Menschen gehört, die Fruchtbarkeitsbehandlungen für egoistisch halten, und das hat mir noch nie eingeleuchtet. Kinder stellen Anforderungen an unseren Körper, unser Geld, unsere Zeit, unsere Privatsphäre, ja unsere Identität. Die In-vitro-Fertilisation ist eine ganz ausgezeichnete Vorbereitung auf die Elternschaft, denn auf Schritt und Tritt lautet die entscheidende Frage: *Wie viel kannst du geben?*

Zunächst sind es nur einige Tests, vielleicht ein paar Pillen, man hat Kopfschmerzen und Stimmungsschwankungen, dann folgt eine einfache Prozedur, leichte Krämpfe, ein, zwei Tage, die man sich freinimmt, vielleicht sollte man jetzt einen kleinen Eingriff wagen, und bald darauf trifft mit der Post eine Schachtel mit Spritzen und Injektionsfläschchen ein, Ihr Kühlschrank sieht aus wie eine Apotheke, und Sie befinden sich mitten in einem wissenschaftlichen Experiment und wissen nicht, wie Sie da hineingeraten sind. »Warum habt ihr denn nicht adoptiert?«, fragen alle, als ob das so leicht wäre, wie mal auf dem Heimweg von der Arbeit beim Waisenhaus vorbeizugucken. Eine Adoption kann mindestens genauso teuer und beängstigend sein wie eine künstliche Befruchtung, und nur wenige Paare haben die Mittel, beides gleichzeitig zu verfolgen.

Inzwischen waren wir schon vier Jahre dabei. Die Ärzte wollten, dass wir über eine Eizellspende nachdachten. Spendereizellen sind so etwas wie die Wunderwaffe bei der Behandlung von Unfruchtbarkeit, so wie man durch den Austausch des gesamten Motors eine Wagenpanne behebt. So stolz wir auf Toms Spermienzahl waren, die Ärzte können auch aus nur einem Spermium ein Baby machen. Das Ei ist da schon sehr viel mysteriöser und schwieriger zu gewinnen.

Nachdem ich schon so vieles preisgegeben hatte, zuckte ich angesichts des Verzichts auf die genetische Verbindung zu meinem Kind nicht mal zusammen. Für so kostbar halte ich meine Gene nicht. Meine Stiefsöhne tragen sie ja auch nicht in sich – und sind ganz wunderbar. Meine Geschwister hatten eine andere Mutter. Wir sehen uns überhaupt nicht ähnlich. Wir sprechen mit unterschiedlichen Akzenten. Was soll's?

Ich bin stolz auf die Arbeitsethik, die ich von meinen Eltern und Großeltern geerbt habe. Meine Mutter und meine Großmutter mütterlicherseits haben beide bis jenseits der siebzig gearbeitet. Mein Großvater rodete Land, bis ihm das Herz versagte. Aber um ihr Beispiel weiterzugeben, brauche ich keine Biologie. Ich bin stolz auf die Selbstlosigkeit meiner Mutter. Als sie meinen Vater heiratete, übernahm sie auch drei Stiefkinder im Alter von acht, zehn und zwölf Jahren. Und fünf Monate später bekam sie mich. Sie fuhr einen 1964er Ford Falcon und trug meine »Plumb Elementary School«-T-Shirts, bis ich aufs College ging. Ihre Hände waren stets rau von den Chemikalien des Kliniklabors, in dem sie arbeitete, aber für mich fühlten sie sich immer gut an. Durch mein gutes Beispiel konnte ich das Beste von ihr weitergeben – ohne ihre entzündeten Fußballen weiterzuvererben.

Bis heute verstehen wir nicht, wie genau unsere Gene uns bestimmen. Doch ein Kind zu haben bedeutet ja nicht, jemand nach unserem Bild zu formen. Ich wollte meiner Tochter helfen, das Beste aus sich zu machen ... nicht eine zweite Kelley. Natürlich hatte ich ein Bild im Kopf, das eines dunkelhaarigen Mädchens mit verschmiertem Gesicht und blauen Augen. Aber solange sie keine Stripperin oder Republikanerin wurde, hoffte ich, dass sie mich überraschen und herausfordern würde. Das eigentliche Geschenk der Schöpfung ist das, was keiner von uns je erblickt hat.

»Du weißt schon«, meinte Tom eines Tages im Auto zu mir, »wenn du eine Tochter kriegst, wird sie zu einem Teenager heranwachsen, der dich eine Zeitlang hassen wird.«

»Ist ja auch nicht ihre Aufgabe, mich zu lieben«, meinte ich schließlich. »Sondern meine, sie zu lieben. Ende Gelände.«

Ich schuldete ihr einen tollen Vater. Ich schuldete ihr

all meine Zuneigung und mein größtmögliches Bemühen, ihr ein gutes Beispiel zu geben. Ich schuldete ihr die besten Gene, die ich auftreiben konnte. Sie war mir gar nichts schuldig.

Doch wer war die Frau, die mit der Eizelle meiner Tochter im Bauch herumlief? Die Methode der anonymen Eizellspende hatte mich noch nie überzeugt. Irgendwann würde meine Tochter Antworten haben wollen. Und auch die schuldete ich ihr.

Tom und ich scrollten uns durch Webseiten potenzieller Spenderinnen, die von auf solche Dinge spezialisierten Agenturen angeboten wurden. Seite um Seite hübscher Frauen, meist weiß, selten älter als fünfundzwanzig, die, wie es aussah, alle damit ihre Ausbildung finanzieren wollten. Krankenschwester, Buchhalterin oder Lehrerin waren beliebte Berufswünsche. Sie wollten einem Paar dabei helfen, neues Leben zu schenken, und tja, das Geld konnten sie wirklich gut gebrauchen. Sie lieferten auch Fotos von sich in Badeanzug und Abendkleid. Sie schickten Babyfotos. Allergieprofile. Krankengeschichten. Die hier mag Strandspaziergänge und Wettrennen. Die da ist allergisch gegen Meeresfrüchte und Katzen. Die Eier von der hier kosten fünftausend Dollar. Die da hat schon Nachkommen, so dass ihre achttausend Dollar kosten.

Nichts in diesen Online-Profilen verriet mir, was ich wissen wollte. Hatten sie Sinn für Humor? Waren sie gescheit? Waren sie mutig? Waren sie stark?

Tom würdigte die Webseiten kaum eines Blickes. Er befand sich in einer unmöglichen Situation. Eine Spenderin auszuwählen hieß zuzugeben, dass er sie attraktiv fand, und angesichts der bevorstehenden Masturbationsnummer, na ja. Er überließ das alles weitgehend mir.

»Wessen Eizellen hättest du denn gerne?«, fragte er mich eines Tages. »Wenn du alle Eizellen der Welt haben könntest?«

Tom stellte mir immer komische, tiefsinnige Fragen und war dann genervt, wenn ich für zwanzig Minuten verstummte, um über meine Antwort nachzudenken. Aber darauf antwortete ich ihm wie aus der Pistole geschossen.

»Jennifers.«

Jennifer war mein heimlicher Schwarm. Die Ehefrau eines Freundes. Bis zu diesem Augenblick hatte ich es nie jemandem verraten. Wunderschön, witzig, sarkastisch, mitreißend in jeder Hinsicht. Doch ich kannte sie kaum, und sowieso würde ich nie jemanden um einen so riesigen Gefallen bitten. Ich hatte sie auf Partys bewundert, während ich mich mit irgendwelchem Small Talk abmühte. Sie gehörte zu diesen Frauen, die morgens aus dem Bett stolpern und bereit sind, einen Werbespot für Shampoo zu drehen. Ich schwöre es, sie strahlte. In ihrer Nähe war ich immer völlig von der Rolle.

Ihren Mann kannte ich besser. Ben war Reporter und arbeitete bei der Zeitung für mich, obwohl es mir schwerfiel, mich als seine Chefin zu betrachten. Er machte sein Ding, und ich versuchte, ihn so gut wie möglich dabei zu unterstützen. Manchmal bedeutete das, ihm spätabends noch einen Burrito zu bringen, während er die Nacht durchschrieb, einmal hieß es auch, ihm mit meiner Kreditkarte einen Flug zu buchen, damit er aus Haiti wegkam. Stets aber hatte ich das Gefühl, dass ich mehr von ihm lernte als er von mir.

Eines Tages dann bestellte ich Ben in mein Büro.

»Guck dir das mal an«, sagte ich und drehte meinen Computerbildschirm so, dass er die Spenderinnen-Seiten in all ihrer schimmernden Haarfülle und Pracht studieren konnte. »Ich suche nach einer Kindsmutter.«

»Waaas?«

Glatte Haare, lockige Haare, Sommersprossen, Wangenknochen, Melanome, lange Beine, Depressionen, Alzheimer, Brustkrebs, lange Wimpern, O-Beine, grüne Augen, Cholesterin. Stand alles auf der Karte, so als bestelle man sich ein Sandwich bei Jimmy John's. Alles musste bedacht werden. Eines Tages würde ich meiner Tochter erklären, warum sie einen Sonnenbrand bekam, statt braun zu werden, oder warum ihre Titten so groß oder klein waren oder warum sie Löcher hatte, obwohl sie Zahnseide benutzte.

»Schon schräg, oder?«, sagte ich. »Ich meine, würde ich's auch nur mit einer von denen im selben Raum aushalten?«

Ben ahnte nichts von meiner Schwäche für seine Frau und ihre reifen, goldenen Eier. Aber ich wusste, dass er verstand, wovon ich sprach. Er hatte mit Materialismus nichts am Hut und sich eine Familie aufgebaut, in der Charakter zählte, nicht Stammbaum. Seine Kinder liefen ständig nackt im Hof herum, sangen, kletterten auf Bäume, sammelten Käfer und fielen dabei vom Schuppendach. Mit selbstgebastelten Schildern demonstrierten sie an Straßenecken gegen Ungerechtigkeiten. Oder sie sagten vor dem Kreisausschuss aus. Sie waren dazu erzogen, selbst zu denken, sich um nichts zu scheren und alle Freuden der Welt zu genießen.

Jennifer hatte stets ein Guinness in der Hand und ein Baby an der Brust. Und war mindestens genauso begabt wie ihr Ehemann. Ihr Twitter-Account war häusliche Poesie von der abgefahrensten Sorte.

Hab Bey überzeugt, 'ne Olive zu essen, ihm gesagt, wär ein Auge. Weiß nicht, was das über ihn verrät oder mich?

Vermisstenanzeige für Katzen! Braucht's das? Ist das nicht nur eine verklausulierte Art, allen mitzuteilen, meine Katze ist tot?

Eine Lehrerin meint gerade, sie brauche Buchstaben-Schablonen. Ich lächle, nicke. Jetzt bin ich erschrocken, allein und verwirrt. Wo bin ich eigentlich? Ah ... Lehrer-Eltern-Ausschuss.

Einige Wochen später saßen Jennifer und ich auf der Rückbank eines New Yorker Taxis. Ben hatte einen wichtigen Journalistenpreis gewonnen, und wir waren unterwegs zu einem Essen, um eine Plakette abzuholen. Jennifer saß neben mir, sah aus, als habe sie sich einfach nur was aus dem Trockner gezogen und sei sich mal kurz mit den Fingern durch die Haare gefahren, um diese Journalisten-Nerds jetzt gleich völlig an die Wand zu spielen, als sie mich plötzlich anguckte und meinte: »Du kannst meine Eizellen haben.«

Ich war natürlich sprachlos. Offenbar wusste sie nicht, wovon sie da redete. Und überhaupt, was zum Teufel hatte Ben ihr da erzählt? Ich stand völlig neben mir.

»Wir sollten was trinken, viel trinken und uns dann darüber unterhalten«, meinte ich schließlich.

Wir erreichten dann das mexikanische Restaurant, wo sämtliche Reporter, Redakteure und Preisverleiher Small Talk machten und einander gratulierten – und Jennifer und ich tranken mehrere Granatapfel-Margaritas, steckten die Köpfe zusammen und unterhielten uns flüsternd über Eizellen-Stimulierung und Progesteronspritzen. Und was ist, wenn das Baby dich lieber mag als mich? Es war das längste Gespräch, das ich je mit ihr geführt hatte, und wurde über die gesamte Heimreise und schließlich durch E-Mails, SMS, Essens- und Arzttermine in Florida fortgesetzt. Sollte sie je in ihrem Entschluss geschwankt haben, so merkte man nichts davon. Unsere Stammbäume verzweigten sich in

Richtungen, die die Natur niemals vorgesehen hatte. Wenn es funktionierte, würden wir für immer verbunden sein. Und unsere Kinder würden – irgendwie – zu Halbgeschwistern werden. Eizellen-Geschwister?

Schließlich setzten Ben und ich uns mit Mike zusammen, der unser Boss war. Wir wollten ganz offen mit ihm sein, weil der berufliche Teil das Ganze zusätzlich komplizierte und weil er unser Freund war und wir ein so gewaltiges Geheimnis nicht für uns behalten konnten. Ich war nervös, Mike spürte, dass es ernst war, und eine Sekunde lang hatte ich das Gefühl, er glaube, Ben und ich hätten eine Affäre.

»Ben und ich«, begann ich zögernd, »und Tom und Jennifer«, fuhr ich fort und beobachtete seine Miene, »werden ein Baby kriegen«, sagte ich. »Zusammen.«

Mike begann zu heulen.

Andere Leute hätten es vielleicht eigenartig gefunden, aber wen juckte das? Wir hatten zwar nicht alle Antworten parat, aber ich glaubte einfach, dass wir sie schon noch finden würden.

Es war sicher eine verrückte Art, zu einem Kind zu kommen. Aber wenn da keine Liebe dahintergesteckt hat, dann weiß ich nicht, was Liebe ist oder wozu sie gut sein soll.

2. Blut

Tom

Meine Frau versuchte erst gar nicht zu verbergen, dass sie sich in jemand anderen verguckt hatte. Ich sah sie am Telefon flirten, und ich wusste, dass sie Jennifer an der Strippe hatte. In der Ausfallzeit nach dem Mittagessen schickten sie sich SMS, und spätabends flüsterten sie miteinander. Wie so viele Frischverliebte tauschten sie sich in einem fortlaufenden Gespräch, das sämtliche kleinen Zwischenräume ihres Lebens ausfüllte, über ihre heimlichsten Regungen aus. Anschließend hockte Kelley dann, ohne aus ihrer Betörung einen Hehl zu machen, herum und starrte vor sich hin. Versuchte ich sie anzusprechen, solange sie sich noch in dieser »Nachglut« befand, ignorierte sie mich einfach. Dann aber beendete sie die Sache jäh und schwärmte, wie hinreißend sie Jennifer finde, wie klug und genial Jennifer sei, wie witzig, wie umwerfend.

»Ich meine, sie ist doch unglaublich scharf. Findest du nicht?«

Ich wusste, dass ich ihr nicht zu emphatisch beipflichten durfte. Also räumte ich dann ein: Sicher, Jennifer sei schön, fügte allerdings hinzu, dass auch sie wunderschön sei. Ich verwies auf das lange wallende Haar der beiden, den ähnlichen Schnitt ihrer Gesichter und wie leicht man sie doch für Schwestern halten könnte.

»Nein«, meinte Kelley dann und winkte ab. »Was Sexiness angeht, spielt Jennifer in 'ner ganz anderen Liga.«

Es brachte nichts, wenn ich auf meiner Meinung beharrte. Jennifer besaß einen schroffen, unwiderstehlichen Charme. Auf Facebook bezeichnete sie ihr Heim als *House of the Tragically Hip*, und keiner machte ihr deswegen das Leben schwer, weil es ja stimmte. Als ihr Sohn Bey ihr zum Muttertag eine Karte überreichte, meinte er, sie sei so hübsch wie Mexiko, so süß wie Pusteblumen und so clever wie Ironman. Ihre Kinder unterziehe sie einer Gehirnwäsche, damit sie freundlich und herzlich seien, erzählte sie allen. Und wann immer es ging, wetterte sie gegen Rassisten, Ideologen und gewalttätige Polizisten.

»Was tun wir, wenn wir Polizisten sehen?«, fragte sie ihre Kinder.

»Wir filmen sie«, antworteten die.

Ich freute mich wahnsinnig, dass Kelley so glücklich war mit ihrer Wahl. Gemeinsam würden jetzt sie und Jennifer ein Baby kriegen. Und irgendwann würde man mich auffordern, meinen Beitrag zu leisten, aber zwischen den beiden vollzog sich nun etwas anderes. Etwas, das ziemlich neu war in der Geschichte der Menschheit. Die Eizelle einer Frau, die Gebärmutter einer anderen und der Samen eines Mannes. Falls wir am Ende ein Kind bekamen, würden in jeder seiner Körperzellen Jennifers Chromosomen und meine unzertrennlich miteinander verwoben sein. Ohne dass wir uns je mehr als ein Küsschen gegeben hatten, würden wir im tiefsten und dauerhaftesten Schöpfungsakt miteinander verbunden sein. Die wirkliche Bindung aber, die, auf die es ankam, entfaltete sich zwischen den beiden Frauen.

Wie Kelley kannte auch ich all die windigen Denunziationen der In-vitro-Fertilisation, albtraumhafte Echos auf Prometheus, der den Menschen aus einem Lehmklumpen formte, und auf die Retortenbabys, die in Aldous Huxleys »Schöner neuer Welt« zu Sklaven abgerichtet werden. Sogar als »Frankenstein-Babys« waren durch IVF gezeugte Kinder schon bezeichnet worden.

Die Neinsager, die vor den Mini-Frankensteins warnten, die die Kindergärten der Welt ins Chaos stürzen würden, hatten allerdings einen wesentlichen Unterschied übersehen. Mary Shelleys Monster war ein von den Toten Wiederauferstandener. IVF dagegen eröffnete die Möglichkeit zur Schaffung völlig neuen Lebens. Wobei die Mechanik der Reproduktion – abgesehen von einem drei- bis fünftägigen Umweg außerhalb der Gebärmutter – weitgehend gleich blieb. Wie genau sollte die kurze Zeitspanne, die diese Babys in der Petrischale verbracht hatten, sie zu Monstern gemacht haben? Vielleicht war ihnen ja ein göttliches Licht versagt geblieben.

Das erste IVF-Baby war 1978 auf die Welt gekommen, und viele andere waren ihm gefolgt. Die jüngsten Berichte zeigten, dass inzwischen fünf Millionen in Petrischalen gezeugte Menschen auf der Erde lebten und einige von ihnen bald Mitte dreißig sein würden. Nichts deutete darauf hin, dass sie auf irgendeine Weise monströser waren als andere, die auf herkömmliche Weise gezeugt wurden.

Die katholische Kirche hatte IVF stets als unsittlich und unmoralisch betrachtet. Als ich im Internet die von der Kirche vertretene Lehre recherchierte, erfuhr ich, dass die erhobenen Einwände vor allem die Abweichung vom gewohnten Pfad betrafen, die Art und Weise, wie IVF-Babys in Kliniken auf »künstlichem« Wege hergestellt wurden, im

Unterschied zu ihrer Zeugung in einem Akt der Liebe zwischen Ehegatten. Noch strenger wandte sich die Kirche gegen den Einsatz von Eizellen- oder Samenspenden, denn dies bedeutete ja, dass die Hälfte des genetischen Materials des Kindes von einer Person außerhalb des Ehebunds stammte. Die tiefste Entrüstung jedoch galt der Frage, was mit den Embryos zu geschehen habe, die übrigblieben und entweder entsorgt oder eingefroren, anderen Paaren gespendet oder zuweilen auch in der Forschung weiterverwendet wurden.

Der Kern der kirchlichen Einwände bestand darin, dass In-vitro-Fertilisation Eltern in die Lage versetzt, Entscheidungen zu treffen, die man besser Gott überlässt. Denn all das bedeutet nach Ansicht der Kirche, der Würde des menschlichen Lebens Gewalt anzutun.

»Der IVF-Technik ist inhärent«, hieß es auf einer Website, »dass man Kinder gerade im Augenblick ihres Entstehens als etwas Geringeres denn als menschliche Wesen behandelt.«

Die Nonnen in meinem Kopf gackerten laut über diesen letzten Punkt. Doch fiel es mir schwer, derartige Warnungen allzu ernst zu nehmen, da sie vonseiten einer Institution erfolgten, die es ihren Priestern nicht nur erlaubt hatte, Tausende von Kindern sexuell zu missbrauchen und zu vergewaltigen, sondern sich anschließend auch noch nach Kräften bemühte, diese Verstöße zu vertuschen.

Allerdings warf die Kirche auch entscheidende Fragen auf, etwa danach, was mit den Embryonen geschehen sollte, die nicht zu Babys heranwuchsen. Kelley und ich hatten Formulare unterzeichnet, in denen festgelegt wurde, dass wir – sofern wir jemals Embryonen übrig haben sollten – dafür zahlen würden, sie zwecks späterer Verwendung für uns einfrieren zu lassen.

Ehe die Eizellspende durch Jennifer vonstattengehen konnte, verlangte die Klinik, dass wir uns alle mit einer auf Fruchtbarkeitsprobleme spezialisierten Psychologin trafen. Jennifer und Ben gingen als Erste hinein, während Kelley und ich auf der anderen Straßenseite Kaffee tranken. Dann gingen Kelley und ich hinein, während Jennifer und Ben den Raum verließen. Schließlich unterhielt sich die Psychologin mit uns allen vieren.

Sie fragte Jennifer, ob sie sich vielleicht hin und her gerissen fühlen werde, sobald das Baby da sei? Ob sie womöglich den Wunsch hegen könne, das Kind für sich zu beanspruchen? Worauf Jennifer meinte, sie sei sich völlig im Klaren darüber, dass das Baby Kelleys Kind sei und nicht ihres. Und außerdem, betonte sie, habe sie ja auch schon drei eigene Kinder.

An uns alle gerichtet, stellte die Psychologin die Frage, ob wir vorhätten, die Eizellspende unseren Familien und Freunden zu verschweigen. Ben und Jennifer redeten bereits mit ihren Kindern darüber. Und auch ich hielt es für das Beste, kein Geheimnis daraus zu machen; doch Kelley wollte eine gewisse Bedenkzeit, ehe sie die genaue Abkunft des Kindes bekannt gab. Es sei doch eigentlich Sache des Kindes, argumentierte sie. Sei doch eine zutiefst persönliche Sache, die man womöglich nicht ohne Zustimmung der betroffenen Person ausposaunen sollte.

Die Psychologin wollte wissen, ob Kelley und ich uns denn schon überlegt hätten, was wir unserem Kind einmal sagen wollten? Wollten wir, dass es Jennifer und Ben und ihre Kinder kennenlernte? Beide Male lautete unsere Antwort: Ja.

Eizellspenden seien immer noch relativ neu, meinte die Therapeutin, und die emotionalen Auswirkungen solcher Entscheidungen noch kaum erforscht. Erste Studien schienen jedoch darauf hinzuweisen, dass es den Kindern besser ginge, wenn die Eltern schon früh einen offenen Umgang damit pflegten.

Die Therapeutin wandte sich an Kelley.

»Was passiert, wenn etwas schiefläuft bei Ihrer Schwangerschaft oder das Baby mit irgendeiner Erbkrankheit zur Welt kommt? Sind Sie dann sauer auf Jennifer, weil sie Ihnen eine defekte Eizelle gespendet hat?«

Kelley meinte, sie sei immer noch geplättet, dass Jennifer und Ben ihr von sich aus ein solches Geschenk gemacht hätten. Und sie sei sich sicher, dass sie für die beiden, egal was passierte, nie etwas anderes als Liebe und Dankbarkeit empfinden würde.

Im August brachten Kelley und ich Sam nach Pittsburgh, wo er am Carnegie-Mellon zu studieren begann. Schon drei Jahre zuvor hatte ich es schwer gefunden, Nat zum College zu bringen. Doch jetzt war es noch viel schmerzlicher, da Sams Abschied eine unerträgliche Stille zurückließ. Als Sam gerade mal nicht hinsah, schrieb ich ihm eines unserer Lieblingszitate auf eine kleine Löschtafel, die an der Tür seines Zimmers im Studentenwohnheim hing. Ein Zitat, das sich auf einer der ersten Seiten von Cormac McCarthys »Die Straße« findet:

Er wusste nur, dass das Kind seine Rechtfertigung war. Er sagte: Wenn er nicht das Wort Gottes ist, hat Gott nie gesprochen.

Als wir Sam zum Abschied umarmten, zitterten wir alle drei. Stundenlang heulte ich. Mit meinen Söhnen war ich stets zur Hochform aufgelaufen, und nun begannen sie, ihr eigenes Leben zu leben. Ohne sie wusste ich kaum, wer ich war.

Für den Rest dieser Nacht hielt mich Kelley in ihren Armen, während ich immer weiterbrabbelte.

»Ich will gar nicht nach Hause und sein leeres Zimmer sehen. Ich kann's einfach nicht ertragen. Wir brauchen unbedingt wieder ein Kind. Wir müssen zusehen, dass dieses Fruchtbarkeits-Dings hinhaut. Ich brauch ein kleines Baby, das ich im Arm halten kann.«

Kelley lächelte und zog mich an sich.

»Wir arbeiten ja schon dran, Süßer.«

* * *

Zwei Monate später begannen die Hormonbehandlungen, wobei sowohl Kelley als auch Jennifer zur Synchronisierung ihrer Zyklen täglich Spritzen erhielten. Am frühen Morgen des zehnten November traf ich im Krankenhaus ein und entdeckte Jennifer, die bereits in ihrem Nachthemd in einem der Zimmer lag, um auf die Eizellenentnahme vorbereitet zu werden. Sowohl Ben wie Kelley waren aufgehalten worden, und ein paar verlegene Minuten lang saß ich alleine neben dieser erstaunlichen Frau, die uns etwas schenkte, das unersetzlich war. Neues Leben. Eine Zukunft. Ich wollte ihr sagen, wie viel mir das alles bedeute, war aber zu gerührt, um viele Worte zu machen, so dass ich ihr nur den Arm tätschelte und fragte, ob alles okay sei, und versuchte, Small Talk zu machen, bis es Zeit wurde und die Ärzte sie davonrollten.

Eine Krankenschwester führte mich dann in einen weiteren »Raum der Wünsche«. Andernorts in der Klinik wurden Jennifer acht Eizellen entnommen. Inzwischen waren auch Ben und Kelley eingetroffen, und als Jennifer entlassen wurde, schoben wir drei sie in einem Rollstuhl zum Parkplatz. Jennifer war immer noch völlig groggy. Und Ben derart darum bemüht, ihr Wohlergehen sicherzustellen, dass er voll gegen eine Wand lief, den Kaffeebecher in seiner Hand dagegenknallte und uns alle mit einem warmen Kaffeeregen besprühte. Wir lachten, wenn Kelley und ich uns insgeheim auch schon wieder fragten, was der Embryologe wohl in diesem Moment gerade anstellte. Hatte er bereits das Sperma in die Petrischalen gespritzt? Hatte er sie in den Brutschrank gestellt? Wie lange würde es dauern, bis der erste Schwimmer eine der Eizellen erreicht hatte und sich in dieser dunklen Vorhölle zu teilen begann?

Fünf Tage später brachte uns eine Schwester Fotos von unseren vier Embryonen und deutete auf die zwei, die die Ärztin ausgesucht hatte, um sie in Kelleys Gebärmutter einzupflanzen. Sie sahen aus wie Haferplätzchen.

Als die Ärztin die Embryonen mithilfe eines Katheters übertrug, hielt ich Kelleys Hand, wie ich sie ihr schon bei so vielen anderen Prozeduren gehalten hatte. Vielleicht war es ja das, was einen Ehemann wirklich ausmachte. Nicht das Bezahlen von Rechnungen oder das Rausbringen des Mülleimers oder gar der Sex. Vielleicht ging es ja nur darum, seiner Frau die Hand zu halten.

Eineinhalb Wochen später wachte ich nachts auf und hörte, wie Kelley aufstand. Sie ging ins Bad, und als sie zurückkam, sah ich sie an.

»Ich weiß einfach, dass es diesmal klappen wird«, sagte ich zu ihr.

»Ja«, erwiderte sie.

»Ich meine es ernst«, sagte ich. »Diesmal klappt's, Süße.«

»Ich weiß«, meinte sie.

Ich hörte da was in ihrer Stimme. Sie klang nicht lediglich beschwichtigend, damit ich sie weiterschlafen ließ.

»Und warum bist du diesmal so zuversichtlich?«, fragte ich.

Sie rückte näher, schlang mir die Arme um meine Schultern und flüsterte mir ins Ohr.

»Zwei positive Schwangerschaftstests.«

Ich setzte mich auf und begriff kaum, was sie da eben gesagt hatte.

»Warte mal ...«

Kelley

Woche für Woche waberte unser Baby auf dem körnigen Keil des Ultraschallmonitors nun ins Bild. Erst war es nur ein dunkler Kreis ohne besondere Merkmale, dann eine winzige Kugel, dann sah man sprießende Arme und Beine und schließlich lange Finger und ein erkennbares Profil. Alles war so schwierig gewesen. Und plötzlich nahm dieses Versprechen auf unser Kind so mühelos konkrete Gestalt an. Jennifers Eizellen waren wirklich Zauber-Eier.

Ich verfolgte das Wachstum unseres Babys auf moderne Art, mit einer iPhone-App. Als wir Nat und Sam von ihm erzählten, war es erst so groß wie ein Sesam-Samen. Dann wie eine Heidelbeere. Dann wie eine Orange. Warum verglich ich es immer mit Feld- oder Baumfrüchten? Ich schrubbte die Scheuerleisten im Gästezimmer und knöpfte meine Jeans nicht mehr zu. Eine ganze virtuelle Pinterest-Pinnwand hatte ich schon mit Entwürfen für das Kinderzimmer gefüllt. Zwar konnten Tom und ich uns auf keinen

Namen einigen, doch wir verfassten endlose Listen. Jeden Ultraschall simste ich an Jennifer, die mir dann ihre Einschätzung zurücksimste.

Jennifer: »Wenn es sich bei dem, was ich für Finger halte, tatsächlich um Finger handelt, sind sie dann nicht sehr groß? Glaubst du, das Baby kriegt Riesenfinger?«

Ich: »Ich finde, die sehen aus wie Klauen. Wie von 'nem T-Rex.«

Jennifer: »Das wär ja cool.«

In der zwölften Woche vertraute mich mein Reproduktionsmediziner der Obhut meines regulären Frauenarztes und Geburtshelfers an, des selbstsicheren und gutaussehenden Dr. McNeill, sowie seiner Partnerin mit den hinreißenden Grübchen, Dr. Reyes. Ich studierte die Ultraschallaufnahmen und überhäufte sie mit Fragen. Alles war absolut perfekt.

Um die sechzehnte Woche herum ging ich zu einem Ultraschall, um das Geschlecht des Babys zu erfahren. Tom war zum Arbeiten in Indiana, und ich war es gewohnt, allein zu den Terminen zu fahren. Gewohnt war ich auch an das kalte Gel auf meinem Bauch und sogar an den Todespimmel. Mittlerweile konnten sie alles mit mir machen.

»Was würden Sie sich denn wünschen?«, fragte die MTA. Ich wollte es ihr nicht sagen. Und sosehr ich Nat und Sam auch liebte, ich wünschte mir mehr Östrogen im Haus.

»Oh, das ist ja ein IVF-Baby«, bemerkte die MTA, als sie einen Blick auf das Krankenblatt warf. »Dann wird's wohl ein Junge.«

Niemand hatte mir je erzählt, dass künstliche Befruchtung zu einer überproportionalen Anzahl männlicher Embryonen führe, doch sie behauptete das, als handle es sich um eine allgemein bekannte Tatsache. Junge also. Okay, super. Grillen im Freien. Camping. Baseball. Lagerfeuer. Pfadfinder. Jungs sind toll.

Die MTA begann die unteren Partien des Babys unter die Lupe zu nehmen, und als sie näher heranzoomte, sah sogar ich ihn. Den größten Babypenis der Welt.

»Oh ja«, meinte die MTA. »Definitiv ein Junge.«

Die Enttäuschung war mir wohl vom Gesicht abzulesen, obwohl ich versuchte, sie zu verbergen.

Pokémon. Beschneidung (?). »Yu-Gi-Oh« und »Beyblades« – Mangas! »Grand Theft Auto« – Computerspiele. Poker. Ringen. Sackkratzen. Zombie-Filme. Straßengangs.

»Warten Sie«, sagte die MTA. Sie guckte noch immer, aber bedächtiger jetzt.

»Könnte mich auch getäuscht haben, aber ich kann's nicht sagen. Das Baby hält die Beine zusammen.«

Ich müsse womöglich wiederkommen, meinte sie. Es könne ein Babypenis gewesen sein, aber vielleicht auch die Nabelschnur.

»Ich muss das wirklich wissen«, sagte ich. »Ich bleibe hier auf dem Tisch und warte, bis es klar ist.« Mehr Gel. Ticktack. Ticktack. Die nächste Patientin im Wartezimmer wurde nervös. Ticktack.

»Da haben wir's«, meinte sie. »Definitiv ein Mädchen.«

Ich setzte mich kerzengerade auf und lachte. »Sind Sie auch sicher?«

»Definitiv.«

Ich ließ mich zurücksinken. »Gott sei Dank.«

Ich rief Tom an. Er heulte, was sonst?

Nicht lange danach spürte ich, wie sie sich, exakt nach Zeitplan, bewegte und trat. Meine Tochter. Sie war jetzt wie ein kleines Kuscheltier, das ich überallhin mitschleppte. Ich liebte es, mit ihr zu reden, Pläne zu schmieden. Tom war nach wie vor drei Tage die Woche weg, doch ich war nie allein. Ich ließ sie an all dem irrsinnigen Geschwafel meines inneren Monologs teilhaben, der zuweilen auch laut wurde, sich aber zumeist im Kopf abspielte.

Mir war, als seien Tom und ich endlich auf einem gemeinsamen Weg, aber das stimmte nicht ganz. Wir waren noch immer zwei sehr verschiedene, auf unterschiedliche Weise festgefahrene Menschen, die sich an den Herausforderungen rieben, die das Zusammenspannen zweier Leben mit sich brachte. Dem gemeinsamen Girokonto. Dem Thermostat. Den sehr realen und tiefen Wunden, die wir uns in den Anfangsjahren zugefügt hatten, als wir uns abwechselnd anlockten und dann wieder zum Teufel jagten. Er versteckte wie ein Eichhörnchen Kassenzettel und restliches Kleingeld hinter Büchern im Regal. Ich wuselte hinter ihm her und heftete Dinge in Ordnern ab. Er schloss Küchenschränke, die ich hatte offen stehen lassen, und suchte vergeblich nach diesen Brotbeutelklammern, die ich immer wegschmiss. Ganze Wochenenden verbrachte ich damit, gegen Kudzu und die Verwahrlosung unseres Hofs anzukämpfen. Er beteiligte sich daran ein paar Minuten und meinte dann: »Kann ich nicht was im Haus machen?«

Er verachtete die öden Details der Lebenswirklichkeit, verlor sich lieber in Geschichten aller Art – Büchern, Filmen, Musik. Ich fragte mich, ob er *mir* auswich oder ob er einfach allem aus dem Weg ging. In seinem Wagen spielte er so laute Musik, dass man sein eigenes Wort nicht verstand – geschweige denn das des anderen.

»Warum bist du so still?«, fragte er dann etwa.
»Was?«
»Warum guckst du mich so an?«
»WAS?!«

»Sieh mich nicht so an!«

»Tu ich nicht!«

Es war nicht die Aufgabe des Babys, das zu ändern, im Gegenteil, die Kleine erinnerte mich ständig daran, dass das alles überhaupt keine Rolle spielte. Tom drückte sein Gesicht auf meinen Bauch und sang ihr vor – »The Dock of the Bay«, den Song, den er Nat schon im Kreißsaal vorgesungen hatte. »Tenth Avenue Freeze Out«, damit sie die Geschichte der E Street Band kennenlernte. »Waitin' on a Sunny Day«, weil wir so lange gewartet hatten und es sich endlich langsam so anfühlte, als ob die Wolken aufreißen würden.

Er wollte, dass ich mich entspanne, aber das konnte ich nicht. Nach der Arbeit schliff ich die Außentüren und Fensterbänke ab und strich sie neu. Ich strich das Zimmer des Babys, spachtelte und schmirgelte jedes Dübelloch, tilgte den Moschusduft der Teenager-Jungs, trug in gleichmäßigen Strichen cremige Schichten der Trendfarbe Water Chestnut auf. Ich verankerte die Bücherregale in den Wandschienen. Ich schleppte einen Futon ins Zimmer, einen Schaukelstuhl und einen Teppich mit einem Affen drauf. Tom verkündete, dass er mit der Beleuchtung nicht glücklich sei, also hängten wir die modernen Vogelleuchten in Zitrusfarben auf. Ich saß im Schaukelstuhl und nahm alles in mich auf, den heiteren Matisse an der Wand, die Frische. Und überlegte mir, was noch fehlte: die Wiege, die Wickelkommode, das Baby. Ich wusste um alle denkbaren Komplikationen, durch die wir sie noch immer verlieren konnten. Tom beschwor mich, es ruhiger angehen zu lassen mit der Einrichterei, wir hatte jede Menge Zeit, aber ich ließ nicht locker. Wir hatten schon zu viel erlebt.

* * *

An einem Freitag in der achtzehnten oder neunzehnten Schwangerschaftswoche machte ich nach Feierabend mit Muppet eine kleine Fahrradtour. Es war März und einer jener seltenen herrlichen Tage in Florida, ehe die brütende, feuchte Sommerhitze einsetzt. Tom schimpfte, als ich zur Haustür hinausging: »Bist du auch sicher, dass du das wirklich willst? Warum tust du das?« Doch ich ignorierte ihn. Seine Vorsicht hatte etwas Erstickendes. Als ich das Rad aus der Garage schob, fragte ich mich, wie sich unsere unterschiedlichen Auffassungen von persönlicher Sicherheit wohl in der Kindererziehung niederschlagen würden. Ich würde mit dem kleinen Gör auf dem Dreirad rausgehen, und er käme, die Arme voller Helme, Knieschützer etc. die Straße runter hinter uns hergelaufen. Eigenmächtig und ohne jede weitere Rücksprache hatte er bereits American Football und Trampoline auf den Index gesetzt. Nat und Sam hatten bis zu meiner Ankunft nie die Erlaubnis gehabt, einen Hund zu halten oder Elektrowerkzeuge zu benutzen. Ich hingegen wollte, dass unser Kind vertrauensvoll und angstfrei aufwuchs. Ich selbst war immer ein schüchternes Kind gewesen und ängstlicher, als ich mich gab. Ich wollte eine Anführerin erziehen – und eine Denkerin. Wenn man sie ständig mahnte: »Pass auf! Halt! Leg das hin!«, dann – so fürchtete ich – würde sie wohl nie lernen, sich etwas zuzutrauen. Ich wollte, dass sie selbst ihre Grenzen entdeckte. Und die einzige Art, sich wieder aufrappeln zu lernen, war wohl die, dachte ich, dass man vorher hinfiel.

Ich fuhr den Woodlawn Circle entlang, die breite, schöne bürgerliche Straße, an der wir lebten, glitt mühelos neben der trabenden Muppet bergab. Die Straße war von Steineichen gesäumt, es gab keinen Verkehr, doch ich überflog die Straßenränder nach umherlaufenden Hunden oder bekloppten Nachbarn. Eine unserer Nachbarinnen, die Pitbulls hasste, lief gern mit dem Baseballschläger herum und stieß Drohungen gegen uns aus. Muppet war zwar ein halber Border Collie, aber angesichts von Leuten wie ihr war ich dankbar für die Pitbull-Hälfte, die ich für die überlegene, dominante hielt. Jedes Mal, wenn ich am Haus dieser Irren vorbeikam, malte ich mir Auseinandersetzungen mit ihr aus – zuweilen verbaler, manchmal auch handgreiflicher Natur. Muppet hatte Kurse in Folgsamkeit und Beweglichkeit absolviert und an einem Hundesport-Wettkampf namens Flugball teilgenommen. Tatsächlich besaß die Hündin ein waschechtes »Canine Good Citizen«-Zeugnis des American Kennel Club, sprich, sie hatte es amtlich und mit Brief und Siegel, dass sie eine brave hündische Mitbürgerin dieser Gesellschaft war. Ich stellte mir vor, wie gut sie sich vor Gericht benehmen, wie sie den Richter mit ihrem artigen Betragen und höflichen Handshake beeindrucken würde. Dutzende von Trainern vom örtlichen Hundeverein würden für sie aussagen. Und die verrückte Nachbarin würde der allgemeinen Verachtung anheimfallen.

Etwa auf mittlerer Strecke schaltete ich in einen höheren Gang, um Muppet laufen zu lassen. Fröhlich trabte sie mit heraushängender Zunge und klickenden Nägeln dahin. Während ich die letzte, wieder bergauf führende Viertelmeile anging, wurde ich langsamer und schaltete zurück – und wie aus dem Nichts tauchte da ein völlig bekloppptes, knurrendes Fellknäuel auf. Es wird kaum mehr als fünf Pfund gewogen haben, nichts als Zuckerwatte mit Zähnen. Und stürzte sich auf Muppet, die fünfundsechzig Pfund reiner Muskelmasse auf die Waage brachte. Muppet drehte scharf zum Fahrrad hin ab, doch das Ding hatte sich in ihr verbissen. Wenn ich die Leine losließ, so fürchtete ich, sähe sich Muppet womöglich gezwungen, ihm den Garaus zu machen; doch wegen Muppets Rasse und Größe würde man sie mir wegnehmen – egal welche Provokation vorher stattgefunden hatte. Beide Hunde hatten sich in meinen Speichen verheddert, das Fahrrad wankte, und da kam auch schon die Besitzerin des Hündchens auf die Straße herausgestürzt, und langsam, weil wir sowieso schon fast standen, kippte das Fahrrad, und ich landete auf dem Knie. Den Hunden ging es gut. Tom würde mich umbringen.

Meine Jeans war zerfetzt, mein Knie blutete, so dass Tom Bescheid wusste, sobald ich zur Tür hereinkam. Er sagte nicht viel. Alles okay, versicherte ich ihm. Seine Besorgnis und Missbilligung lagen in der Luft. Und ich fühlte mich bescheuert. Falls diesem Baby etwas passierte, brauchte ich niemandem die Schuld geben außer mir selbst. Menschen, die nicht selbst Eltern sind, wissen einen Scheiß von Kindererziehung, weshalb also bildete ich mir ein, alles besser zu wissen? Ich hatte noch nie neben einem weinenden Kind in der Notaufnahme gesessen. Tom schon. Vielleicht sollte ich ja mal die Klappe halten und ihn unser Baby vor mir beschützen lassen.

Zwei Wochen später beim Anatomie-Scan in der zwanzigsten Woche untersuchten die Ärzte jeden Zentimeter des Babys in meinem Bauch, sie checkten sein Gehirn nach überschüssiger Flüssigkeit ab, forschten im Gesicht nach einer Gaumenspalte, einer Nasenstruktur, die eventuell auf das Down-Syndrom hinwies. Die Wirbelsäule unserer Kleinen zeigte sowohl über die gesamte Länge als auch im Querschnitt keinerlei Hinweis auf Spina bifida. Ihre Bauchdecke war geschlossen, das Zwerchfell intakt, die Gedärme sauber dahinter verstaut. Ihr Herz besaß die richtige Anzahl von Kammern, die im richtigen Verhältnis zueinander standen, und die Klappen öffneten und schlossen sich ordnungsgemäß, hundertfünfzig Mal pro Minute. Die Länge ihres Oberschenkelknochens, ihr Kopf- und Bauchumfang, alles lag im Normalbereich. Das war an einem Freitag.

Am Sonntag ging ich mit Muppet zu einem Flugball-Turnier. Muppet gehörte einem Hunde-Rennstall an, den Tampa Bay Barkaneers, was nicht nur komisch klingt, sondern es auch war. Viererteams von Hunden rannten dabei um die Wette, wobei sie einen Ball über Hürden transportierten und sich manchmal über die Bahnen hinweg ankläfften. Das Ganze war eine Riesengaudi, wenn man ein Hund war. Die Leute reisten mit ihren Wohnmobilen und Geländewagen aus dem gesamten Bundesstaat an, zusammen mit großen, eigens zu diesem Zweck gezüchteten Hundemeuten, die meist aus schlanken Border Collies und agilen Jack Russell Terriern bestanden. Es war ein ulkiges Spektakel, ähnlich wie die Obedience-Präsentation in der Filmkomödie »Best in Show«. Die zu den Hunde-Teams gehörenden Menschen lärmten, schrien und verursachten absichtlich Fehlstarts, um die Hunde ihrer Gegner zu ermüden. Tom mochte nicht einmal zuschauen dabei, und ich konnte es ihm nicht verdenken.

Muppet stellte sich dann jedes Mal in der Startposition auf, und ich kauerte mich neben sie und flüsterte »Auf die Plätze ...«, worauf sie die Ohren anlegte und alle Muskeln anspannte. »Fertig ...«, und sie verlagerte das Gewicht auf die Hinterbeine und war starr vor Spannung. »Los.« Und Muppet flog die Bahn hinunter, schnappte sich von einem der Ballwerfer einen Tennisball, machte eine Kippwende wie ein Schwimmer und raste zurück, exakt 31 Meter in 4,2 Sekunden. Und nicht ein einziges Mal fiel ihr dabei der Ball herunter, scherte sie aus ihrer Bahn aus oder verpatzte sie einen Sprung. Rasch sammelte sie Bänder und Preise ein, nicht dass es ihr bewusst gewesen wäre oder sie groß gekümmert hätte. Sie schwamm in Endorphinen, der primitive Teil ihres Gehirns pingte Ball, Ball, Ball, Ball, Ball, Ball, Ball. Während eines der Vormittagsrennen kam sie über die Ziellinie zu mir zurückgeprescht und sprang an mir hoch, um sich zur Feier des Tages umarmen zu lassen, und wumm – rammte sie mir ihren Kopf direkt in den Bauch.

Es tat weh. Herrgott, sehr weh sogar. Ich fragte mich, ob das Baby womöglich etwas abbekommen hatte. Aber Schwangere schleppen doch quasi gewohnheitsmäßig tretende, bockende Kleinkinder mit sich herum; werden in U-Bahnen angerempelt, fallen sogar Treppen hinunter. Frauen sind zäh. Der Schmerz ebbte ab. Ich beschloss, es Tom zu verschweigen.

Zwischen den Rennen rollte ich mich auf einem Campingstuhl zusammen, las in alten Ausgaben der Sportzeitschrift *ESPN* und naschte von meinem Obstsalat. Ich trug zwar noch keine Umstandsklamotten, aber meine Jogginghose wurde oben am Gummibund langsam eng. Mein Bauch war hart wie eine Melone. War das schon vorher so gewesen? Ich fragte mich, ob das Baby das Gebell der Hunde eigentlich hörte und was die Kleine wohl davon hielt. Würde unser Töchterchen darauf konditioniert werden, dieses Geräusch als tröstlich zu empfinden, so wie ein Schlaflied? Während der Nachmittag voranschritt, fand ich es immer schwieriger, eine bequeme Haltung einzunehmen. Ich rutschte auf dem Stuhl hin und her, lenkte mich mit herrlichen Geschichten einiger meiner Lieblingsschriftsteller ab, wobei ich stets ein Auge auf die Renn-Resultate hatte, während ich zugleich auch meinen Facebook-

Feed im Blick behielt, als ich plötzlich bemerkte, dass ich blutete.

Ich zwang mich, nicht überzureagieren.

Ich wählte die Nummer des Arztes. Die Krankenschwester, die den Anruf entgegennahm, blieb gelassen. »Kommen Sie her, dann untersuchen wir Sie«, meinte sie.

»Ist es ein Notfall?«, fragte ich.

»Nicht unbedingt«, sagte sie.

Tom

Am Telefon klang Kelley seltsam ruhig, geradezu furchtlos. Sie war sich nicht mal sicher, ob ich schnell vorbeikommen und sie abholen sollte. Muppet hatte gleich noch ein Rennen, und eine der anderen Flugball-Mannschaftskolleginnen, meinte sie, könne sie vielleicht nach Hause fahren. Ich begriff nicht, warum sie es so gar nicht eilig hatte. Versuchten wir nicht seit Jahren, dieses Baby zu bekommen?

Der St.-Pete-Hundeclub war keine zehn Minuten entfernt. Als ich eintraf, meinte Kelley, sie habe keine Schmerzen und es auch nicht eilig. Sie bestand darauf, dass wir Muppets letztes Rennen an diesem Nachmittag noch abwarteten. Obwohl ihre Mannschaftskolleginnen ihr anboten, sich den restlichen Nachmittag um Muppet zu kümmern, bestand sie darauf, dass wir unseren Hund selbst nach Hause brachten.

»Wir müssen jetzt so schnell wie möglich ins Krankenhaus«, sagte ich. »Wir müssen doch wissen, was los ist.«

»Hör auf, dir Sorgen zu machen«, sagte sie. »Ich blute nur ein bisschen. Das wird schon wieder.«

Als wir Muppet daheim absetzten, verzog Kelley bereits das Gesicht. Als wir wieder losfuhren, biss sie die Zähne zusammen. Vor lauter Schmerzen bekam sie kaum Luft.

»Beeil dich«, befahl sie mir.

Ich tat alles, außer rote Ampeln zu überfahren, doch binnen Minuten hatte sich ihr Zustand von leichtem Unbehagen zu Krämpfen gesteigert, die so heftig waren, dass sie laut aufschrie.

Im Krankenhaus setzten die Schwestern sie sofort in einen Rollstuhl und schoben sie in Windeseile in einen Triage-Raum zur Ersteinschätzung. Kelleys Krämpfe wurden immer heftiger.

Der Geburtshelfer wirkte betroffen, als er den Raum betrat. Während Kelley krampfte und sich erbrach, erklärte er mir, dass unsere Tochter, falls sie die Wehen nicht stoppen könnten, außerhalb des Mutterleibs keine Überlebenschance besitze. Doch es gab ein noch dringenderes Problem. Leise erläuterte mir der Arzt, dass Fruchtwasser in Kelleys Blutbahn gelangt sei und dieses Wasser die Stillung der Blutung erschwere. Sie gaben ihr Medikamente, doch die Medikamente schlugen zuerst nicht an.

»Wenn wir die Blutung nicht eindämmen können«, sagte er und senkte seine Stimme noch weiter, »dann könnten wir Ihre Frau verlieren.«

Kelley packte meinen Arm und umklammerte ihn wie ein Schraubstock. Obwohl sich der Arzt so bemüht hatte, hatte sie mitbekommen, was er sagte.

»Lass mich nicht sterben«, flehte sie mich an und verstärkte, während sie mich anstarrte, ihren Griff noch. »Bitte, lass mich nicht sterben.«

Einen Moment lang war ich sprachlos. Noch nie hatte ich erlebt, dass Kelley sich vor etwas fürchtete. Nun war sie zu Tode erschrocken, und ich versuchte, mir nicht anmerken zu lassen, wie sehr mich das aus dem Konzept brachte. Ihre Schreie wurden lauter. Ihr Gesicht wurde weiß. Alles im Raum war so voller Blut, dass eine der Schwestern meinte, es sähe aus wie an einem Tatort. Kelleys Kissen war mit Heidelbeeren übersät.

»Ich lasse dich nicht sterben«, flüsterte ich. »Das verspreche ich dir. Ich bin da, direkt neben dir.«

Bald begannen die Medikamente zu wirken. Die Blutung verlangsamte sich. Und dann, als sie stabilisiert war, kümmerte sich das medizinische Team um das Baby. Während sie das Ultraschallgerät hereinschoben, versuchte ich ein möglichst neutrales Gesicht zu machen. Ich war mir sicher, dass das Baby tot war, wollte aber keinesfalls, dass Kelley mir das ansah.

Eine MTA führte einen Stab über Kelleys Bauch und versuchte auf dem Monitor einen Herzton aufzurufen. Nichts. Die MTA versuchte es erneut, suchte diesmal gründlicher. Ich hielt den Atem an, als sie auf der rechten Seite begann und den Stab Zentimeter für Zentimeter weiterschob. Nichts. Sie bewegte ihn zur Mitte, unter Kelleys Nabel. Wieder nichts.

Kelley

Ich weiß nicht, ob ich den Atem angehalten oder gekeucht oder geredet oder geschluchzt habe. Ich erinnere mich an das Blut. Das Blut an meinen Händen, das Blut auf dem Bett. Blut – in roten Rinnsalen und dunklen Klumpen. Hellrote Blutstropfen auf den blauen Latexhandschuhen des

Arztes. Blut, das durch die Fluoreszenz im Raum noch röter aussah. Blut, das wegen meiner Schuld noch abscheulicher wirkte. Blut in so erschreckender Menge, dass ich absolut sicher war, es gab kein Baby ... nicht mehr. Wusste Tom schon Bescheid? Wusste er, dass ich seine Tochter getötet hatte?

»Es tut mir leid«, sagte ich zu ihm. Ich wand mich auf dem Krankenhausbett, umklammerte das Seitengitter und presste das Gesicht gegen die gleichgültigen Plastikstäbe. »Es tut mir so leid.«

Er hielt meine Hand. Er hatte Blut an den Händen. Ich hatte sein Baby getötet, das Baby war tot, und jetzt war da nur noch dieses Blut, das von irgendeiner Stelle in meinem Innern, an der eigentlich das Baby sein sollte, rauslief und auf den Boden tropfte.

Ich war verflucht. Betraut mit der kostbarsten Sache der Welt, dem Resultat jahrelanger Arbeit und unglaublicher Opfer der Menschen, die ich am meisten liebte, hatte ich alles versaut. Ich hatte unser Baby verloren. Ich blickte auf Tom. Ich durfte nicht auch ihn noch verlieren.

Da war er, der Mann, der sonst beim Anblick einer Injektionsnadel ohnmächtig wurde, mit meinem Blut bespritzt, und stand wie eine Eins und ließ sich nichts anmerken.

Das verlorene Baby war unseres gewesen. Und wir waren immer noch da. Und würden uns irgendwie wieder fangen.

Und dann Schockstarre, als ein Herzschlag den Raum erfüllte, ein Geräusch wie von einem galoppierenden Pferd.

Als ich es hörte, muss die Erleichterung mich schier überwältigt haben. Wir hatten doch noch eine Tochter. Auf dem Monitor wippte und trieb sie im Pixelnebel. Doch mit der Erleichterung kam auch die jäh anbrandende Furcht. Irgendwie fühlte es sich noch grausamer an, sie so zufrieden, so nichtsahnend zu sehen und zu wissen, dass wir ihr auf die eine oder andere Weise beim Sterben zusehen mussten.

Innerhalb weniger Stunden war sie uns verlorengegangen und wiedergeschenkt worden. Ihre Herzfrequenz war normal. Sie rollte sich zusammen und zuckte ein wenig. Wie still musste es dort sein, in diesem warmen Becken. Wie sicher musste sie sich fühlen. Doch direkt neben ihr breitete sich ein bedrohlich wirkendes, mysteriöses Gebilde aus, das zwei Tage zuvor noch nicht da gewesen war: ein Blutklumpen von der Größe einer Faust, offensichtlich entstanden, als sich die Plazenta von meinem Körper loszureißen begann. Eine Schwester pumpte Medikamente in einen Venenkatheter, um die Wehen aufzuhalten, und allmählich setzte eine leichte Wirkung ein. Doch allen war klar, dass es sich dabei nur um eine Gnadenfrist handelte. Mein Baby und ich wurden auseinandergerissen.

Sie konnte nicht leben. Oder etwa doch? Ich wollte nicht fragen. Eine normale Schwangerschaft dauerte vierzig Wochen. Und ich hatte erst die Hälfte geschafft. Hätten die Ärzte nicht eingegriffen, wäre unser Kind eine Fehlgeburt im zweiten Trimester gewesen.

Ich wurde dann, noch immer kotze- und blutverkrustet, in ein Privatzimmer geschoben. Im Laufe der nächsten Tage erfuhr ich, dass eine verfrühte Geburt mehr Neugeborene das Leben kostet als irgendetwas anderes und Komplikationen aufgrund dieser Frühgeburtlichkeit die häufigste Todesursache von Säuglingen im ersten Lebensjahr sind. Die Ärzte konnten mir nicht sagen, wann ich entbinden würde. Doch wenn das Baby zu früh kam, sah es ganz, ganz schlecht aus.

Während der nächsten zwei, drei Wochen gab es keine Rettung für sie. Kam es zur Geburt, würde kaum ein Arzt eingreifen, weil er schlicht nichts tun konnte. Würde sie kräftig genug sein, um zu kämpfen? Würde sie keuchen? Atmen? Weinen?

Schaffte ich es, weitere fünf, sechs Wochen, über das Fünfundzwanzig-Wochen-Gestationsalter hinaus schwanger zu bleiben, dann, so zeigten die Studien, würden fast alle Ärzte sich moralisch und rechtlich verpflichtet fühlen, den Versuch zu wagen und unser Baby zu retten. Hielt ich noch zwei Monate bis zur achtundzwanzigsten Woche durch, würde sie wahrscheinlich nur ein paar Wochen im Krankenhaus verbringen, um Atmen und Trinken zu lernen, und dann nach Hause kommen. Bis zur achtundzwanzigsten Woche aber würde ich es nicht schaffen, das wusste ich.

Mit ihren ruhigsten und festesten – und für Patienten reservierten – Stimmen erklärten mir die Ärzte, dass ich es noch einen Monat durchstehen müsse bis zur vierundzwanzigsten Woche, die so in etwa als Limit für die menschliche Lebensfähigkeit außerhalb des Mutterleibs betrachtet wird. Mit vierundzwanzig Wochen hat ein Baby eine Überlebenschance. Aber es war keine Superchance. Und »Überleben« war keine Garantie für Lebensqualität. Das erschreckendste Szenario für mich war, dass ich direkt auf dieser Schwelle entband – am Ende der dreiundzwanzigsten oder Anfang der vierundzwanzigsten Woche. Denn das war das Zwischenreich zwischen Lebensfähigkeit und Vergeblichkeit. Neue Technologien konnten sie am Leben erhalten, jedoch nur unter hohen Kosten. Die Frage, ob man solche Säuglinge überhaupt versorgen sollte, war eine der grundsätzlichen Kontroversen innerhalb der Neonatologie, der Frühgeborenenmedizin.

Diese Klinik, wo ich von Monitoren überwacht wurde, war vorerst mein Heim. Aber ich gehörte nicht da hin. Entbindungsstationen waren eigentlich für freudige Ereignisse konzipiert. Die Zimmer waren ausnahmslos Privatzimmer, besaßen Schlafsofas und Flachbildfernseher. Die Korridore schmückte ein abstraktes Rosendekor, eine Art Weiterentwicklung des Fruchtbarkeitsklinik-Motivs. Schiebetüren verbargen jeglichen Hinweis auf das Chaos und die Gefahren einer Geburt. Mütter wurden mit dicken schläfrigen Neugeborenen im Arm herausgeschoben, und pflichtbewusste Dads folgten mit den Luftballons. Jedes Mal, wenn ein Kind zur Welt kam, ertönte das Geklimper eines Wiegenlieds aus dem Lautsprecher.

An diesem anheimelnden Ort konnte man leicht so tun, als kämen alle Babys rosig, robust und plärrend auf die Welt, würden dann gewickelt, mit einem Mützchen versehen und gerührten Müttern und stolzen Vätern überreicht.

Doch hinter den Schiebetüren in meinem Zimmer und in den Entbindungsräumen verbargen sich Vorrichtungen für Sauerstoff, zum Absaugen und für Epinephrin (zur Wiederbelebung). Im Erdgeschoss befand sich eine Leichenhalle. Die Entbindungsstation allerdings war, obwohl sie offiziell zum Bayfront Medical Center gehörte, in einer ganz anderen Einrichtung, nämlich dem All Children's Hospital auf der anderen Straßenseite untergebracht. Wenn ein Baby eine Problemgeburt war, wie meines es sein würde, befand es sich bereits an dem Ort, wo man sich um einige der kränksten und schwächsten Kinder des Bundesstaates kümmerte.

Ich lag fast reglos daheim im Bett und starrte auf den Kalender, während mein Baby erst die einundzwanzigste und dann die zweiundzwanzigste Woche überlebte. Jennifer brachte mir weiche Sachen zum Anziehen und bunte Magazine. Ich durfte nicht aufstehen, nicht einmal um in die Küche zu gehen. Tom ließ eine Freundin kommen, um mir die Haare zu schneiden. Ich googelte Bilder von halbfertigen Babys. Bei den meisten handelte es sich um grauenhafte Anti-Abtreibungs-Propaganda oder seichte, oberflächliche Storys über »Wunderbabys« mit Schläuchen in der Luftröhre. Wobei die einen so abstoßend waren wie die anderen. Ich brauchte weder Politik noch falsche Hoffnungen.

Ich konsultierte mindestens ein halbes Dutzend Ärzte. Mein erster Geburtshelfer, Dr. McNeill, ordnete mich einer Hochrisikogruppe zu, was hieß, dass ich einem rotierenden Team von Assistenzärzten ausgeliefert war. Jeder von ihnen tastete meinen Unterleib ab und fragte mich, ob ich ein Trauma erlitten hätte. Diese Fragen wurden zur Routine. War ich angefahren worden? War mir in den Bauch geboxt worden? Tom war normalerweise mit im Zimmer, während ich ihnen von dem Fahrrad und dem bescheuerten Zwergspitz unserer Nachbarin erzählte und die Ärzte halbherzig in ihre Notizhefte kritzelten, dass wahrscheinlich ein Fahrradunfall Ursache der vorzeitigen Wehen sei. Die stumpfe Waffe ihres Schädels, den Muppet mir beim Flugball-Turnier in den Bauch gerammt hatte, erwähnte ich nicht. Ich hatte es Tom noch immer nicht gebeichtet und Angst, er könnte dem Hund die Schuld geben oder, schlimmer noch, mir. Vielleicht würde er mich sogar verlassen, wenn das hier einmal alles vorbei war und wir ohne Baby nach Hause gingen. Vielleicht würde er zu dem Schluss gelangen, dass ich einfach zu rücksichtslos war, um je irgendjemandes Mom zu sein.

Der Klumpen wurde nicht kleiner. Auf dem Ultraschall

erinnerte er mich an ein zweites Baby, ein Blut-Baby, einen bösen Zwilling. *Lass meine Tochter in Ruhe, verdammt.*

»Wie schlimm ist es denn?«, fragte ich Dr. McNeill, als er eines Tages, obwohl ich nicht mehr seine Patientin war, vorbeikam, um nach mir zu sehen. Ich liebte diesen Mann. Er war gütig und geradeheraus.

»Schlimm«, sagte er. »Sie haben einen Klumpen im Uterus, der so groß ist wie eine Orange. Ich mache mir große Sorgen, dass Sie diese Schwangerschaft verlieren könnten.«

Die Schwangerschaft verlieren. Schwangerschaft ist ein Zustand. Ein Nomen. Synonym: Gestation.

Das Baby war nicht die Schwangerschaft. Das Baby war meine Tochter. *Meine Tochter verlieren.* Sie würde herausrutschen, feucht, roh, purpurn und stumm. Mit einem Schwall meines Blutes und meiner Schande aus mir herausrutschen. Sie würde gar nicht verlorengehen, sie würde da sein, da in meinen Händen, und sich grau verfärben.

Ständig fütterte man mich mit Pillen, damit mein Uterus stillhielt. Und trotzdem zitterte er und blutete. Zum ersten Mal ahnte ich, dass Ärzte manchmal einfach nicht weiterwissen. Sie warteten darauf, dass ich die Vierundzwanzig-Wochen-Marke passierte, und solange ich das nicht tat, war es schlicht eine Fehlgeburt.

Bei meinem zweiten Klinikaufenthalt brachte ein taktloser Putto von einem Arzt die Lage klar zum Ausdruck, als er mich zu entlassen versuchte. »Ihr Baby ist nicht lebensfähig«, sagte er, »so dass Sie genauso gut zu Hause entbinden können.«

Ich hatte den Typen nie zuvor gesehen, aber er forderte bereits die Entlassungspapiere an. Er wollte, dass ich nach Hause ging und auf meinen eigenen Fliesen verblutete, statt Klinikpersonal zu binden, das sich um wichtigere Patientinnen im dritten Schwangerschaftsdrittel kümmern musste. Offenbar hatte er den Zorn bemerkt, der meine Züge entgleiten ließ.

»Was ist denn los?«, fragte er. »Verstehen Sie nicht, was ich meine?«

Armer Mann. Wahrscheinlich war er noch keine dreißig. Nur ein Assistenzarzt, dessen Mama ihm wahrscheinlich den Zulassungstest fürs Medizinstudium bezahlt, aber versäumt hatte, ihm Umgangsformen beizubringen.

»Ich verstehe genau, was Sie meinen«, sagte ich und knurrte fast vor Verachtung. »Was Sie da meinen, das stinkt. Verschwinden Sie aus meinem Zimmer, und kommen Sie nicht wieder, bevor Sie eine bessere Idee haben.«

Ich zitterte, als er ging. Leute in Laborkitteln sollten eigentlich Antworten haben. Doch was immer auch mit mir los war, es stand nicht in ihren Lehrbüchern.

Ich war gebläht und schwoll immer mehr an, weil ich schon so lange ans Bett gefesselt war. Ich musste diese komischen Kompressionsstrümpfe tragen und in eine Bettpfanne pieseln. Tom und ich stellten fest, dass es unmöglich war, sich rund um die Uhr elend zu fühlen. Er brachte Netflix-DVDs mit, und wir amüsierten uns über Spekulationen zum Liebesleben der Ärzte und Schwestern. Einer der Ärzte sah aus wie ein Kennedy, der sich zufällig hierher verirrt hatte. Ein anderer brachte fortwährend die Schwestern zum Lachen; wir hörten sie draußen auf dem Korridor. Unser Liebling war eine Schwester mit glänzendem Haar, die wir Cupcake nannten und die Revers-Kittel der Marke »Grey's Anatomy« trug. Ich stellte sie mir vor, wie sie alle in Abstellkammern miteinander vögelten und in den Schwesternzimmern ablästerten. Einmal meinte einer der Ärzte, während er mir etwas schematisch den unhaltbaren

Zustand in meinem Uterus skizzierte, ob ich noch irgendwelche Fragen hätte.

»Nur eine«, erwiderte ich. »Liegt es an mir, oder sind die Leute hier auf dem Stockwerk tatsächlich besonders scharf?«

»Sind sie«, meinte er, »und danken Sie Gott dafür.«

All diese Leute waren zwischen meinen Beinen zugange gewesen, und ich war zu erledigt, um mich darum zu scheren. Die Absurdität des Ganzen brachte mich zum Lachen, obwohl von Gelächter abgeraten wurde, solange Bettruhe verordnet war.

Bis zur dreiundzwanzigsten Woche wurde ich von diesem unentwegt säuselnden Wiegenlied aus dem Klinik-Lautsprecher verhöhnt, eine Erinnerung daran, wie natürlich dieser Prozess eigentlich sein sollte. Durch einen Gurt um den Bauch, der die vulkanischen Aktivitäten im Innern auf einem Computermonitor verzeichnete, war ich ans Krankenhausbett gefesselt. Die Kontraktionen kamen und gingen, und wenn sie zu schlimm wurden, stoppten die Ärzte die Wehen, indem sie meine Füße höher betteten als den Kopf und mich mit Magnesiumsulfat vollpumpten, bis ich das Gefühl hatte, Blut und Haut stünden in Flammen. So – kopfunter und halb verbrüht – lag ich da, als die Ärzte einräumten, dass das Baby bald kommen werde, und ein Neonatologe uns besuchte, um Tom und mich über das Bevorstehende zu informieren.

Dr. Aaron Germain war ein freundlicher dünner Mann mit unverrückbarer Sorgenmiene. Ich betrachtete ihn als einen Botschafter aus dem Land der kranken Babys, einem Ort, den ich mir im Grunde nicht vorstellen konnte.

Er wisse, erzählte er uns, wie sehr wir uns unser Kind wünschten, und ein Heer von Spezialisten mit avanciertesten Technologien stehe im Erdgeschoss bereit, um sein Leben zu retten. Doch wir müssten uns entscheiden, ob Rettung tatsächlich das sei, was wir wollten. Der Versuch dazu würde monatelange aggressive Eingriffe nötig machen und uns zuletzt womöglich mit einem Kind zurücklassen, das zwar am Leben, aber schwer beeinträchtigt sei.

Nur wenige Ärzte würden auf einem solchen Eingriff bestehen. Die Entscheidung liege allein bei uns.

Unsere Entscheidung.

Er ging die Liste möglicher Katastrophen durch, die alle ihre eigenen Initialen besaßen. IVH, PVL, RDS, BPD, ROP, ICP. Das Magnesiumsulfat brannte in mir. *Hirnblutung, Loch im Herzen. Atemnotsyndrom. Bronchopulmonale Dysplasie. Beatmungsmaschine. Rollstuhl. Blind. Taub. Entwicklungsverzögerungen. Autismus. Anfälle. Zerebrale Kinderlähmung.*

Alles an ihr war unterentwickelt und schwach. Jede Behandlung würde ihren Tribut fordern. Sie mochte ja vielleicht leben, aber höchstwahrscheinlich, um den medizinischen Fachbegriff zu gebrauchen, unter beträchtlich erhöhtem Morbiditätsrisiko.

Die Aussicht, dass sie starb, egal wie sehr sie sich auch bemühten, lag bei über fünfzig Prozent.

Die Möglichkeit, dass sie starb oder schwer behindert war, bei sechsundachtzig Prozent.

Die Möglichkeit, dass sie sterben oder aber wenigstens leicht behindert sein würde, bei achtzig Prozent.

Es bestand eine zwanzigprozentige Chance, dass sie überlebte und einigermaßen gesund war. Ich stellte sie mir in der Förderklasse der Grundschule vor, wie sie mit dem Asthma kämpfte und durch dicke Brillengläser blinzelte. Wir würden ihr eine pinkfarbene Glitzerbrille kaufen und ihr sagen, dass die cool sei.

Ich fasste die Zahl ins Auge: zwanzig Prozent. Das schien

nicht ganz hoffnungslos. Dann wiederum: Stellen Sie sich einen Revolver mit fünf Kammern vor. Stecken Sie vier Kugeln hinein, und spielen Sie russisches Roulette. Würden wir auf eine zwanzigprozentige Chance wetten, wenn Verlieren hieße, alles zu verlieren, was uns wichtig war? Würden wir unsere Kleine mit aggressiven Behandlungen quälen, nur damit sie ihren Lebensabend in einem Pflegeheim oder an einem Beatmungsgerät verbringen konnte? Würden wir unser Haus verlieren? Würde unsere Ehe in die Brüche gehen?

Dr. Germain beriet uns tapfer, während wir nach Schlupflöchern und Hintertüren in der Statistik suchten. Mädchen schnitten besser ab als Jungen, meinte er, doch weiße Babys wie unseres wiederum schlechter als schwarze. Unsere Tochter werde mittels Kaiserschnitt entbunden werden, damit ihr Körper nicht durch den Geburtskanal gezwängt wurde, und man werde *mir* – zur Kräftigung *ihrer* Lungen – bereits vor ihrer Geburt Steroide spritzen.

Wie aber stünden denn die Chancen für ein kleines Mädchen aus der Mittelschicht mit netten Eltern, wollten wir wissen, netten Eltern, die ihm Lieder vorsangen und Geschichten vorlasen? Und mit zwei großen Brüdern und Tanten und Onkeln und einem freundlichen Hund mit großen Ohren? Für diese Kleine, die in mir schlummerte, deren Herzschlag lautsprecherverstärkt dahingaloppierte und uns daran erinnerte, dass sie es da drin doch ganz prima hatte und wie falsch es war, dass man sie demnächst in die grelle, kalte Luft zerren und zu atmen zwingen würde?

Dr. Germain sprach behutsam und ließ sich Zeit. Er war ein freundlicher Mann, klug, und er gab sein Bestes. Doch ich wollte, dass er uns sagte, was wir tun mussten.

Und das konnte er nicht. Die Antworten, die wir uns wünschten, die gaben die Daten nun mal nicht her.

»Statistik spielt keine Rolle«, sagte er. »Bis sie einen selbst betrifft.«

In meinem Kopf aber hallte ein Satz wider, den Dr. Germain nie ausgesprochen hatte: Sie zu retten könnte womöglich der selbstsüchtigste Akt der Welt sein.

Tom

Ich kämpfte an gegen den Drang, diesen Doktor mit einem rechten Haken niederzustrecken. Sanft redete er auf uns ein und erklärte mit großer Geduld die Wahrscheinlichkeiten, wobei ihm die Worte leise über die Lippen flossen. Stützte er sich dabei auf ein Regelwerk, das er auf einer PowerPoint-Präsentation gesehen hatte?

Von meinem Standort am Fenster aus konnte ich die Palmen sehen, die sich drei Stockwerke tiefer neben dem Krankenhausparkplatz wiegten, sah die Straße hinabgleitende Wagen und ihre Fahrer, die ihr Leben führten, die Sonne, die über dem Golf unterging, und den Tag, der in gelbem Licht verglühte – und trotz alledem erboste mich Dr. Germains aufreizende Ruhe. Dieser Mann wollte uns erzählen, wir sollten unsere Tochter sterben lassen. Zwar hatte er es nicht so gesagt, aber aus all den Statistiken hatte ich das herausgehört. Er fand, wir sollten unser Baby töten.

Kelley, die immer noch im Bett lag, stellte alle Fragen. Ich konnte kaum etwas sagen, weil ich so sehr um Fassung rang. Ich war nicht gewalttätig. Nur ein einziges Mal in meinem Leben hatte ich mich geprügelt, und das war in der siebten Klasse gewesen, als ein Kind mich mit einer Peitsche schlug. Jetzt aber straffte ich das Kinn und ballte die

Fäuste. Ich wollte diesen Mann niederschlagen und diese Logik für immer aus ihm herausprügeln.

Er erinnerte mich an I-Aah. Die traurigen Augen, die jämmerliche Haltung. Die Art zu reden, routiniert-resigniert. In Gedanken hörte ich mich ihn Dr. I-Aah nennen, nach dem Esel aus »Pu der Bär«, und die Vorstellung war so albern, dass sie die Schleife meiner rachsüchtigen Gedanken unterbrach.

Wir mussten uns entscheiden, und zwar schnell, ob wir die Ärzte bitten wollten, sie nach der Geburt zu reanimieren. Irgendwann innerhalb der nächsten achtundvierzig Stunden werde sie zur Welt kommen, sagte er, und er halte es für das Beste, wenn wir darauf vorbereitet seien.

»Sobald Sie sie sehen«, meinte er, »wird es zu schwer für Sie sein.«

Kelley

Als der Arzt gegangen war, setzte sich Tom zu mir auf die Bettkante und hielt mir die Hand. Ich spürte, wie unser Baby strampelte und sich bewegte. Ich hätte meinen Arm gegeben, um ihr einen weiteren Monat zu kaufen. Doch die Litanei der Behinderungen, die der Doktor heruntergebetet hatte, war erschreckend. Was, wenn sie gar nicht gerettet werden wollte?

Ich musste meine eigenen Erwartungen belächeln. Wir waren eine Familie von Leistungsträgern. Tom war ein mit dem Pulitzerpreis ausgezeichneter Journalist. Nat und Sam waren zweitbester beziehungsweise bester Absolvent ihres Jahrgangs auf der Gibbs High gewesen und hatten als Spitzenschüler dort Abschiedsreden gehalten. Inzwischen waren sie auf dem College. Einen ähnlichen Weg hatten wir uns auch für unsere Tochter ausgemalt: reiten, Klavierstunden, Beste ihres Studiengangs. Das war jetzt alles vorbei, und wir schlugen uns mit Grundlegenderem herum. Würde sie, falls sie lebte, gehen oder sprechen können? Würde sie uns eines Tages wortlos, nur mit Blicken fragen: *Warum habt ihr mir das zugemutet?*

Ob ich gebetet habe, hat man mich immer wieder gefragt. Ich habe gebetet, wie es Soldaten in Schützengräben angeblich tun. Nämlich mit jedem meiner Gedanken und jedem Atemzug. Ich tat es mit der Gewissheit, dass es mir eigentlich nicht zustand, dass ich kein Recht dazu hatte. Ich war nie fromm gewesen. Schlimmer noch, ich wusste, dass wir uns mit unserer Entschlossenheit, ein Kind zu bekommen, der natürlichen Ordnung widersetzt hatten. Mit Hilfe so vieler In-vitro-Prozeduren, so vieler Tests und Spritzen und Medikamente hatten wir Leben im Reagenzglas erzeugt. Ein Kind geschenkt zu bekommen und gerade so lange behalten zu dürfen, um ihm beim Sterben zuzusehen, fühlte sich wie die Strafe für unsere Hybris an.

Ich heulte, als ich Tom fragte: »Haben wir sie zu sehr gewollt?«

Ich weiß nicht, ob ich in dieser Nacht geschlafen habe. Als langsam der Morgen heraufdämmerte, schluckten wir beide das, was sich nicht sagen ließ, hinunter. Denn ich wusste, sobald ich es ausspräche, wäre unser Baby weg und wir die Eltern, die ihm den Rücken gekehrt hätten. Tom stieg neben mich in das schmale Bett und schlang, so gut das bei all den Drähten möglich war, die Arme um mich.

»Ich weiß nicht, wie ich das packen soll«, sagte er.

Das Herz unseres Babys schlug immer noch. Ich hielt mein iPhone hoch und verwendete den Voice-Recorder, um den Herzton festzuhalten, für den Fall, dass es das einzige Lebenszeichen meiner Tochter war, das ich je haben sollte.

Ich bin da, schien er uns zu sagen. *Ich bin immer noch da.*

* * *

Am nächsten Tag fand sich eine zweite Beraterin von der Neugeborenen-Intensivstation bei uns ein. Schwester Diane Loisel traf uns nach wie vor halb erstickt vor Unschlüssigkeit und Kummer an.

Ganz im Gegensatz zu dem knappen, professionellen Gebaren des Neonatologen fiel an Diane ihre entspannte ungeschminkte Erscheinung auf. *Angesichts der Risiken*, dachte ich mir bloß: *Können wir nicht den Doktor zurückhaben?* Doch sobald Diane zu sprechen begann, kam ich mir lächerlich vor. Sie war so direkt und geduldig, dass sofort klar war: Es ging ihr allein um unser Baby.

Diane erzählte uns, dass sie seit dreißig Jahren mit kleinen und kranken Säuglingen arbeite. Als sie angefangen habe, hätten es Frühchen, die in der dreiundzwanzigsten Schwangerschaftswoche geboren worden seien, nie über den Kreißsaal hinausgeschafft. Jedes Baby mit einem Geburtsgewicht von weniger als tausend Gramm sei als nicht lebensfähig betrachtet worden, und man habe es sterben lassen. Mittlerweile aber sei man weiter in der Medizin, was für alle neue Fragen aufwerfe.

Manche Eltern bestanden darauf, dass die Ärzte alles Mögliche unternahmen, und bestanden anschließend auch noch auf dem Unmöglichen. Manchmal, erzählte uns Diane, mache es sie wütend, wenn sie sehe, wie winzige Babys sinnlosen Eingriffen unterzogen würden, um dann in Pflegeeinrichtungen zu landen oder in Familien, die nicht dafür gerüstet seien, für sie zu sorgen. Die gebildeteren Eltern stellten mehr Fragen, machten sich Gedanken über die Lebensqualität. Diane fragte sich oft, ob es nicht grausam war, Eltern derartige Entscheidungen über Leben und Tod abzuverlangen.

Hinsichtlich der in der dreiundzwanzigsten Lebenswoche geborenen Kinder bestand nach momentanem Forschungsstand kaum Konsens zwischen den Kliniken, ja nicht einmal unter den Ärzten, die auf derselben Station dieselbe Schicht absolvierten.

Manche kamen schlaff und blau zur Welt, andere rosig und plärrend. Während dieser ersten Stunden und Tage konnte sich noch vieles zeigen. Und es gab ein Zeitfenster, wo das Baby am Beatmungsgerät und noch sehr zart war und Ärzte und Familien immer noch den Kurs ändern und die lebenserhaltenden Systeme zurückfahren konnten.

»Sie müssen sich nicht jetzt auf der Stelle entscheiden«, sagte sie. »Es ist ein Prozess.«

Sie schien uns einen Ausweg aus dieser Qual anzubieten, die wir die ganze Nacht durchlitten hatten. Genug von der unerträglichen Münzwerferei. Wir konnten sie intervenieren lassen und sehen, wie es lief. Wenn unsere Kleine zu schwach auf die Welt kam, konnten wir auch später noch entscheiden, sie gehen zu lassen.

»Wir wollen nicht, dass sie leidet«, sagte Tom. »Aber wir wollen auch, dass unser Baby eine Chance bekommt.«

Als sie auf die Frühchenstation zurückeilte, erzählte Diane mir später, habe sie gewusst, dass sie den Ausschlag gegeben hatte. Und sie wusste auch: Sobald eine Mutter ihr Baby zum ersten Mal gesehen hatte, gab es meist kein Zurück mehr. Sie hoffte, wir würden sie nicht für den Rest unseres Lebens dafür verantwortlich machen.

An diesem Nachmittag guckten wir uns DVDs an und wiegten uns zaghaft in der Hoffnung, die Ärzte hätten sich womöglich geirrt und wir könnten doch noch eine Woche durchhalten. Als sich draußen vor dem Fenster der Himmel verdunkelte, versuchte ich zu schlafen, um den Tag zu beenden, ehe ihn noch etwas ruinieren konnte.

Immer noch wie Gulliver von Schläuchen und Drähten gefesselt, wälzte ich mich auf die linke, dann wieder auf die rechte Seite. Verstellte die Bettlehne nach oben und wieder nach unten. Stahl Toms Kopfkissen und bat die Schwester um zusätzliche Laken. Ein unklares Gefühl von Übelkeit erfasste mich, und ich schloss die Augen und versuchte, es wegzudrücken. Der Monitor registrierte nichts außer der Reihe.

Als die Schwester kam, um noch einmal den Blutdruck zu messen, sagte ich ihr, dass ich mich komisch fühle.

Verstopfung, meinte sie.

Zunächst war es nur unangenehm. Dann begann es richtig wehzutun.

Tom

Die Krämpfe begannen um Mitternacht. Sie rollten durch Kelleys Körper, hörten auf und begannen erneut. Doch der Monitor zeigte keine Spur einer Wehe an, und egal, was wir auch sagten, die Schwester wollte nicht von ihrer Verstopfungstheorie abrücken. Kelley hatte Morphium »nach Bedarf« verschrieben bekommen, doch die Schwester weigerte sich, ihr auch nur ein Aspirin zu geben.

Als die Schmerzwellen heftiger wurden, geriet ich außer mir. Ich erklärte der Schwester, dass Kelley eine ungewöhnlich hohe Schmerztoleranz besitze und ich sie noch nie so habe leiden sehen. Wie um alles in der Welt solle denn so etwas Verstopfung sein?

»Oh, das habe ich schon öfter erlebt«, erwiderte die Schwester. Das Einzige, was meiner Frau helfen würde, beharrte sie, sei Dörrpflaumensaft.

»Und Sie meinen das ernst«, sagte ich.

»Ja. Sie müssen ihr so schnell wie möglich welchen besorgen.«

Die Krankenhaus-Cafeteria im Erdgeschoss war geschlossen. Ich müsse einen Lebensmittelladen finden, meinte die Schwester, das sei meine einzige Chance.

»Und das Morphium?«, fragte ich.

»Nein, sie braucht Dörrpflaumensaft.«

Also ging ich hinaus, rannte zu unserem Wagen. Inzwischen war es zwei Uhr morgens. Ich versuchte mir zu überlegen, wo ich hinfahren konnte. St. Petersburg war eine beschauliche Stadt. Die meisten Lebensmittelläden und sonstigen Geschäfte schlossen um neun Uhr abends. Da fiel mir der Sweetbay-Supermarkt an der Martin Luther King Street North ein, der nur wenige Minuten entfernt lag. Obwohl ich noch nie so spät dort eingekauft hatte, erinnerte ich mich an ein Schild, auf dem stand, dass sie vierundzwanzig Stunden geöffnet hatten. Ich fuhr so schnell ich konnte und übte schon meinen Spruch für den Fall, dass die Bullen mich rauswinkten. Würden sie mich für einen Besoffenen halten? Konnte es sein, dass sie schon in früheren Nächten Vätern begegnet waren, die auf der Suche nach Dörrpflaumensaft durch die Stadt rasten?

Als ich vor dem Sweetbay hielt, waren seine Türen verschlossen. Im Inneren konnte ich einen Mann erkennen, der mit dem Rücken zu mir den Boden wienerte und einen Kopfhörer aufhatte. Doch der übrige Laden war dunkel. Wann hatten sie ihre Öffnungszeiten geändert?

Wieder stieg ich aufs Gas und überquerte die Achtunddreißigste Richtung Albertsons auf der Vierten. Solange ich in St. Pete wohnte, hatte die Supermarktkette immer die ganze Nacht geöffnet. Doch jetzt war auch das Albertsons geschlossen. Was zum Teufel war hier los? Hatten sämtliche Lebensmittelläden der Stadt ihre Öffnungszeiten verkürzt? Ich tobte und fluchte und hämmerte auf mein Lenkrad wie Popeye Doyle in »French Connection«. Doch Doyle hatte einen Mörder gejagt. Ich wollte nur, dass meine Frau keine Schmerzen mehr verspürte.

Inzwischen machten auch die Bars langsam dicht. Die Straßen wirkten verlassen, fast trostlos. Die Häuser, an denen ich vorbeikam, ähnelten Geisterhäusern. Die Einsamkeit erinnerte mich an die mitternächtlichen Fahrten zu Kelley vor so langer Zeit. An das Gefühl, dass ich mich in einem Traum verlor, in dem die übrige Welt verschwunden war. Das Gefühl, dass ich mich in einen wesenlosen, bedeutungslosen Geist verwandelte. Doch an diesem Abend war ich überwältigt, nicht von Schuld, sondern von einem Gefühl der Ohnmacht. Ich konnte nicht ertragen, dass Kelley solche Schmerzen litt. Den statistischen Aussichten nach zu urteilen, die man uns vorgetragen hatte, wusste ich, dass unser ungeborenes Kind wahrscheinlich keinen weiteren Tag überleben würde. Und dennoch war ich nicht bei ihnen und raste auf dieser absurden Mission durch die Stadt.

Meine nächste Station war ein 7-Eleven. Er war geöffnet, doch als ich hineineilte, sagte mir der Angestellte, dass sie keinen Dörrpflaumensaft führten. Zurück im Wagen, schrie und fluchte ich wieder. Diesmal fuhr ich nach Westen zu einem Drogeriemarkt an der Ecke von Zweiundzwanzigster und U.S. Neunzehn. Mir fiel kein anderer Laden mehr ein. Wenn die nicht geöffnet hatten, wusste ich nicht, wo ich noch hinfahren sollte.

Während ich mit kreischenden Bremsen auf dem Parkplatz zum Stehen kam, sah ich das beleuchtete Schild und Kunden, die zu den Fronttüren hineingingen und herauskamen.

»Gott sei Dank«, dachte ich.

Ich rannte hinein. Die Angestellte führte mich zur Lebensmittelabteilung, wo mich der Pflaumensaft erwartete. Ich schnappte mir eine 2-Liter-Flasche, die größte, die sie hatten, zusammen mit einer Schachtel Dörrpflaumen für alle Fälle und rannte wieder nach vorn. Ich konnte mich nicht erinnern, wann ich das letzte Mal geduscht hatte. Meine Augen waren blutunterlaufen, meine wilden weißen Haare ähnelten einer weißen Clowns-Perücke. Als die Angestellte meine Kreditkarte entgegennahm, starrte sie mich an, als sei ich ein Irrer.

Der Schmerz war stechend und dumpf, und ich spürte, wie das Baby nun mit beiden Füßen trat wie ein Maultier, das eine Stalltür eintreten will. »Bitte«, bat ich das Baby. »Halt still!«

Ich kauerte auf dem Badezimmerfußboden. Er war kalt und roch nach Klinikseife und Desinfektionsmittel. Der Toilettenpapierhalter auf Augenhöhe spuckte einzelne Blätter aus, ähnlich wie Kleenextücher, und ich dachte: *Wie bescheuert, dass ich mich jetzt für den Rest meines Lebens an dieses Detail erinnern werde.*

Auf der Toilette gab es einen Plastikbehälter, um das Blut aufzufangen, das aus mir herauslief. Es kam in Klumpen, und jeder davon fühlte sich an, als sei er ein Stück des Babys. Ich hatte Angst, überhaupt noch hinzusehen. Ich wollte nicht, dass meine Tochter in Stücken auf einer Krankenhaus-Toilette zur Welt kam, weshalb ich mich auf den Boden hinunterließ.

Ich schob mich vom Rücken zurück auf die Knie, um in die Hocke zu kommen, und wieder zurück auf den Rücken. Meine Tochter gehorchte mir nicht. Vielleicht waren Töchter ja einfach so. Sie lernten auf die harte Tour. Sie würde glitschig und wütend auf diese schmutzigen Fliesen hinausfallen, und was tat ich? Wir waren ja so allein. Tom befand sich auf irgendeiner aberwitzigen Mission. Die Schwester tat, was immer Schwestern auch tun mögen, wenn sie den verdammten Arzt nicht rufen.

»Baby, Kind, bitte halt still«, flüsterte ich laut. Ich umklammerte den Tropfständer. Ich biss die Zähne zusammen und brüllte.

»Bitte, Baby, bleib da, wo du sicher bist. Schlaf ein.«

Die Schwester erschien im Türrahmen. »Wie fänden Sie es denn, wenn jetzt plötzlich Füße aus mir rauskämen?«, fragte ich sie. »Denn genauso fühlt es sich an.«

»Nein, Schätzchen«, versicherte sie mir. »Das passiert nicht.«

Und wieder war sie verschwunden.

Tom

Ich hörte die Schreie, schon bevor ich die Tür aufriss.

Kelly führte inzwischen Selbstgespräche, fragte mich, warum ich so lang weggeblieben sei und warum der Schmerz nicht aufhöre. Ich wollte ihr sagen, alles werde gut, doch sie hätte gewusst, dass ich schon wieder log. Stattdessen drückte ich auf die Ruftaste und tupfte ihr mit einem feuchten Tuch das Gesicht ab, strich ihr die Haare aus den Augen, goss etwas Pflaumensaft in einen Becher und half ihr zu trinken. Wir waren noch nicht mal im Geburtsvorbereitungskurs gewesen. Ich erinnerte mich an die Lamaze-Lektionen vor Nats Geburt, die Eltern mit Blick auf eine gesunde Entbindung unterstützen, und versuchte, sie dazu zu bringen, mit mir zu atmen. Doch sie war zu aufgeregt und verängstigt.

»Das ist nicht normal«, sagte sie immer wieder. »Irgendwas läuft verkehrt. Irgendwas stimmt nicht. Ich weiß, irgendwas läuft da falsch.«

Ich wusste, wann die nächste Welle anrollte, weil sich ihr Griff dann fester um meine Hand legte. Und bald schlossen sich auch ihre Augen, weitete sich der Mund zu einem O, und ihr Gesicht wurde immer starrer, bis die

Schreie es zerrissen. Sie umklammerte meine Hand nun mit unerbittlicher Kraft und zerrte, als wolle sie sie mir abreißen. Schließlich erschien die Schwester in der Tür. Sie wirkte ungeduldig, gereizt. Warum hatte ich meiner Frau keinen Pflaumensaft gegeben?

Wir deuteten auf die Zweiliterflasche, die bereits offen war, und baten sie, noch einmal den Monitor zu überprüfen. Die Schwester seufzte und tat es. Immer noch keine Hinweise auf Wehen.

»Sind Sie auch sicher?«, fragte Kelley. »Funktioniert das Gerät denn?«

Mit der Ausrüstung sei alles in Ordnung, meinte die Schwester. Kelley bat erneut um Morphium. Fragte, ob nicht jemand einen Arzt anpiepsen könne. Weder das eine noch das andere sei nötig, meinte die Schwester. Sobald der Pflaumensaft wirke, werde sich alles finden.

Die Schwester verschwand, und eine weitere Welle rollte über Kelley hinweg. In einer Atempause zwischen den Krämpfen rannte ich hinaus zum Stationszimmer und sagte der Schwester, dass irgendetwas völlig falsch laufe, egal, was der Monitor anzeige oder nicht; und ich bestand darauf, dass sie sofort einen Arzt herbeischaffte. Wieder seufzte sie.

Schließlich tauchte ein junger Assistenzarzt auf. Als er sah, wie Kelley litt, zog er sich rasch einen Handschuh über, um den Muttermund abzutasten. Inzwischen schluchzte sie, rang nach Luft und bat ihn vor allem, nichts zu tun, was dem Baby schaden könne. Er wies sie an, ruhig zu bleiben und einfach nur zu atmen.

»Bitte passen Sie auf«, sagte Kelley. »Passen Sie bitte auf, ich bitte Sie, passen Sie auf.«

Im Zimmer war es dunkel, doch als der Assistenzarzt aufstand, fiel genug Licht vom Korridor herein, so dass ich den bestürzten Ausdruck in seinem Gesicht erkennen konnte. Die Schwester bemerkte ihn auch. Inzwischen dämmerte es schon fast. Kelley schrie nun mit Unterbrechungen bereits seit mehr als zwei Stunden.

Eine weitere, etwas ältere Assistenzärztin erschien, und als sie Kelley untersuchte, machte auch sie ein betroffenes Gesicht.

»Wir müssen Sie in einen OP bringen«, sagte sie.

Kelley atmete so heftig, dass sie einer Ohnmacht nahe schien. Vierundzwanzig Wochen. Wenn wir die Vierundzwanzig-Wochen-Marke nicht schafften, hatten sie uns gesagt, habe das Baby keine Chance. Wir hatten jetzt dreiundzwanzig Wochen und sechs Tage hinter uns. Sie flehte die Ärztin an, etwas zu tun, egal was, Hauptsache, die Entbindung werde verzögert.

»Versetzen Sie mich in ein künstliches Koma«, sagte sie. »Und wecken Sie mich, wenn das Baby größer ist.«

Die Ärztin schüttelte den Kopf.

»Die Fruchtblase kommt raus«, sagte sie. »Ich hab zwei Füße gespürt.«

Genau wie Kelley es beschrieben hatte.

»Könnten Sie mich nicht einfach zunähen? Oder mit dem Kopf nach unten aufhängen. Lassen Sie nicht zu, dass es jetzt schon kommt.«

Es machte mich fertig zu sehen, wie sie um jede Minute Aufschub rang. Besser als jeder andere kannte ich den ungezügelten Wunsch dieser Frau, Mutter zu werden. Aber ich hatte ihn noch nie so nackt und verzweifelt erlebt.

Leise erklärte die Ärztin, unsere Tochter sei so unreif und zart, dass ein Not-Kaiserschnitt die einzige Option sei.

Sie komme mit dem Steiß voran. Falls der Rest ihres Körpers durch den Geburtskanal gedrückt werde, meinte die Ärztin, könnten Blutgefäße in ihrem Kopf platzen.

»Tut mir leid, meine Liebe. Wir müssen los.«

Sie legten Kelley auf eine Bahre und ließen mich neben ihr herlaufen, während sie sie nach unten in die Chirurgie brachten. Wie blass und verängstigt sie wirkte. Ich sah förmlich, wie in ihrem Kopf Dr. Germains Statistiken herunterratterten, genau wie bei mir.

»Mein Baby«, sagte sie immer wieder. »Bitte, helft meinem Baby.«

An der Doppeltür, die zum OP führte, bat man mich zu warten. Das Team musste sie vorbereiten und ihr eine Spritze geben, danach würden sie mich holen. Ich schritt auf und ab und dachte an Nat und Sam, die noch schliefen und keine Ahnung hatten, wie brutal sich ihre kleine Schwester ihren Weg in die Welt bahnte. Ich fragte mich, ob sie lange genug leben würde, damit ihre Brüder sie noch sehen konnten, und ob sie selbst die Chance haben würde, je in ihre Gesichter zu blicken und ihre Stimmen zu hören. Es verschlug mir den Atem, wenn ich daran dachte.

Eine Schwester kam heraus und reichte mir OP-Kleidung, die ich über meine Klamotten und Schuhe anziehen musste. In Kürze würde ich bei meiner Frau sein, meinte sie.

Ich hatte vergessen, welcher Tag war, hatte kaum noch ein Zeitgefühl. Ich guckte auf mein Handy.

Dienstag, 12. April.

5:59 Uhr.

Die Tür öffnete sich, und die Schwester gab mir ein Zeichen einzutreten. Ich sah Kelley auf dem OP-Tisch ausgestreckt, die Ärzte mit den blauen Masken um sie herum, die grelle Beleuchtung, die einen Kreis von reinstem Weiß auf ihren Bauch malte. Ein Tosen war in meinen Ohren. Ein Rauschen, wie von einem irrsinnigen Wind. So, dachte ich, musste es sein, wenn man aus einem Flugzeug sprang.

Kelley

Ich hörte Stimmen. Die Ärzte sprachen über einen Film, den sie gesehen hatten. Ich wollte sie anschreien, dass sie sich konzentrieren sollten – kapierten sie nicht, dass in diesem Moment ein halbfertiger Mensch aus mir herausgerissen wurde und dass es für meine Tochter vielleicht nur dieses Jetzt, diese paar Minuten oder Stunden gab? Reichte das etwa nicht, um ihre Aufmerksamkeit zu bekommen? Aber ich konnte nicht brüllen. Ich umklammerte Toms Hand. Ich wandte ihm den Kopf zu und erbrach mich aufs Neue.

Ich sah die riesige runde Lampe über uns, ein schwebendes Raumschiff. Auf dem Korridor hatte ich die Ärzte laut darüber rätseln hören, ob wohl noch genug Zeit war für eine Anästhesie. Dann hatten sie mich hastig auf die Seite gerollt, mir eine Nadel in die Wirbelsäule gejagt, und die Betäubung hatte mich überschwemmt wie warmes Wasser.

Hätte ich mich aufsetzen und umschauen können, hätte ich eine Crew der Neugeborenen-Intensivstation erblickt, die man das Storchenteam nannte und die sich darauf vorbereitete, das Baby in einem Nebenraum des OP zu stabilisieren.

Gwen Newton war an diesem Tag die verantwortliche Kinderkrankenschwester des Storchenteams. Später beschrieb sie mir alles. An den meisten Tagen brauche sie morgens eine kräftige Koffein-Dosis, meinte Gwen, um überhaupt in die Gänge zu kommen. Doch an diesem Tag habe sie nur auf ihren Dienstplan schauen müssen: *23-Wochen-Frühchen*. Als sie mit ihrem eigenen Sohn schwanger gewesen sei, so Gwen, sei eine Geburt in der dreiundzwanzigsten Woche ihr absoluter Alptraum gewesen.

Sie machte einen Transportinkubator fertig, durch den das Baby während der kurzen Fahrt zur Intensivstation warmgehalten und mit Monitor überwacht wurde. Sie bereitete ein Nest aus Decken und legte einen Kopfkissenbezug darüber, um das Blut aufzufangen.

Das Ärmchen des Babys würde so winzig sein, dass sie ein Gummiband als Druckverband benutzen konnte. Sie nahm eine Blutdruckmanschette der Größe 1, so klein, dass sie ihr um den Finger passte. Sie stellte die Wärmevorrichtung auf 37 Grad Celsius ein, legte Katheter für Infusionen und Kabel für Monitore bereit. Sie zog eine Mischung aus fünf Prozent Dextrose auf eine sechzig Milliliter fassende Spritze auf – ein kleiner Imbiss, um das Baby auf Touren zu bringen. Und sie zog 1,4 Milliliter eines künstlichen Lungensurfactants auf – einer milchigen Mischung aus Fetten und Proteinen, die dazu beitragen würde, die klebrigen Lungen des Babys vor dem Kollabieren zu bewahren.

Eine Beatmungsspezialistin bereitete den Respirator vor, und ein Neonatologe und eine Schwester studierten das Krankenblatt. Als Gwen fertig war, trat sie an die Tür, um die Kaiserschnitt-OP zu verfolgen.

Einiges von dem, was als Nächstes geschah, würde außerhalb ihrer Kontrolle liegen. Manche Babys wurden als Kämpfer geboren, manche kämpften nicht. *Man weiß einfach nie, was aus so einem Bauch rauskommt*, dachte sie.

* * *

Ich spürte ein grässliches Reißen. Und wusste, dass wir nun zwei getrennte Menschen waren.

»Sie zappelt«, sagte Tom. Er spähte über das Abdecktuch auf das klaffende rote Fleisch meines Unterleibs und das Geschöpf, das daraus hervorgegangen war. Jemand meinte, sie habe geschrien, aber ich hörte es nicht. Ich hatte Pflaumenkotze im Mund.

Gwen nahm das winzige blutverschmierte Bündel von der Entbindungsschwester in Empfang. Sie packte die Kleine aus, legte sie auf Wärmekissen und schob sie bis zum Hals in einen Plastikbeutel, um Wärme- und Flüssigkeitsverlust zu verhindern. Gwen rieb und trocknete sie ab, wie eine Katzenmutter ihr Junges, allerdings sanfter, um nicht an ihrer Haut zu zerren. Das Baby war erst blauviolett, dann dunkelrot. Gwen klemmte die winzige grünliche Nabelschnur zwischen Daumen und Zeigefinger und spürte, wie sie pulsierte. Sie zählte 17 Schläge in sechs Sekunden.

»Die Herzfrequenz ist 170«, rief sie aus. Es war ein starkes, ein gutes Zeichen.

Das Baby versuchte zwar zu atmen, doch seine Lungen waren noch nicht dazu bereit und seine Muskeln schwach. Durch das Stethoskop klangen die Atemgeräusche quietschend und kratzig. Die Beatmungsspezialistin schob einen Schlauch von der Größe eines dicken Spaghetto durch ihren Mund in ihren Brustkorb. In den Schlauch gab sie dann die milchige Flüssigkeit, die die Lungen der Kleinen überziehen würde. Sie schloss sie an ein kleines tragbares Beatmungsgerät an, das bei konstantem Druck Sauerstoff lieferte, und tippte mit dem Finger auf ein Loch im Schlauch, um die Atemzüge zu regulieren. Mechanisch hob und senkte sich die Brust des Säuglings.

Sie wog 570 Gramm, ein gutes Pfund, und war 28,9 Zentimeter lang – so groß wie eine Barbiepuppe.

Ich starrte auf die Raumschifflampe an der Decke, als jemand ein Blatt und ein Stempelkissen vor mich hinschob und um einen Fingerabdruck bat. Auf dem Papier sah ich zwei noch feuchte Fußabdrücke, jeder davon etwa vier Zentimeter lang. Ein erstaunliches Zeugnis ihrer Ankunft.

»Mein Baby«, sagte ich immer wieder, »mein Baby, mein Baby.«

Ich sah Gwen, die den Brutkasten vorbeischob. Darin lag eine rohe dunkle Kreatur, ein verschwommener Fleck in einer zu großen Mütze.

Tom schaute mich an und dann zum Baby.

»Geh mit ihr«, sagte ich. »Bitte geh.«

Tom

Zitternd und in mich selbst eingesponnen, fuhr ich mit dem Aufzug in den fünften Stock. Falls irgendjemand mit mir fuhr, bemerkte ich es nicht. Die Tonbandstimmen von Kindern verkündeten, wann es Zeit war, ein- oder auszusteigen, doch ich hörte sie nicht. Ich dachte an die Geburten von Nat und Sam, an den Tsunami, der mich gepackt hatte, als ich sie das erste Mal sah. Doch meine Söhne waren beide reif geborene Säuglinge gewesen, gute drei Kilo schwer, mollig und quäkend. Das winzige Kind aber, das auf der Frühchenstation auf mich wartete, war gerade nach kaum einmal der Hälfte der Schwangerschaft aus Kelleys Leib gezerrt worden.

Im Entbindungsraum hatte ich einen Blick auf die unter

der Operationslampe glühende puterrote Haut erhaschen können, auf spindeldürre Ärmchen und Beinchen, das zerknautschte und zornige Gesicht eines Homunkulus. Kein freundlicher Gedanke, doch er kam mir nun mal in den Sinn. Abgesehen davon wusste ich nicht so recht, wie sie aussah. Ich hatte schon Fotos von solchen Mini-Frühchen gesehen, und die Bilder hatten mich erschreckt. Was, wenn meine Tochter so außerirdisch wirkte, dass ich keine Beziehung zu ihr aufbauen konnte? Was, wenn ich mich nicht in ihr wiedererkannte?

»Fünfter Stock«, verkündete eine der Kinderstimmen.

Die Aufzugtür glitt zurück. Ein Zeichen wies nach rechts zu einer Reihe geschlossener Türen. Ich drückte auf den Knopf einer Sprechanlage, erklärte der Rezeptionistin, weshalb ich da sei, und sie ließ mich ein. Es war, als betrete man ein biologisches Hochsicherheitslabor.

»Zur Frühchenstation geht's hier lang«, meinte sie und führte mich zuerst um eine Ecke und dann einen weiteren Gang hinunter, wo sie ihren Ausweis gegen einen Sensor drückte, so dass wir eine zweite Sicherheitsschleuse passieren konnten.

Am Eingang zu einem großen Saal, der mich an Science-Fiction-Filme erinnerte, ließ sie mich stehen. Ein Dutzend Inkubatoren säumte die Wände. Jeder Plastikkasten enthielt eine winzige Kreatur, und jede von ihnen war über mehrere Drähte mit bedrohlich wirkenden Monitoren und Maschinen verbunden. Alarme pingten und piepsten, rote und gelbe Lichter blinkten. Einige der Inkubatoren waren geschlossen, und man hatte Decken darübergehängt. Im Innern konnte ich die schemenhaften Umrisse der winzigen Patienten ausmachen, die dort zusammengerollt schliefen. Andere Brutkästen waren offen, die großen länglichen Hauben schwebten mehr als einen Meter über den Kästen in der Luft, und Gruppen von Leuten in OP-Kleidung beugten sich über ihre sich windenden Bewohner.

Eine Schwester erklärte mir, ich müsse mir vor dem Eintreten die Hände desinfizieren. Mini-Frühchen besäßen fast kein Immunsystem. Keime könnten sie umbringen. An einer Waschstation nahm ich meinen Ehering ab, zog mir eine Einwegbürste und begann zu schrubben. Am anderen Ende des Raums sah ich die Schwester und die Kinderärztin, die unsere Tochter hier heraufgebracht hatten, wie sie sich über einen der offenen Kästen beugten.

Als ich auf sie zuging, begann sich der Raum schlingernd um mich zu drehen. Alles verlangsamte sich – und beschleunigte sich zugleich. Ich zwang meine Füße, zu dem Kasten hinzugehen, zwang meine Augen, hineinzuschauen. Sie lag nackt auf einer Plastikfolie, die über den Kopfkissenbezug und die Decken gebreitet war, ihr Köpfchen schmiegte sich in eine Art gewölbtes Kissen, und die Arme streckten sich mit geöffneten Händen und gespreizten Fingern nach den Seiten. Die mit Blut beschmierte Folie schlug Falten, als die Schwester aus dem Entbindungsraum sie hochhob, um ihr ein Maßband um den Bauch zu legen.

»Können Sie bitte sechzehn für den Umfang notieren?«, sagte Gwen gerade zu jemandem.

»Umfang?«

»Ja.«

Ich konnte gar nicht mehr aufhören zu zittern. Wenn die Schwestern hineinfassten, um das Baby zu berühren, sahen ihre Hände so riesig aus. Die Augen der Kleinen wirkten noch immer wie zusammengeschweißt, und wegen des Beatmungsschlauchs, der sich ihre Kehle hinunterwand und gegen ihre Stimmbänder drückte, brachte sie keinen Ton heraus. Ihre Haut war wie zerknitterter Papyrus, so dünn, dass ich die Schemen ihrer Organe und das sich spinnwebartig über Arme und Hände und die langen Anemonenfinger ziehende Netz ihrer Venen darunter erkennen konnte. Alles an ihr zeigte uns, dass sie noch nicht bereit war, hier zu sein, dass sie noch in den Mutterleib gehörte.

Fortwährend ertönten Alarme aus den sie umgebenden Maschinen, und mehrere Schwestern traten in einer Choreographie kontrollierter Dringlichkeit näher und entfernten sich wieder.

»Sie sieht schon viel besser aus als am Anfang«, meinte die Neonatologin.

»Yep«, erwiderte Gwen.

Als sie einen Moment Zeit hatte, stellte die Neonatologin sich vor. Dr. Jeane McCarthy war etwa siebzig Jahre alt und so runzelig, dass sie mich an Yoda erinnerte. Was tröstlich war, denn Yoda weiß stets, was zu tun ist.

Die Ärztin teilte mir mit, das Team unternehme alles, was in seinen Möglichkeiten stehe. Sie verriet mir allerdings nicht – das erfolgte erst viel später –, dass sie nach vier Jahrzehnten Berufserfahrung und der Behandlung Tausender von Babys nicht sicher sei, ob dieses Kind es schaffen werde. Wäre es ihres gewesen, sie hätte nicht reanimiert.

Vorerst jedoch behielt sie diese Meinung für sich und entfernte sich.

Gwen klebte noch einen der Schläuche des Babys fest und schloss dann den Deckel des Inkubators. Sie ließ mich erneut die Hände desinfizieren, bat mich, auf einem Hocker neben dem Kasten Platz zu nehmen, und meinte, falls ich wolle, könne ich nun meine Tochter berühren.

»Wird es ihr nicht wehtun?«

»Nicht wenn Sie aufpassen.«

Gwen zeigte mir, wie es ging. Ich dürfe nicht hin und her reiben, sonst könne sich die zarte Haut ablösen. Sie öffnete ein rundes Fenster, ähnlich dem Bullauge eines Schiffs, auf der Seite des Kastens, so dass ich hineinfassen konnte. Dann ließ sie mich mit ihr allein.

Ich atmete tief durch, griff langsam mit der linken Hand hinein und legte die Spitze meines kleinen Fingers in ihre rechte Handfläche. Sofort packte sie zu. Die Stärke ihres Griffs machte mich ganz demütig. Weshalb hatte *ich* solche Angst, wenn *sie* so stark war? Ich saß da, und meine Schultern bebten, während ich mir jede Einzelheit von ihr einprägte. Ich dachte an alles, was sie in den zurückliegenden vierundzwanzig Stunden durchgemacht hatte. Bestimmt hatte sie die gedämpften Schreie ihrer Mutter bei den Kontraktionen gehört, die Hand der Ärztin an ihren strampelnden Füßen gespürt. War es schmerzhaft gewesen, als sie sie ans Licht zogen? Wie konnte sie sich wohl erklären, was da geschah?

Im Nu war ich restlos entflammt. Zwar sah ich immer noch all ihre Mängel, aber ich sah auch ihren Willen, ihre Schönheit, all die Möglichkeiten, die in ihr schlummerten. Sie war ein *work in progress*, ja. Genau wie ich.

»Hey, Peanut«, flüsterte ich. »Ich bin's, Daddy.«

Ein Baby in der dreiundzwanzigsten Schwangerschaftswoche hat gerade begonnen zu hören, kann aber noch nicht sehen. Es erkennt möglicherweise die Stimme seiner Mutter. Langsam erwacht bei ihm ein Bewusstsein davon, ob es richtig herum liegt oder kopfsteht. Die Oberfläche seines Gehirns ist glatt, beginnt gerade erst jene Hügel und Täler auszubilden, aus denen dann tiefe Runzeln und Faltungen werden. Es reagiert auf Schmerz, hat jedoch noch keine Kapazitäten für Erinnerung oder komplexe Gedanken. Seine Lungen wirken wie dürre Schösslinge, wenn man sie mit den vollen, buschigen Bäumen normaler Lungen vergleicht. Seine Knochen sind weich. Es kann schlucken. Haar und Wimpern beginnen gerade zu wachsen, und seine Fingernägel und Fingerabdrücke bilden sich gerade erst aus. Sein ganzer Körper ist mit weichem, schützendem Flaum umgeben. Es ist als Mensch zu erkennen, aber nur mit Mühe.

Als Tom von der Frühchenstation zurückkam, hatte ich mich immer noch nicht erholt.

»Sie ist perfekt«, sagte er. Und seine Stimme klang wie ein Quieksen. »Sie ist so schön.«

Ich starrte ihn nur an. Mein goldiger, gefühlvoller Ehemann, im Griff von etwas Erschreckendem, Überwältigendem. Er hatte etwas gesehen, das ich nicht ermessen konnte.

»Das ist meine Kleine da oben«, meinte er immer wieder. »Das ist meine Tochter.«

Er zeigte mir ein Handyfoto, aber ich erkannte sie nicht. Ein dunkler verschwommener Fleck. Ich konnte mir ihr Bild nicht einprägen. Ich schätze, ich war sediert oder in einer Art Schockzustand. Ich wusste, dass ich sie sehen würde, und ich hatte Angst. Immer wieder schaute ich zur Uhr.

Tom erklärte, sie sei perfekt. Er musste den Verstand verloren haben.

Ich hatte mir immer ausgemalt, was ich ihr alles sagen würde, wenn ich sie das erste Mal sah. Sie war dabei in eine Decke gehüllt, würde ein Mützchen tragen und sich fest anfühlen in meinen Armen wie ein kleiner Welpe. Vielleicht würde sie ein Auge aufmachen und verblüfft, aber neugierig zu mir hochgucken. Sie würde meine Stimme und meinen Geruch kennen, wissen, dass ich ihre Mutter war, und weil sie das wusste, auch keine Angst haben. Mich aber würde es derart umhauen, dass ich von Stund an nicht mehr dieselbe wäre.

Stattdessen wartete ich, während sie irgendwo außerhalb meiner Reichweite um ihr Leben kämpfte. Ich aß ein bisschen Wackelpudding. Ich wartete, bis mich die Schwestern für stabil genug hielten. Bestimmt hatte sie mich gebraucht. Und ich hatte sie im Stich gelassen. Nach benebelten sieben Stunden brachte mich Tom im Rollstuhl – und immer noch im baumwollenen OP-Kittel und einen Tropf hinter mir herziehend – auf die Frühchenstation.

Tom schob meinen Rollstuhl an das tiefe Waschbecken heran, damit ich mir die Hände schrubben konnte. Es gab einen Aushang mit Anweisungen und eine Einwegbürste, und ich war fest entschlossen, alles richtig zu machen, die vollen dreißig Sekunden mit möglichst heißem Wasser zu schrubben, als ob die genaue Einhaltung der Regeln unsere Chancen beeinflussen könnte.

Ich entdeckte ihre Plastikbox in der Mitte des Raums. Ich sah nichts anderes, nur diesen Tunnel aus Raum und Zeit und fortwährender Veränderung, die die Distanz zwischen uns markierte. Hier war ich die eine, dort würde ich eine andere sein. Die Seife war schwer abzuwaschen, und lange ließ ich das Wasser laufen.

Tom schob mich vorwärts. Da, hinter der durchsichtigen Plastikscheibe, lag meine Tochter. Sie war rot und eckig, zornig wie eine frische Wunde. Sie hatte ein blaues Auge und mehrere Blutergüsse am Körper. Schläuche schlängelten sich aus ihrem Mund, dem Nabel, der Hand. Drähte verankerten sie an Monitoren. Pflaster verbargen das Gesicht. Ihr Kinn wirkte lang und schmal, ihr Mund stand wegen der Schläuche offen. Getrocknetes Blut verkrustete den Mundwinkel und den oberen Rand ihrer Windel. Die Windel war kleiner als eine Spielkarte, und sie verschwand fast darin. Sie besaß keinerlei Körperfett, so dass sie einem eingefallenen, zahnlosen Greis ähnelte. Ihre Haut war fast durchsichtig, und durch ihre Brust konnte ich ihr flackerndes Herz erkennen.

Sie trat und zappelte. Sie hatte die Hände geöffnet und breitete wie zu einer Willkommens- oder Kapitulationsgeste die Arme aus.

Ich erkannte sie. Ich kannte die Form ihres Kopfes und die Kurve ihres Hinterns. Ich kannte die Kraft ihres Tritts. Ich wusste, wie sie sich in mich hineingeschmiegt hatte, und empfand jäh und heftig, dass man sie aus mir herausgeschnitten hatte und wie verkehrt das doch war. Es hatte ihr geschadet. Ich hatte dem, was mir das Liebste war auf der Welt, geschadet. Ich hätte alles getan, um sie wieder zurückzuholen und sicher zu verwahren.

»Hallo, Süße.«

»Ich bin's, Mommy.«

Verrückte Fragen schossen mir durch den Kopf. Sollten wir eine Geburtsanzeige formulieren? Welchen Namen sollten wir ihr geben? Würden wir, falls sie starb, eine Geburtsurkunde erhalten? Würde es ein Begräbnis geben? Würden wir eine Schachtel mit Asche bekommen, und wenn ja, wie groß würde sie wohl sein? War sie sich unserer bewusst? Erkannte sie mich, so wie ich sie erkannte? Hatte sie Angst? Fragte sie sich, wohin ich verschwunden war? Würde sie, falls sie denn je aus diesem Kasten herauskam, wissen, dass ich ihre Mutter war?

Sie war mir fremd und gleichzeitig vertraut. Sie war beängstigend, aber auch schön. Sie war ganz und gleichzeitig unfertig. Ich empfand das eisige Schweigen, das sich einstellt, wenn man ein Geheimnis erblickt, das zu schauen einem niemals bestimmt war. Ich spitzte Gott in die Hosentasche.

»Sie dürfen sie anfassen«, sagte die Krankenschwester.

Ich griff durch das Bullauge ins Innere. Ich sah, wie weiß und geschwollen meine Hand war. Ich hielt sie kurz über ihr und zog sie dann zurück, als hätte ich mich verbrannt. Am Ende legte ich die Spitze meines kleinen Fingers in ihre winzige Handfläche.

Sie packte zu.

3. *Die Nullzone*

Kelley

Irgendwo hier in der Klinik lag meine kleine Tochter allein und rang nach Atem. Ich spürte die stechende Wunde, wo man sie zwei Tage zuvor aus mir herausgeschnitten hatte. Denn so fühlte es sich an – als sei man, in einer Seitengasse vielleicht und mit einem stumpfen Löffel, über mich hergefallen. Die Ärzte waren natürlich nett und korrekt gewesen, sie hatten keine andere Wahl gehabt. Aber sie hätten genauso gut meine Leber oder mein Herz nehmen können.

Die geschwungenen pastellfarbenen Korridore kamen mir endlos vor. Ich hatte sie zwar besucht – das rohe, winzige Ding –, wusste aber den Weg nicht mehr und sollte allein ja auch gar nicht zu ihr gehen. Es war Nacht, und Tom war zum Schlafen nach Hause gefahren. Mich würden sie erst in ein paar Tagen entlassen.

Ich nahm eine Spritze zur Hand, die etwas Milch enthielt. Seit ihrer Geburt hatte ich fast jede Stunde in meinem Krankenhausbett an der elektrischen Pumpe verbracht, eine frustrierende und schmerzhafte Übung, die die Absurdität der Situation nur vergrößerte. Mein Körper schien nicht zu wissen, was seine Aufgabe war. Es war April 2011, und das Baby wäre erst im August fällig gewesen, aber jetzt war es da. Alles war aus dem Lot geraten.

Ich hatte mir mühsam ein paar Tropfen abgepumpt und sie in einer Spritze gesammelt, wie man sie auch für ein verwaistes Eichhörnchen hätte verwenden können. Die Menge war zwar mickrig, aber die Schwestern beteuerten, dass die Kleine jeden Tropfen davon benötige. Ihr unterentwickelter Darm war anfällig für Infektionen und Risse. Und meine Milch würde ihre Magenschleimhaut mit schützenden Antikörpern überziehen. Der Druck, das Zeug zu liefern, war enorm. Wenn noch eine einzige weitere Schwester meine Milch als »flüssiges Gold« bezeichnete, würde ich kotzen.

Aller Wahrscheinlichkeit nach würde sie sterben. Ich fragte mich, wie viel Zeit wir noch hatten. Weder konnte ich sie in den Armen halten noch stillen. Sie konnte mich nicht sehen. Ich wusste nicht mal, ob sie mich überhaupt wahrnahm. Ich konnte nichts tun, um all das zu beeinflussen oder mich auch nur als ihre Mutter zu behaupten, außer indem ich diese Milch lieferte.

Meine Eingeweide tobten. Man hatte mir Vicodin verschrieben, doch ich hatte darauf verzichtet, weil ich keine Chemie in der Milch haben wollte. Ich erreichte das langgestreckte Fenster der Station, die bei mir nur »Der Saal der dicken Babys« hieß. Es war der Ort für die gesunden Neugeborenen – Goliaths, die mit robusten Lungen ihre belanglosen Beschwerden hinausplärrten. »Was ist dein Problem, Fettwanst?«, sagte ich zu einem. Kein Achtpfünder hatte das Recht, sich zu beklagen.

Ich fuhr in einem Personalaufzug drei Stockwerke höher. Vor einer geschlossenen Doppeltür griff ich nach dem Hörer einer Sprechanlage. »Ich wollte meine Tochter besuchen«, sagte ich.

Tochter.

Das Wort war so ungewohnt, dass es mir nur stockend über die Lippen kam.

Drinnen führte mich eine Schwester zu ihr und nahm mir die Milch aus der Hand.

»Ist es denn genug?«, fragte ich.

Es war ein einziger Milliliter, ein Fingerhut voll, doch für ein so winziges Baby gerade genug. Die Schwester hängte die Milch an den Schlauch, der sich in den Mund des Babys und in seinen Bauch hinabschlängelte.

Nach einer Sekunde war sie verschwunden.

* * *

Es dauerte etwa einen Tag, bis der Schock und die Wirkung der Beruhigungsmittel nachließen und ich sie besser erkennen konnte. Wegen ihrer Gelbsucht wurde sie mit blauem Licht bestrahlt, was sie nur umso fremdartiger erscheinen ließ. Sie war so zerbrechlich, dass sogar die überaus behutsame Behandlung nach der Geburt sie mitgenommen hatte. All ihre feinen Einzelheiten – Haar, Lider, Fingernägel – wirkten leicht verschwommen, wie ein halb entwickeltes Polaroid. Ihr Kopf war kleiner als ein Tennisball. Ihre Ohren besaßen noch kein Knorpelgewebe, so dass sie zerknitterten. Sie hatte keine Brustwarzen – die würden sich erst nach einigen Wochen herausbilden. Durch das Beatmungsgerät hob und senkte sich ihr Bauch mit solcher Kraft, dass sich unterhalb der Rippen eine Delle bildete. Drähte sprossen aus Elektroden auf ihrer Brust. Ein roter Sensor glühte an ihrem Fuß. Ein Infusionsschlauch führte in ihre Hand. Ein fahrbarer Ständer neben ihrem Bett war mit drei Etagen voller Pumpen bestückt, die Koffein, Antibiotika, Schmerz- und Beruhigungsmittel verabreichten. Ein daran hängender Beutel enthielt intravenöse

Flüssignahrung, die Tag für Tag erneut präzise abgestimmt wurde. Sie verschwand derart hinter Pflastern und Technologie, dass es mir schwerfiel, mir ihr nacktes Gesicht vorzustellen. Faszinierend waren ihre Finger und Füße. Unglaublich lang und exquisit, schockierten sie mich bei jeder Bewegung aufs Neue. Sie war ein richtiger Mensch. Und tat nicht nur so.

Ich simste ein Foto ihrer Füße an Jennifer. Jennifer simste mir eins ihrer eigenen nackten Füße zurück, die gebräunten Zehen in Richtung Kamera gespreizt.

Ich hab einwandfreie Füße, schrieb sie. Mir waren Jennifers Füße vorher nie aufgefallen, doch da waren sie – ganz offensichtlich repliziert bei diesem neuen Persönchen.

Dieses Baby war mit den genetischen Erbinformationen für den Fuß einer anderen Frau erschaffen worden. Es krümmte die Finger um seinen Daumen, wenn es eine Faust machte. Ich dagegen behielt die Daumen stets draußen, um mir, sollte ich jemandem je einen Fausthieb verpassen müssen, nicht die Daumen zu brechen. Tatsächlich hatte ich noch nie jemanden geschlagen, aber so erklärte ich es mir. Toms Schwester hatte mir erzählt, ihre Mutter balle die Faust mit dem Daumen nach innen. War auch das genetisch bedingt?

Sie hatte also Jennifers Füße, Augenbrauen und Nase. Und sie hatte die Faust ihrer Großmutter. Weil sie in meinem Körper gelebt hatte, besaß sie meine Blutgruppe. Aber dann war sie mir bei der Geburt entrissen worden, und unsere Verbindung, die Nabelschnur, wurde durchtrennt und durch Schläuche ersetzt, die sie nun an Maschinen anschlossen.

Würde ich jemals zu ihr zurückfinden? War ich jetzt tatsächlich Mutter? Waren Begriffe wie »Mutter« oder »bemuttern« nur Wörter, ein Nomen oder ein Verb, und was bedeuteten diese Wörter an diesem seltsamen Ort?

Ich lebte in einem Science-Fiction-Roman. Vorher waren da nur mein Baby und mein Körper gewesen. Doch wenn ich mich jetzt umsah, war ich von einem Millionen Dollar teuren künstlichen Mutterleib umgeben. Die Arbeit meines widerstrebenden Uterus wurde in einer Einrichtung, die einem außerirdischen Bienenkorb glich, von einem Heer von Spezialisten nachgeahmt.

Es gab reihenweise Brutkästen, die, um Licht und Lärm auszusperren, mit Decken abgedeckt waren. Ich nahm den, in dem sie lag, genauer in Augenschein. Ein wahres Wunderwerk. Er trug den schönen Namen GE – *Giraffe Omnibed* –, so dass die meisten Leute ihn nur »die Giraffe« nannten. Er besaß Doppelwände aus Plexiglas und auf jeder Seite zwei Luken. Der Deckel hob und senkte sich an einem mechanischen Arm, und die Wände ließen sich herunterklappen. Mittels Strahlungswärme und Umluft wurden Temperatur und Feuchtigkeit darin konstant gehalten, sogar dann, wenn die Türen aufgingen. Die druckempfindliche Matratze neigte sich und rotierte wie ein Drehtablett. Sie konnte Gewicht und Temperatur des Babys erfassen und machte Röntgenaufnahmen und sogar chirurgische Eingriffe möglich.

Das Baby in seinem Kasten erinnerte mich an einen Chicken Nugget unter den Wärmelampen bei McDonald's.

Hi, Nugget. Mein Goldstück.

Die anderen Babys konnte ich weder sehen, noch konnte ich zu ihnen hingehen, obwohl ich es gern getan hätte. Eigentlich war ich auf Weinen gefasst gewesen, doch die Babys hier weinten nicht. Auch wenn sie protestierend die Gesichter verzogen, verhinderten die Schläuche in ihren Kehlen, dass ein Ton nach außen drang. Die Maschinen piepsten und gaben Alarm. Es wimmelte von Leuten in OP-Kleidung. Hier und da saßen übermüdete Eltern in unterschiedlichen Stadien von Langeweile und Schock. Ich wusste noch nicht, wo ich mich in dieser neuen Welt zu verorten hatte.

Die Neugeborenen-Intensivstation war ein technologischer Triumph. Die Wissenschaft hatte das Leben in immer früheren Entwicklungsstadien möglich gemacht, doch im Rahmen dieser Möglichkeiten wurden auch grauenhafte Geschäfte gemacht. Tag für Tag kollidierten hier Wissenschaft, Ehrgeiz, Mitgefühl und gesunder Menschenverstand.

Eine andere Mutter, oder war es ein Vater, nannte es einmal die Nullzone, und als ich das hörte, hatte ich alles wieder vor mir und verstand. Es war ein Ort außerhalb der Zeit, abseits von allem, was ich vorher gekannt hatte, und getrennt von der Person, die ich vorher gewesen war. Als sei ich aus dem Leben, wie ich es kannte, herausgerissen worden. Jede Sekunde war ein unwahrscheinliches Geschenk und eine quälende Ewigkeit. Würde mein Kind an diesem Tag sterben? Würde es vor dem Mittagessen sterben? Und wenn ich eine Stunde fortging, würde es sterben, während ich weg war? Es gab weder Zukunft noch Vergangenheit. Es galt einzig und allein, diesen verzweifelten Kampf aufrechtzuerhalten.

Die Nullzone. Der Gedanke hatte etwas Hypnotisches, lud zu vielfachen Deutungen ein. Unser Baby war in ein einzigartiges Zeitfenster hineingeboren worden, nach einer Schwangerschaft, die nur dreiundzwanzig Wochen und sechs Tage gedauert hatte. Unsere Tochter war eine vereitelte Fehlgeburt, noch kein ganz eigener, für sich stehender Mensch. Und weil all die damit verbundenen Fragen so unbeantwortbar waren, war die Entscheidung, sie künstlich am Leben zu erhalten, Tom und mir zugefallen und nicht den Ärzten oder dem Staat.

Dieser Ort markierte eine Grenze. Zwischen Leben und Tod auf alle Fälle, aber auch zwischen richtig und falsch und zwischen dem, was wir gewesen waren, und dem, was wir nun wurden.

Unsere Tochter lag in Bett 692 in der Mitte des Saals. Am Mittwoch kam eine Krankenschwester vorbei, um die Decke hochzuheben und sich das einen Tag alte Baby genauer anzusehen. Wir waren taub und starr, doch wir erkannten Diane wieder, Diane, die Frau, die uns zu der Entscheidung bewogen hatte, unser Baby nicht sterben zu lassen. Zum ersten Mal seit Tagen spürte ich so etwas wie festen Boden unter den Füßen. Hier war ein Mensch, auf den wir uns verlassen konnten. Sie redete mit uns wie mit normalen Leuten, nicht wie mit Patienten. Sie verkörperte Wärme an einem kalten Ort. Sie war keine Maschine.

Unser Baby sei zwar winzig, meinte Diane, aber lebhaft. Das sei ein gutes Zeichen. Diane öffnete eine der Luken und hörte mit einem Stethoskop von der Größe eines Vierteldollars die Lungen des Babys ab. Sie klangen frei, auf beiden Seiten. Sie warf einen Blick auf die Einstellungen des Beatmungsgeräts. Das Baby bekam einundzwanzig Prozent Sauerstoff – die gleiche Menge wie in der Atemluft um uns herum. Hervorragend.

Sie höre auf ihren Bauch, erzählte uns Diane, während sie von Baby zu Baby gehe. Und irgendetwas an diesem Baby stimme sie zuversichtlich. Allerdings werde diese erste Woche auch häufig als »Honeymoon« bezeichnet. Sie warnte uns, dass sich das blitzartig ändern könne.

Wir erinnerten sie daran, dass wir unser Baby nicht mit vergeblichen Behandlungen quälen wollten.

Diane nickte. »Fürs Erste macht sie einen guten Eindruck«, meinte sie.

»Aber Sie geben uns Bescheid, wann wir durchdrehen müssen, ja?«, sagte ich.

»Ich gebe Ihnen Bescheid.«

* * *

Es gab siebenundneunzig Bettchen wie dieses, und die Bettchen nahmen eine komplette Etage des Krankenhauses ein. Die dralleren Frühchen und nur leicht beeinträchtigten – die »feeders und growers« (die also nur noch trinken und kräftiger werden mussten) – waren auf der Nordseite untergebracht. Die kritischeren Fälle, die Beatmungsmaschinen brauchten oder genetisch bedingt unter Krampfanfällen oder Schluckauf litten, landeten hier auf dem fünften Stock Süd. Die meisten Babys hatten Privatzimmer, doch ein Dutzend von ihnen teilte sich diesen großen offenen Raum am westlichen Ende des Gebäudes.

Später erkundigte ich mich und erfuhr, dass im April neunzig Babys aufgenommen worden seien. Etwa ein Viertel davon waren Drogen-Babys – Oxycodon, Methadon –, der Rest Erbkrankheiten, Geburtsfehler und Frühgeburten. Wir wurden auf Babys aufmerksam, denen Glieder fehlten, die Löcher in der Wirbelsäule und Shunts im Gehirn hatten. Nur zwei Babys waren in jenem Monat an der Grenze der Lebensfähigkeit geboren worden. Das andere habe ich nie zu Gesicht bekommen.

Die Eltern machten sich eigentümlich rar. Neben vielen der Inkubatoren blieben die Stühle leer. Manche Eltern schafften es einfach nicht zu kommen. Manche waren im Gefängnis oder auf Entzug. Und manche ergriffen, konfrontiert mit der Zerbrechlichkeit und Komplexität des Lebens hier, einfach die Flucht. Die Babys blieben allein zurück, bis man sie in eine Pflegefamilie entließ. Freiwillige hielten und fütterten sie. Und die Krankenschwestern wiegten sie, während sie ihre Krankenblätter aktualisierten.

Tom und ich konnten nicht umhin, eine grimmige Abrechnung anzustellen, während wir den Raum überblickten und nach Belegen forschten, die unserer Kleinen einen gewissen, womöglich überlebenswichtigen Vorteil verschafften. Alle anderen Babys waren größer. Doch unseres zitterte weder in Krampfanfällen, noch trug es einen Kopfverband. Es hatte all seine Körperteile beisammen und auch all seine Chromosomen.

Alle Säuglinge begannen bei null, doch manche hatten Vorteile, über die andere nicht verfügten. Wir gehörten zu den wenigen Privilegierten. Wir hatten einander. Wir hatten gute Jobs. Wir konnten uns frei nehmen. Wir wohnten in der Nähe. Wir sprachen englisch. Und wir waren nüchtern.

Wir beobachteten ein Paar, nicht älter als sechzehn, inmitten von Verwandten und Luftballons. Der Junge sah aus, als sei er kaum alt genug, sich zu rasieren. Eigentlich erwarteten wir, dass er verschwand, doch Tag für Tag kam er wieder in seinem weißen Unterhemd und den zu großen Shorts. »Haben Sie irgendwelche Fragen?«, fragten ihn dann die Ärzte. Doch er schüttelte immer nur den Kopf.

Jedes Leben hier würde sich irgendwie für immer verändern, auch meines.

In den ersten fünf Tagen schlief ich vielleicht fünf Stunden. Ich duschte nicht. Schon allein neben ihrem Brutkasten zu stehen machte mich schwindlig, so dass Tom mir rasch einen Stuhl unterschob und ich mich an die Haube lehnte, auf sie hinunterstarrte und mein Atem die Plastikwand beschlug. Noch immer klebte Erbrochenes in meinem Haar. Vom vielen Weinen waren die Kapillaren unter meinen Augen geplatzt. Und Autofahren durfte ich auch nicht.

Wir bekamen eine Sozialarbeiterin und einen Patientenanwalt zugeteilt. Drogenberatung oder Benzingeld brauchten wir nicht. Und auch kein Zimmer im Ronald McDonald House. Aber in diesen ersten Tagen wurden wir zu einer Besprechung mit einer Finanzexpertin nach unten gebeten, um zu klären, wer für das alles bezahlen würde.

Während wir hinunterfuhren, schob ich Panik. Sicher waren wir privilegiert, aber wir waren nicht reich. Ich arbeitete bei einer Zeitung, der die Umbrüche in der Branche zu schaffen machten, einer Zeitung, die zwar Pulitzerpreise gewann, aber auch mit Buy-Outs und Kündigungen zu kämpfen hatte. Mein Gehalt war mir zweimal gekürzt worden. Das zusätzliche Geld, das Tom an der IU verdiente, ging für sein Apartment in Indiana und sein Pendeln mit Southwest Airlines drauf.

Die Finanzexpertin war cool und gelassen, doch als wir an ihrem Schreibtisch Platz nahmen, griff ich nach Toms Hand. Ich wusste, dass derartige medizinische Katastrophen Leute schon ihre Häuser, ihre Karrieren, ihre Pensionen und ihre Ehen gekostet hatten. Ich war wie gelähmt vor Angst, dass unsere Tochter, so sie das Ganze überlebte, zu einer Familie heimkehren würde, der sie nicht nur ihr Leben verdankte, sondern die auch ruiniert war. Das war noch vor Obamacare, und die meisten Versicherungen, einschließlich der unserer Zeitung, zahlten nur bis zu gewissen Leistungsobergrenzen. Wir waren zur Krankenversicherung der Indiana University gewechselt, weil sie billiger war, doch ich konnte mich nicht mehr erinnern, welche Kosten sie abdeckte. Derart früh geborene Babys verschlangen fast immer mehr als eine Million Dollar an Arztkosten. Und wenn sie überlebte, würde das Selbstbehalte, Therapien und womöglich sogar Langzeitpflege bedeuten.

»Daran dürfen Sie jetzt noch gar nicht denken«, meinte die Expertin. Zahlungsfähigkeit war kein Faktor, der über Behandlung oder Nichtbehandlung entschied. Die meisten Babys landeten bei Medicaid, dem Gesundheitsprogramm für Bedürftige. Ich hyperventilierte beinahe, als sie meinte: »Tja, das sind ja wirklich erstaunliche Neuigkeiten.« Sie schwenkte auf ihrem Stuhl zu uns herum. »Es wird Sie nur vierhundert Dollar kosten.«

Was vierhundert?

Es war die Zuzahlung, die wir zum Klinikaufenthalt unseres Babys aufbringen mussten. Alles, was bis zu ihrer Entlassung mit ihr geschah, würde Blue Cross Blue Shield übernehmen. Wir hätten eine der besten Privatversicherungen, die ihr seit Langem untergekommen sei, meinte sie. Später würden zwar noch viele Ausgaben auf uns zukommen – doch von diesem Punkt an hörte ich nur noch bla, bla, bla, bla.

Nach dieser Tortur begannen mich rund um die Uhr die für die Geburtsurkunden verantwortlichen Leute zu piesacken. Sie wollten einen Namen von mir, und sie wollten ihn, verdammt noch mal, sofort. In Bezug auf den Namen aber waren Tom und ich uns derart uneins gewesen, dass wir die Diskussion aufs dritte Schwangerschaftsdrittel vertagt hatten, was den »Namen-Nazis« allerdings egal war.

Sie kamen mitten in der Nacht in mein Zimmer und hinterließen ein Namensbuch. Sie lauerten mir auf, wedelten mit leeren Formularen. Irgendwann einmal, als ich unten wieder zugetackert war, versuchte ich sogar, vor einem davonzulaufen. Auf diese Weise kommen Kids zu bescheuerten Namen.

Auf dem Kärtchen am Fußende ihres Brutkastens stand lediglich »French, Baby Girl« und ihr Geburtsgewicht: fünfhundertsiebzig Gramm. Bei Chipotle, der Schnellrestaurantkette, habe ich schon Burritos gegessen, die größer waren.

Ich brachte einfach nicht den Willen auf, mich um das Namensproblem zu kümmern. Meinetwegen konnte sie auch noch als »Baby Girl« in den Kindergarten gehen. Vorerst hatten wir größere Sorgen. Die größte Angst war eine intraventrikuläre Blutung: eine Blutung im Gehirn. Durch den Stress der Entbindung oder einen Anstieg des Blutdrucks konnten Gefäße platzen. Blut konnte verklumpen und dafür sorgen, dass sich Druck aufbaute. Gehirngewebe konnte absterben und Kapazitäten für Bewegung, Sprache, Lernen zerstören. War eine Gehirnblutung schwer genug, würde sie die Einstellung der lebenserhaltenden Maßnahmen zur Folge haben.

In Stresszeiten lenkt unser Körper Blut zunächst zum Gehirn und zum Herzen um, erst zuletzt zum Darm. Mangelnde Durchblutung aber konnte dazu führen, dass ihr Bauch sich aufblähte und blau verfärbte. Ihr Darm konnte austrocknen und sie von innen her vergiften.

Das Beatmungsgerät hielt sie am Leben, doch der Druck dehnte ihre winzigen Lungenbläschen und hinterließ Narben in ihren Lungen. Ein Druckanstieg – etwa durch zu aggressive Reanimation – konnte die Bläschen bersten lassen.

Zu viel Druck in den Blutgefäßen konnte bewirken, dass sich ihre Lungen mit Blut füllten, so dass sie buchstäblich ertrank.

Antibiotika, die Infektionen abwehrten, konnten zu Nierenversagen führen. Der Sauerstoff, der sie am Leben hielt, konnte sie auch erblinden lassen. Und die Betäubungsmittel, die für ihr Wohlergehen sorgten, konnten sie süchtig machen.

Unsere Krankenschwester warnte uns vor allzu großen Hoffnungen.

»Trau niemals einem Frühchen«, sagte sie.

Keiner unserer Freunde wusste, was für eine Karte er uns schicken sollte. Feierten wir nun oder trauerten wir? Nicht einmal wir selbst wussten es.

»Herzlichen Glückwunsch!«, sagten die Leute, aber es schien nicht so recht zu passen.

Freunde und Kollegen füllten unsere Tiefkühltruhe mit Cannelloni und Lasagne. Die Babygeschenke, die sie für uns gekauft hatten, hielten sie noch zurück, da sie nicht wussten, ob wir je Verwendung dafür haben würden. Alle, so schien es, kannten jemanden, der jemanden kannte, der als Einpfünder auf die Welt gekommen war und dennoch ein bemerkenswertes Leben führte. Die Ehefrau von Toms Kollegen. Der Vater einer Kellnerin. Und so, wie es aussah, waren diese Babys ausnahmslos in Schuhschachteln verstaut und neben dem Ofen gewärmt worden.

»Wann könnt ihr sie mit nach Hause nehmen?«, fragten sie alle, und jedes Mal versetzte es mir einen Stich.

Unser Baby war nicht das kleinste Baby der Welt. Es haben auch schon welche überlebt, die nur etwas mehr als 250 Gramm gewogen hatten, und unsres wog mehr als das Doppelte. Aber das Gestationsalter, nicht das Geburtsgewicht, war der entscheidende Faktor für die Entwicklung eines Säuglings. Unsere Kleine war so früh geboren, dass manche Kliniken sich geweigert hätten, sie zu retten. Wäre sie eine Woche früher gekommen, hätte All Children's den Versuch abgelehnt. In den meisten Ländern wäre die Reanimation unmöglich gewesen. In anderen so gut wie verboten.

Als sie vier Tage alt war, wurde ich entlassen. Tom schob mich in einem Rollstuhl hinaus, ohne Baby im Arm, ohne Luftballons. Ich saß heulend am Bordstein.

»Es ist ein Wunder«, sagten die Leute immer wieder. Und ich dankte ihnen, biss die Zähne aufeinander und dachte: *Fragt mich in einem Jahr, ob es ein Wunder ist.*

Tom

In dieser ersten Woche schlich ich mich einmal spätnachts wieder hinaus. Kelley war nach ewigem Hin- und Herwälzen mit sorgenvollem Gesicht endlich eingedöst. Ich war viel zu überdreht zum Schlafen, fühlte mich sowohl bang als auch benommen. Ich wollte mich vergewissern, dass unsere Tochter noch am Leben war. Am liebsten hätte ich so getan, als könne sie gar nicht sterben. Also fuhr ich zur Frühchenstation, stellte mich neben ihren Brutkasten und versuchte, das Unmögliche zu akzeptieren.

Sie hatte die Wildheit ihrer Mutter geerbt. Unter wissenschaftlichen Gesichtspunkten war das zwar nicht plausibel, da sie keinerlei DNS von Kelley besaß, doch irgendwie war es so. Die Schwestern sprachen bereits davon, wie respektgebietend sie doch sei. Wenn eine der Schwestern ein Echokardiogramm bei ihr machte und den Ultraschallstab über ihre eingesunkene Brust führte, fasste sie mit ihrer Minihand hinauf und packte den Stab. Die Technikerin versuchte zwar, ihn wegzuziehen, doch das Baby ließ nicht los.

»Mann«, meinte die Schwester. »Ist die stark.«

Und ich habe es ja gesehen. Der Arm meiner Tochter war dünn wie der einer Barbie und besaß keinerlei Tonus. Jeder Zentimeter an ihr war Haut und Knochen, kein Fett, keine Muskeln, die der Rede wert gewesen wären. Und dennoch spielte sie Tauziehen mit jemandem, der hundertmal größer war als sie.

Die Namensschlacht tobte weiter. Ich hatte Kelleys Vorschlag – Sawyer – zurückgewiesen, und sie hatte alle meine Namen, angefangen bei Elizabeth, Miranda und Katherine, in Bausch und Bogen abgelehnt. Oma-Namen nannte sie diese. Fürs Erste hieß sie einfach Peanut oder auch Tater, als Abkürzung für »Tater Tot« – eine Art Kroketten.

Als ich so dastand an diesem Abend, glaubte ich, es hinter den Lidern ihrer Augen flattern zu sehen. Ich hatte gelesen, dass auch Extrem-Frühchen schon REMs haben, und ich fragte mich, wovon sie wohl träumen mochte, wo sie doch noch nie irgendetwas gesehen hatte. Wahrscheinlich verließ sie sich dabei auf ihre anderen Sinne und stellte sich vor, wie sie in den warmen und sicheren Mutterleib zurückschwamm, das Pochen des mütterlichen Herzschlags und die gedämpften Rhythmen ihrer Stimme hörte. Ganz langsam näherte sie sich einem Bewusstsein. Alles an ihr schien geheimnisvoll und nicht von dieser Welt. Allein sie atmen zu sehen machte mich glücklich.

Ich befand mich im Bann einer merkwürdigen Verblendung. Vom Verstand her erkannte ich die Gefahren, die meinem Baby drohten. Ich wusste, dass sie sich auf einer neonatologischen Intensivstation des Levels vier befand, die den kritischsten Fällen vorbehalten war. Aber ich hatte mich in dieses Kind verliebt, und die Vorstellung, dass sie mir und ihrer Mutter nach allem, was wir durchgemacht hatten, fortgenommen werden könnte, war zu grausam, um sie einfach zu akzeptieren. So dass ich mir einen hauchdünnen Schleier aus Hirngespinsten zusammenspann. Wie meine Tochter war auch ich zeitweilig blind.

Die Vorstellung, dass ich ihr beim Atmen zusah, war eine Lüge. Sie atmete nicht. Eine Maschine atmete für sie. Es fiel mir leicht, diesen Unterschied zu überspielen. Ich war noch nicht stark genug, um die wahre Natur dieses seltsamen und abgeschotteten Ortes ins Auge zu fassen, das so kleine und unfertige Patienten beherbergte, dass sie im Grunde noch gar kein Recht hatten, am Leben zu sein, menschliche Wesen, die noch nicht ganz menschlich waren, in künstliche Dunkelheit gehüllt und von Maschinen gewiegt.

Kelley begriff es. Vielleicht begriff sie es nur allzu gut. Überwältigt von Panik und Kummer bekam sie Alpträume und fand morgens nur schwer aus dem Bett. Sie wollte ja optimistisch sein, doch unsere realistischen Aussichten hatten bei ihr eher lähmende Verzweiflung zur Folge. Sie fand es äußerst schmerzhaft, die Frühchenstation zu betreten. Wann immer sie den Ärzten lauschte, wäre sie angesichts dessen, was sie ihr zu erzählen hatten, am liebsten davongelaufen. Ich wiederum konnte mich nicht fernhalten von diesem Kinderbettchen. Es besaß eine Reinheit, die ich auf unerwartete Weise als belebend empfand. Ich hatte bereits dafür gesorgt, dass andere Professoren bis zum Semesterende meine Seminare in Indiana übernahmen. Bis zum Beginn des neuen Semesters im Herbst hatte sich das allwöchentliche Pendeln für mich erledigt. Keine Flughäfen mehr, kein hektisches Korrigieren von Studentenarbeiten im Flieger. Ich war frei, um mich völlig auf Kelley und das Baby zu konzentrieren. Ich hatte eine Mission, und deren Dringlichkeit war stärker als meine üblichen Ängste.

Es war kurz vor Mitternacht. Nat und Sam hatten bereits ihre Flüge gebucht, um sie an diesem Wochenende zu besuchen, und meine Schwester Brooke kam mit dem Wagen von Atlanta. Jennifer hatte ebenfalls ihren Besuch angekündigt. Ich konnte es kaum erwarten, dass sie sie alle endlich kennenlernten, und war mir sicher, es würde uns helfen, uns darüber klarzuwerden, wie wir sie nennen wollten. Ein richtiger Name, sagte ich mir, wird sie beschützen. Eine weitere Illusion.

Ich zog eine Ecke der Decke zurück, lehnte mich an den Brutkastendeckel und betrachtete ihre Finger, die so lang und fein waren, die Krümmung ihrer Zehen und all die überzähligen Falten, die darauf warteten, beim Wachsen ausgefüllt zu werden. Ihr Rücken war noch immer mit Lanugo befiedert, dem feinen dunklen Haar, das im Mutterleib wächst und dann kurz vor der Geburt ausfällt. Sogar das fand ich großartig.

Die junge Krankenschwester, die in dieser Nacht für sie zuständig war, meinte, dass ihr Gewicht gerade ein wenig zurückgehe, doch das sei normal.

»Alles prima«, sagte sie, ehe sie davoneilte, um sich um ihre anderen Patienten zu kümmern.

Wieder schwoll die Euphorie in mir an. Die Gewissheit, dass alles gut werden würde. Bisher hatte ich meine Illusion weder Kelley noch sonst jemandem gebeichtet, weil ich es einfach nicht wortreich beschwören wollte und wusste:

Wenn ich mich selbst solche Albernheiten laut aussprechen hörte, würde mein Selbstbetrug seine Macht verlieren. Und während die Tage vergingen und das Baby durchhielt, wurde mein heimlicher Glaube an sein Überleben immer stärker. Wenn ich es nur inbrünstig genug glaubte, vielleicht wurde es dann ja auch wahr.

Inzwischen hatte ich kapiert, dass die Schwestern abergläubisch waren und das Schicksal nicht herausforderten, indem sie etwa sagten, es sei »ruhig« auf der Station. Das R-Wort, nannten sie es und runzelten die Stirn, wenn irgendjemand es laut aussprach. Doch um diese Stunde ließ es sich gar nicht anders beschreiben. Die Beleuchtung war gedimmt worden, aber unsere Seite des Raums schwamm in einem zart orangefarbenen Schein, der von einer Fensterwand hereinflutete, die in westlicher Richtung auf das Tropicana Field hinausging. Die Baseball-Saison begann gerade, die Tampa Bay Rays steuerten auf einen Heimsieg zu, und die Kuppel des Tropicana glühte orange. Aus der Ferne wirkte das Oval wie ein knapp über den Hausdächern schwebendes schimmerndes Mutterschiff. Überrascht von dieser jähen Erinnerung daran, dass ja immer noch Baseballspiele stattfanden, dass immer noch Fans Hotdogs für ihre Kinder kauften, die Schiedsrichter ausbuhten und die Welt sich immer noch drehte, starrte ich fasziniert hinüber.

Inzwischen schienen fast alle Babys in ihren Inkubatoren-Kokons zu schlafen. Als ich hörte, wie eine Schwester mit einem kleinen Jungen sprach und ihm sagte, er müsse sich jetzt mal benehmen, musste ich lächeln.

Ich hatte mir einen Plan zurechtgelegt. Ich hatte beschlossen, mir die Namen sämtlicher Schwestern, MTAs und Ärzte einzuprägen und jede Info zu sammeln, die ich über ihre Kinder, Hunde oder Lieblings-Fernsehserien in Erfahrung bringen konnte, alles, was es mir ermöglichte, mit ihnen ins Gespräch zu kommen. Auf meinem iPad machte ich mir Notizen, entwickelte Schaubilder und listete Merkmale auf, die mir halfen, sie auseinanderzuhalten.

Dr. I-Aah und Dr. Yoda waren kein Problem. Doch auf der Etage gab es mehr als hundert weitere Mitarbeiter. Die eine Beatmungsspezialistin etwa, so war mir aufgefallen, hatte einen Südstaatenakzent. Die andere war in ihrer Freizeit Bauchtänzerin und außerdem eine gute Zuhörerin. Die Schwester direkt neben uns hatte einen kleinen Sohn, der glaubte, Schriftsteller werden zu wollen. Die Schwester am anderen Ende des Raums besaß die barsche Stimme einer Gefängnisaufseherin, doch wenn sie einem Baby die Windel wechselte, verging sie schier vor Freundlichkeit, gurrte und schmeichelte wie die Großmutter unserer Träume. Irgendwie rechnete ich bei ihr immer damit, dass sie Karamellbonbons aus ihrer Tasche kramte und sie dem Frühchen in den Mund steckte. Eine andere trug ein glitzerndes Haarband und plauderte mit extrakesser Stimme wie ein Cheerleader auf zu viel Koffein. Diesen übersprudelnden Ton drehte sie immer dann auf, wenn sie mit Eltern, vor allem Vätern, sprach. Mit ihren Kolleginnen unterhielt sie sich jedoch wie ein ganz normaler Mensch.

Ich zwang mich, alle zu begrüßen, Augenkontakt aufzunehmen und zu lächeln. Ich kultivierte die Rolle des harmlosen Dads – zurückhaltend, nichtkonfrontativ, hilfsbereit. Tatsächlich war ich das alles ja auch. Aber die Rolle kaschierte auch meine ausgeklügelten Versuche, einen Vorteil für meine Tochter herauszuschinden. Ich wusste natürlich, dass meine heimlichen Pläne etwas Ungehöriges hatten, aber das war mir egal. Sobald unsere erste Woche auf der Frühchenstation hinter uns lag und alles sich eingependelt hatte, würde ich Dutzende von Chocolate-Chip-Cookies backen und einen Riesenteller davon für die Tagschicht und einen weiteren für die Nachtschicht vorbeibringen. Ich war entschlossen, das ganze Stockwerk zu umgarnen.

»Wenn sie erst mal uns und unser Baby kennengelernt haben, werden sie vielleicht genauer hingucken«, sagte ich zu Kelley. »Und wenn irgendwas falsch läuft, werden sie vielleicht schneller rennen.«

Wieder umklammerte Peanut meinen Finger. War sie jetzt wach, oder reagierte sie bloß im Schlaf? Ich hatte keine Ahnung.

Ich wusste nicht, ob sie Angst verspürte. Hatte keine Ahnung, ob ihr etwas wehtat. Doch was immer sie auch in der Dunkelheit hinter diesen zugeschweißten Lidern erlebte, ich wollte, dass sie wusste, dass sie mich und ihre Mutter hatte und zwei große Brüder – und dass eines Tages, vielleicht schon bald, Licht ihre Welt erfüllen, sie unsere Gesichter sehen und wissen würde, dass sie zu uns gehörte. Und dann käme der Schlauch heraus, und sie würde schreien und uns sagen können, wenn ihr etwas wehtat, und ehe sie sich verguckte, wäre sie groß genug, so dass wir sie mit nach Hause nehmen konnten, wo dann ihr wirkliches Leben beginnen würde.

Und der Respirator atmete ein und aus und verhöhnte mich.

Dinge, die fünfhundertsiebzig Gramm wiegen:

1. Ein sechs Wochen altes Kätzchen
2. Ein *Smith & Wesson Ladysmith .38 Special*-Revolver mit Spannabzug
3. Eine Flasche Gatorade
4. Ein rohes Rib-Eye-Steak mit Knochen
5. Die linke Lunge einer erwachsenen Frau
6. Die Menge an Muttermilch, die ein vier Kilo schweres Baby an einem Tag trinkt
7. 2 Dollar 28 in Pennys
8. Ein erwachsenes graues Eichhörnchen von der Ostküste

Tom

Wir flüchteten, wann immer es ging. In die Krankenhaus-Cafeteria im Erdgeschoss. In die Lounge auf dem fünften, wo wir uns Spiele der Rays und alte Folgen von »Law & Order« anguckten. Eines Nachmittags ging ich zu Publix, nur um mich daran zu erinnern, wie es war, einen Einkaufswagen zu schieben. Ich war gerade in der Obst- und Gemüseabteilung und suchte nach einer schönen Tüte weißer Trauben, als ich den Alarm von Junipers Monitor hörte, der den Abfall ihrer Sauerstoffsättigung meldete. Ich blickte auf, um die türkisblaue Nummer zu checken, und fragte mich gerade, wo die Schwester war, als ich merkte, dass das Einzige, was über mir flackerte, die fluoreszierende Beleuchtung an der Supermarktdecke war. Der Alarm verstummte. Sekunden später ertönte er erneut. Diesmal ignorierte ich ihn, bis ich nur noch die Räder meines Einkaufswagens übers Linoleum knirschen hörte.

Ich hastete weiter und versuchte, nicht ans Krankenhaus zu denken. Doch als ich zur Abteilung für Backzutaten kam, griff ich mechanisch nach einer kleinen Zuckertüte. Ich nahm sie in die Hand, wog sie auf der Handfläche und spürte ihre Leichtigkeit. Ein Pfund – das war nichts. Ein Pfund war im Nu verschüttet. Die anderen Kunden manövrierten ihre Wagen um mich herum und taten, als hätten sie den komischen Kerl, der über eine Zuckertüte heulte, nicht gesehen.

Kelley

Das Baby war der Staffelstab, der alle zwölf Stunden von einer Schwester zur nächsten weitergereicht wurde. Der Morgenarzt war nicht derselbe wie der am Abend. Der Wochentag-Doktor hatte am Wochenende frei. Der leitende Arzt wechselte alle drei Wochen. Der Neonatologe fragte nach dem Nephrologen sprich Nierenfacharzt, der wiederum einen Assistenten schickte. Sie blieben für mich verschwommen. Ihre Namen spielten keine Rolle. Tom war ständig mit seinen Notizbüchern und Tabellen zugange. Er schien sich auf alles zu konzentrieren, nur nicht aufs Baby.

Immer wieder erzählte man uns, dass es hier auf die Eltern ankomme. Schließlich musste irgendwer die Dinge im Auge behalten. Das computerisierte Aufzeichnungssystem konnte menschliche Konzentration und Intuition nicht ersetzen. Wir sollten Wache halten, aufpassen. Aber auf was?

Das Beatmungsgerät atmete ein und aus. Der Alarm erklang und verstummte. Das Baby zuckte, guckte mürrisch drein und schlief die meiste Zeit.

Darüber hinaus hatte man uns geraten, uns eine besonders tolle Schwester auszusuchen und sie zu bitten, ob sie nicht die Hauptbetreuerin unserer Tochter werden wolle. War sie einverstanden, würde sie sich, wann immer sie Dienst hatte, um unser Baby kümmern. Das würde Beständigkeit in die fragmentierten Arbeitsabläufe bringen. Und sie würde stets ein offenes Ohr für uns haben und quasi unsere Dolmetscherin sein.

Wie sollten wir aber eine solche Person ausfindig machen? Es gab Hunderte von Krankenschwestern. Tagschicht und Nachtschicht. Tom begann herumzufragen. Die Schwestern zögerten, Kolleginnen besonders hervorzuheben, doch zumindest aus dem, was ungesagt blieb, ließen sich kleine Hinweise entnehmen. Manche Schwestern konnten besser mit den Eltern als mit den Babys, verriet man uns. Wir brauchten jemanden, der beides konnte.

Eine Vertreterin der Pflegekräfte flüsterte Tom zu, dass Tracy Hullett die Beste in der Abteilung sei.

Wir wussten, wer Tracy war, weil sie sich schon ein-, zweimal um Peanut gekümmert hatte. Wir begannen sie bei der Arbeit zu beobachten.

Tracy bewegte sich ruhig und im Hintergrund und war nicht auf Anhieb zu durchschauen. Sie besaß ein maliziöses Lächeln und eine Stimme, die auch dann, wenn sämtliche Alarme losschrillten, ruhig blieb. Sie arbeitete schon eine Ewigkeit im All Children's und erinnerte sich an alles, was auf dem fünften Stock je schief- oder auch gutgegangen war. Sie war niemandes Chefin, aber sie war eine von denen, die die Abteilung zusammenhielten. Ein gewisses Ego war ihr wohl nicht abzusprechen, doch soweit wir das sahen, hatte sie es unter Kontrolle. Sie behandelte alle in der Abteilung mit Respekt, einschließlich der hinreißenden Jamaikanerin, die jeden Morgen in aller Frühe den Boden aufwischte.

»Hi, Mary«, meinte Tracy stets, während sie Schulter tätschelnd an ihr vorbeiglitt, um sich einem weiteren Patienten zu widmen. »Wie geht's dir denn?«

Einige der anderen Schwestern trugen OP-Kittel mit Teddybären und Diddelmäusen darauf. Die von Tracy waren mit Katzen aus dem Weltraum und Affen in Hundestellung verziert. Sie kultivierte eine Schwäche für Zebrastreifen und trug sie auch auf ihren Clogs. Sie war pedantisch, besaß aber dennoch Improvisationstalent. Sie tackerte ihre Hosensäume mit Wundklammern fest. Sie war spitz, süffisant und unterhielt uns mit Katastrophen-Storys aus ihrem Liebesleben, einschließlich jener, wo sie mal einen Typen abserviert habe, weil er blöd genug gewesen sei, ihr mit Nelkensträußen den Hof zu machen. Ich nickte mitfühlend, während Tom im Namen aller Männer dieser Welt den Kopf schüttelte.

Tracy selbst hatte keine Kinder und wollte auch keine. Sie scherzte, dass sie nur winzige Babys möge.

»Sobald sie zahnen, verlier ich das Interesse an ihnen.«

Dagegen hatten wir nichts. Wir wollten, dass sie unserem Baby das Leben rettete, nicht, dass sie ihm Wasserskifahren beibrachte. Tracy hatte sechs gerettete Katzen zu Hause – sprich eine Schwäche für verletzte Wesen, genau wie ich. Sie bewegte sich so verstohlen und geräuschlos, dass sie uns schließlich selbst an eine Katze erinnerte. Sie besaß die Gabe, sich unsichtbar zu machen, und konnte verschwinden, ohne dass es irgendwer mitbekam, um dann genau in dem Moment wiederaufzutauchen, wo sie gebraucht wurde. Alles an ihr zeugte von unbedingter Tüchtigkeit. Kaum hatte ich ihr zwei Tage lang bei der Arbeit zugesehen, wusste ich, dass sie eine Meisterin des Details war. Die Windel unserer Tochter war so groß wie ein Kaugummistreifen, und dennoch hatte Tracy sie im Nu gewechselt, ohne auch nur ein einziges Mal an einem der Drähte zu zerren. Wenn sie die Verbände wechselte, die die Schläuche an Ort und Stelle hielten, berührte sie mit dem Finger die Klebseite des Pflasters und löste den Kleber, damit er ihr nicht die Haut zerriss.

Einige der Schwestern sprachen nicht viel mit ihren Patienten, andere gurrten in Babysprache auf sie ein. Tracy redete mit Peanut, als sei sie ein kleines Mädchen, das alles, was um sie herum vorging, verstand. Wenn das Baby nach ihr trat oder strampelte, wusste sie, wie sie es beruhigen konnte.

»Jetzt hör mir mal zu, junge Dame«, meinte Tracy dann. »Ich schlag mich schon seit eh und je mit Frühchen herum, und ich hab keine Angst vor dir.«

Und dann schlüpfte sie in die Rolle unseres Babys und piepste: »Aber Tracy, ich dachte, wir wären Freunde.«

Tracy ließ sich von niemandem einschüchtern. Eines Morgens, als ein Arzt eine ganze Serie von Bluttests anordnete, sahen wir, wie sie gelassen nach einem Telefonhörer griff und ihn daran erinnerte, dass unsere Tochter nur knapp dreißig Milliliter Blut in ihrem ganzen Körper hatte.

»Dieses Baby kann gar nicht so viel Blut geben«, sagte Tracy. »Sie werden sich entscheiden müssen, welche Tests Ihnen am wichtigsten sind.«

Sie besaß das solide, nüchterne Zartgefühl der »Hoosier«, sprich der Bewohner Indianas, was Tom sofort für sie einnahm. Wir hatten Bammel, wenn wir das Baby berühren wollten, so dass sie uns zeigte, wie man das machte, ohne gleich Alarm auszulösen. Die Haut der Kleinen war so neu, die Nerven lagen so knapp unter der Oberfläche, dass Streicheln ihr zu schaffen machte. Sie mochte festen, stetigen Druck, der ihr ein Gefühl der Sicherheit gab, wie sie es aus dem Mutterleib kannte. Wir hielten eine Hand um ihren Kopf, die andere um ihre Füße. Wir spürten die riesigen weichen Stellen, die in ihrem noch nicht zusammengewachsenen Schädel pochten.

Jedes Mal, wenn Tracy sie schlafen legte, drehte sie sie um, damit der weiche Babykopf nicht auf einer Seite abflachte. Was bei Frühchen eine verbreitete Erscheinung war, die die Schwestern als »Toasterkopf« bezeichneten. Sobald ich das von den Toasterköpfen gehört hatte, entdeckte ich sie überall um mich herum. Im Lift. Im Lebensmittelladen. Frühchen, dachte ich dann und war stolz auf meine neuen diagnostischen Fähigkeiten. Ich wollte, dass meine Kleine brillant wurde und einen hübschen runden Kopf bekam wie Charlie Brown, doch vor allem wollte ich, dass sie lebte. Und falls sie letztlich einen Kopf wie ein Küchengerät haben sollte: Kinder sehen ja so toll aus in Mützchen.

Jeden einzelnen dieser wirren, schweifenden Gedanken teilte ich Tracy mit, und sie schien mich nicht dafür zu verurteilen. Wir ergänzten einander hervorragend.

Ich war zu nervös, um sie selbst zu fragen. Ich besitze so viel soziale Kompetenz wie ein Baumstumpf, so dass ich Tom dazu überredete. Eines frühen Morgens, als sie sich gerade vom Brutkasten eines anderen Babys abwandte, fing er sie ab. Sie sah ihn näherkommen. Ich beobachtete, wie die beiden wie angewurzelt in der Mitte des Raums stehen blieben. Ich sah, wie er nach Worten suchte. Tracy schaute zur Seite, murmelte etwas und eilte dann davon.

»Sie meint, sie wisse nicht, ob sie Zeit dafür habe«, berichtete Tom, als er zurückkam. Sie habe zu viele andere Aufgaben auf dem Stockwerk. Die Stationsschwestern bräuchten sie im PICC-Team und auch in dem, das sich um durch intravenöse Infusionen verursachte Wunden kümmerte.

Ich schaute ihn an, wollte mehr wissen.

»Sie will sich's noch überlegen.«

Tom

Damals fiel es uns leicht, uns etwas vorzumachen. Wir betäubten uns mit den Ritualen junger Elternschaft. Wir gingen zu Target, schlenderten durch die Babyabteilung, schwelgten im einschläfernden Dunst gelber, blauer und rosafarbener Pastelltöne. Wir waren so gierig nach einem »Schuss« Normalität, dass wir nicht widerstehen konnten und ein paar Sachen in unseren Wagen warfen. Ein Buch mit Babynamen, um die Auswahl einzugrenzen; besonders weiche Decken mit geometrischen Mustern, die uns das Gefühl gaben, als würden wir ihr Kinderzimmer zu Hause einrichten, statt die sargförmige Plastikkiste aufzumöbeln. Eine kleine Stoff-Giraffe, die Regengeräusche von sich gab, die Peanut in den Schlaf wiegen und das mechanische Zischen des Beatmungsgeräts und das Heulen der Maschinen übertönen sollte.

Mit jedem Tag wuchs mein heimlicher Glaube an ihre

Unzerstörbarkeit. Bei den Morgenrunden, wenn das Ärzteteam sich versammelte und seine täglichen Beurteilungen abgab, sog ich jedes Wort in mich auf. Ich liebte das wogende Gepränge daran, die Art, wie die Neonatologin die Prozession anführte, indem sie ihren großen Computer nach vorn schob, den sie sich auf einem fahrbaren Abstelltisch herangezogen hatte, so dass sie ihn schieben und drehen konnte und dabei die ganze Zeit stehen blieb, während ihre Finger über die Tastatur tanzten und die letzten Röntgen- und Ultraschallaufnahmen, Updates der Blutgase unseres Babys, des weißen Blutbildes und der Lipide aufriefen ebenso wie die Mitteilungen aus der Kardiologie, Nephrologie und Neurologie. Ich fand Trost in all diesen »Ologien«, aufgrund derer ich auf ein ausgedehntes Netzwerk schließen konnte, das sich irgendwo unter mir in den tieferen Etagen des Krankenhauses verbarg. Ich stellte mir eine Armee von Ärzten vor, die über Elektronenmikroskope und schwirrende Zentrifugen gebeugt in schalldichten Laboratorien schuftete, und rechnete mir ihre Jahrhunderte an kollektivem Fachwissen aus.

Ich liebte, wie das Team seine Visite allmorgendlich mit den gleichen zeremoniellen Worten eröffnete. »Weiblicher Säugling French, Lebenstag vier« – oder fünf oder sechs. Ich ergötzte mich an dem nüchternen, ausdruckslosen Ton, in dem das Team seine Beurteilungen abgab, das Nicken und Sichberaten, das Räuspern, die Empfehlungen und Einwände, die vorsichtigen Einschätzungen von Risiken und Chancen, die mit jeder Option einhergingen, so als ob wir im Pentagon zusammengekommen wären. Damals verstand ich ihren Jargon noch nicht, die Fülle der Abkürzungen und Anspielungen. Die Unverständlichkeit ihrer Sprache schien ihnen höhere Macht zu verleihen. Ich spürte es angesichts der synkopierten Rhythmen ihrer NAK- und TPE- und RBC-Transfusionen, der kräftigenden Aura ihrer Vitamin-A-Protokolle, ihrer Studien über Blutgerinnung, der endlosen Milliliter lebensspendenden Ampicillins und Gentamicins, Fentanyls und Zosyns, der verführerischen Mysterien ihrer Atemzugvolumen, Gerinnungsstudien und Koagulopathie. Je unverständlicher ihre Verlautbarungen, umso mehr glaubte ich, dass diese Leute unsere Rettung seien.

Die kleinsten Einzelheiten in der Klinik erfüllten mich mit geradezu absurdem Staunen. Sobald die Aufzugtüren sich durch die Tonbandstimmen der Kinder belebten, lächelte ich, da ich wusste, dass diese Kinder einmal Patienten gewesen waren. Und jetzt klangen sie so stark und glücklich! Ein Flügel stand in der Eingangshalle, und manchmal sah ich einen der Ärzte, einen Chirurgen, der auf plastische Operationen bei Kindern spezialisiert war, wie er sich über die Tasten beugte und die Besucher mit erhebenden Melodien ergötzte. Dieser Chirurg war sowohl wegen seiner Güte als auch für seine Kompetenz legendär, und als ich ihn spielen hörte, katapultierte mich das im Geiste nach vorn zu dem Tag, an dem unsere Tochter längst aus der Klinik entlassen sein würde und wir auf dem Weg nach draußen stehen blieben, damit sie sich neben ihn auf die Klavierbank setzen konnte. Er würde etwas Nettes für sie spielen, das sie zum Kichern brachte, und sie würde versuchen, den Tasten mit ihren winzigen Fingern einen Ton zu entlocken.

Kelley und ich fanden Trost im Strom der Freunde und Verwandten, die in die Klinik kamen, um unsere Tochter kennenzulernen. Der an Bronchitis erkrankte Sam hatte seinen Flug stornieren müssen. Er war untröstlich, doch er wusste, dass er eine Ansteckung des Babys unmöglich riskieren konnte. Nat war am späten Donnerstagabend eingetroffen. Ein Foto des Babys inmitten all seiner Drähte und Schläuche hatte er schon gesehen. Doch erst als er mich im Flughafengebäude sah, wo ich mit vor Erschöpfung gezeichnetem Gesicht auf ihn wartete, begriff er, wie ernst die Lage war. Später erzählte er mir, es sei das erste Mal überhaupt gewesen, dass ich unsicher auf ihn gewirkt habe.

Am nächsten Morgen hatte Nat auf der Frühchenstation in den Inkubator gefasst und die Hand über dem Körper seiner Schwester geöffnet. Auf der Seite liegend und zusammengerollt war sie genauso groß wie seine Hand.

Einige Tage später traf meine Schwester Brooke bei uns ein. Wir wollten möglichst früh beim Krankenhaus ankommen, damit wir zu Beginn der Tagschicht schon dort wären. Kelley war nicht gut beieinander und wollte nicht aufstehen. Es war ihr erster Morgen nach der Entlassung, und sie konnte die Stille nicht ertragen. Allein die Vorstellung, noch einmal an der Station mit den gesunden Babys vorbeizumüssen, war ihr zu viel. Sie wusste, dass wir uns sputen mussten, hasste es aber, allein im leeren Haus zu bleiben. Ich versuchte, mit ihr zu reden, doch sie drehte mir den Rücken zu.

»Ich komm schon klar«, sagte sie. »Geht nur.«

Auf der Fahrt zum Krankenhaus erzählte ich Brooke, wie wunderbar das Baby sei und wie gut es ihm gehe.

»Nicht viele Eltern kriegen ihr Kind so rasch zu Gesicht«, sagte ich. »Sie haben gar keine Chance zu erfahren, wie ihr Baby zu diesem Zeitpunkt aussieht. Wir allerdings schon. Wir können Händchen mit ihr halten und mit ihr reden und zuschauen, wie sie sich direkt vor unseren Augen entwickelt.«

Falls Brooke es seltsam fand, ihren Bruder derart schwärmen zu hören, ließ sie sich nichts davon anmerken.

Oben im fünften Stock führte ich sie zu Brutkasten 692. Ich war schon fast süchtig danach, in den Mienen ihrer Besucher zu forschen, wenn sie sie das erste Mal erblickten. Als Erstes war da die Ohrfeige des Schocks, dann Verständnis, das sich allmählich zu Zustimmung vertiefte. Nach wenigen Minuten, sobald sie sahen, dass das Baby atmete, sich bewegte und nicht demnächst vor ihnen aus dem Leben scheiden würde, entspannten sie sich. Langsam röteten sich ihre Gesichter, denn sie begriffen, dass sie etwas sahen, das sie nie zuvor gesehen hatten, etwas, das sowohl beängstigend als auch bewunderungswürdig, ja zweifellos heilig war.

Brooke blieb ganz ruhig, doch ihre Augen schimmerten. Dann verlor sie die Fassung, strahlte, heulte und stellte ein Dutzend Fragen.

Die diensthabende Schwester an diesem Tag war Jackie, eine ältere Frau, die mich an eine fesche Großmutter erinnerte. Auf den Kopf des Babys hatte sie ein Häkelmützchen gesetzt. Unter ihm eine Decke im gleichen Pastellmuster ausgebreitet. Und über den Brutkasten war eine gehäkelte Decke drapiert. Bei meiner Tochter müsse einfach alles zusammenpassen, meinte sie.

»Ich bin ja vielleicht keine Lady«, erklärte Jackie augenzwinkernd. »Aber sie schon.«

Brooke und ich mochten sie und waren erleichtert, als sie uns versicherte, dass das Baby erneut einen guten Tag habe. Ich beschäftigte mich, indem ich die Brutkästen ringsum studierte. Einfach zu den Inkubatoren hingehen und uns die Babys darin ansehen durften wir nicht. Kelley hatte es einmal probiert und war von einer Schwester aufgehalten worden, die ihr die Richtlinien zum Schutz der Privatsphäre zitierte. Und obwohl es keine Vorschriften gab, die es uns verboten, mit anderen Eltern zu sprechen, war schon allein die Vorstellung peinlich. Alle steckten so tief in ihrem eigenen Kummer, dass sie quasi unerreichbar erschienen. Es war wie bei einer Fahrt in einer brechend vollen New Yorker U-Bahn. Wir hockten buchstäblich aufeinander, doch jeder blieb in seiner eigenen Welt allein.

Während wir dasaßen, merkten Brooke und ich, dass mit dem Baby in 695, dem Inkubator gegenüber von unserem, etwas vor sich ging. Einen Moment lang blieb alles ruhig, dann eilte plötzlich eine Schwester herbei und öffnete den Deckel des Brutkastens, dann wurde einer der Neonatologen dazugerufen, und schließlich wurden weitere Schwestern angefordert. Keine von ihnen lächelte.

Ich erinnere mich nicht, dass jemand uns gesagt hätte, wir müssten gehen, doch die Dringlichkeit rund um 695 machte klar, dass das Team sich konzentrieren musste – und keine Zuschauer gebrauchen konnte.

Als wir mit Kelley zum Lunch gingen, wirkte sie verloren und entrückt und stocherte in ihrem Essen herum. Ich versuchte, sie aus der Reserve zu locken, indem ich ihre Hand hielt und ihr ein Küsschen gab. Worauf sie sich einen Moment lang sammelte, um dann erneut abzudriften.

An diesem Nachmittag kam auch Jennifer ins Krankenhaus, um sich das Baby anzusehen, und gemeinsam richteten wir unsere gesammelte Aufmerksamkeit auf die Namenswahl. Langsam konnten wir es nicht mehr aufschieben. Das an ihren Brutkasten geklebte Kärtchen bezeichnete sie nach wie vor nur als »French, Baby Girl« – so als ob ein Storch sie von Marseille mal kurz rübergeflogen hätte. Als ob sie 'ne kleine Baskenmütze aufgehabt hätte.

Allmählich senkte sich dann die Waagschale zugunsten von Juniper. Unser einziger Vorbehalt war: Es sollte nicht der Eindruck entstehen, sie sei ein Blumenkind und in einer Kommune groß geworden. Meine Schwester, eine Grundschullehrerin, hatte schon genug bescheuerte Kindernamen erlebt: Thalo, Blaze, Dante, Riles, 2dayy. Sie versicherte uns, dass unsere Wahl vielleicht etwas grenzwertig sei, aber doch noch auf der seriösen Seite der Grenze lag.

»Ich kenne drei Junipers«, erklärte Jennifer. »Die zwar alle zu meinen schmuddeligen Hippie-Freunden gehören, aber trotzdem.«

»Juniper also«, meinte Kelley. Ihr gefiel, dass Juniper und Jennifer aus derselben Wurzel stammten und dass sie in diesem Donovan-Lied als Reiterinnen der Apfelschimmel-Stute miteinander verbunden waren. Eine kleine unmerkliche Anspielung auf ihre Herkunft.

»Ju-ni-per«, sagte ich, den Klang erkundend. »Junebug. Junie-june.«

Ich konnte schon förmlich hören, wie der Name der Sechsjährigen spielerisch von der Zunge hüpfen würde, wenn sie sich, am Klettergerüst des Spielplatzes hängend, einem anderen Kind vorstellte. Ich sah, wie er das Gesicht des zwölfjährigen Jungen kräuselte, nachdem er endlich den Mut gefunden hatte, sie unter den Diskokugel-Lampen der Rollschuhbahn anzusprechen. Armes Kerlchen. Er würde so verwirrt sein, dass er auf den Hintern fiel und zugucken musste, wie sie ohne einen einzigen Blick zurück davonglitt. Die Zeit raste, und ich spürte das alttestamentarische Gewicht des Namens, als sie in ihrer fließenden schwarzen Robe in den Gerichtssaal stürmte.

»Alle aufstehen!«, würde der Gerichtsdiener donnern. »Das Bezirksgericht ist versammelt. Den Vorsitz führt die Ehrenwerte Juniper A. French.«

Wir feierten mit einem schnellen Gelato in einer Eisdiele im Stadtzentrum. Die Sonne verschwand in weichen Orange- und Purpur-Explosionen über dem Golf, eine Brise spielte in den Blättern des riesigen Banyanbaums auf der anderen Straßenseite. Kinder kletterten in seinen Wurzeln herum und griffen nach oben, um mit den Fingerspitzen durch Ranken von Louisianamoos zu fahren.

Kelley war immer noch still, doch Brooke und ich lachten, johlten und schwankten über den Gehsteig, hatten uns die Arme über die Schultern gelegt und sangen Siebziger-Hits wie besoffene Idioten. Hätten die Krankenschwestern mich so gehört, sie hätten mich am Arm gepackt und angefleht, doch damit aufzuhören.

Zurück auf der Frühchenstation, lächelte Kelley, als die Schwester Junipers Namen auf die Patientenkarte schrieb.

Brooke und ich konnten es uns nicht verkneifen, einen Blick auf 695 zu werfen. Der Inkubator war leer, ebenso wie 696, der noch Stunden zuvor von einem sich windenden Baby belegt gewesen war. Beide Monitore waren ausgeschaltet, das Bettzeug hinter den Plastikscheiben zusammengerollt.

»Was ist denn mit 695 und 696 passiert?«, fragte ich eine der Schwestern und versuchte beiläufig zu klingen. »Wohin hat man sie gebracht?«

Sie berichtete mir, dass sich die Patientin von 696 so gut gemacht habe, dass sie sie auf eine andere Station verlegt hätten. Über 695 schwieg sie sich aus und entfernte sich eilig.

Kelley schloss die Augen. Ich erstarrte. In diesem Moment begann ich zu begreifen, dass »Fünf Süd« in einer Wolke absoluter Willkür dahintrieb. Das Baby von 695 hatte nichts falsch gemacht. Vielleicht machte es dem Tod einfach Spaß, mit uns zu spielen. Vielleicht lächelte er ja auch Juniper schon zu und machte sich bereit, ihr auf die Schulter zu tippen.

Kelley jammerte leise.

»O Gott, o Gott, o Gott, o ...«

Kelley

Tag und Nacht hing ich an der Milchpumpe, einem massiven, für Kliniken ausgelegten Industriemodell, das ebenso gut die Mauer eines unterirdischen Verlieses hätte sein können. Ich stöpselte sie neben dem Bett ein und füllte ein Regal voller kleiner Plastikfläschchen mit gelben Verschlusskappen, Extraschläuchen und den komischen Plastiktrichtern, die ich an meine Brust halten sollte. Mein Körper funktionierte immer noch nicht richtig, so dass das, was eigentlich nur fünfzehn Minuten hätte dauern sollen, Stunden in Anspruch nahm. Am Schluss hatte ich dann vielleicht ein paar Tropfen beisammen. Die Pumpe stöhnte und ächzte wie ein altes Weib: ein altes Weib, das mit seinen Hängebrüsten wahrscheinlich schon ein Dutzend dicker Babys gestillt hatte – und in meinem Kopf hörte ich, wie es mich verhöhnte.

Du bist jämmerlich.

Du bist jämmerlich.

Du bist wirklich jämmerlich!

Es klingt sicher allzu vereinfachend, wenn ich sage, dass ich mich wie eine Milchkuh fühlte. Kühe produzieren Milch. Ich aber hatte versagt. Ich hatte versagt bei der Empfängnis, ich hatte mein Kind nicht vollständig ausgetragen, und nun versagte ich auch bei der Ernährung meiner kaum ausgereiften Tochter. Wäre ich ein Nutztier gewesen, hätte man mich aussortiert.

Niemand musste mich daran erinnern, dass das hier wichtig war. Muttermilch tötete alles, von Kolibakterien bis Cholera. Sie strotzte vor Antikörpern. Wenn ich einen Kranken nur ansähe, versicherten mir die Stillberater, würden meine Brüste augenblicklich einen Schutztrank entwickeln.

Du bist jämmerlich.
Du bist so jämmerlich!

Im Krankenhaus konnte ich nicht abpumpen, obwohl sie jede dazu nötige Vorrichtung boten und sogar ein Belohnungssystem. Man musste nur eine beliebige Menge an Milch, egal wie wenig, am Milchdepot abliefern und erhielt dafür einen Coupon der Krankenhaus-Cafeteria über so viel Pudding und Grillhähnchen, wie man tragen konnte.

Abpumpen im Krankenhaus bedeutete allerdings, diese Stunden in einem winzigen fensterlosen Raum zu verbringen mit einem Poster von einem faltigen, haarigen Frühchen an der Wand. In diesem Raum war ich meinem Baby nah genug, um das Gewicht meines Versagens umso drückender zu spüren. Und da ich nach wie vor das Gefühl hatte, als könnte jede Stunde ihre letzte sein, war jede Stunde in diesem Zimmer eine verlorene. Neben ihrem Bett abzupumpen war vielleicht eine Option, aber eine absurde, da sie den Raum mit anderen Babys und Familien teilte und auch wegen der ständigen Störungen durch Ärzte, Schwestern, Beatmungsspezialisten, Phlebologen, Pfleger, Sozialarbeiter.

Am nächsten Tag blieb ich zu Hause im Bett, an die Pumpe gefesselt, und versuchte, meinen Körper dazu zu bringen, endlich zu funktionieren. Ich fühlte mich unbehaglich auf eine Weise, die ich nicht erklären konnte, fast panisch. Als Tom aufwachte, bat ich ihn, auf der Frühchenstation anzurufen, weil ich Angst hatte, es selbst zu tun.

Er gab Schwester Jackie, die an diesem Tag Dienst hatte, unseren supergeheimen Patienten-Zugangscode durch – 5149. Jackie meinte ganz fröhlich, Juniper gehe es gut. Sie habe ein rosa Mützchen auf und liege auf ihrer rosa Decke. Doch das Gefühl wollte nicht weichen. Am Nachmittag bat ich Tom, ein zweites Mal anzurufen. Es ging ihr immer noch gut. Vielleicht lag es ja nur an mir, aber ich ließ mich nicht überzeugen.

Am Abend, als ich die zum überwiegenden Teil leeren Milchflaschen zusammengepackt hatte, um sie auf die Station zu bringen, trat um sechs eine junge Schwester namens Whitney Hoertz ihre Schicht an. Später erzählte sie uns, sie habe sich die Monitore und das Krankenblatt angesehen. Alles gut. Dann die Resultate der Röntgenaufnahme der Brust vom Nachmittag. Auch gut. Dann habe sie sich das Baby angeschaut.

Junipers Bauch wirkte vielleicht ein wenig dunkel, doch das war bei dem Licht nur schwer zu sagen. Whitney nahm ein Maßband, schob es unter ihr durch und legte es ihr um den Bauch. Der Umfang betrug achtzehn Zentimeter – er hatte also seit dem Morgen um eineinhalb Zentimeter zugenommen. Das war nicht gut. In der Krankenpflegeschule hatte Whitney von einer furchterregenden Krankheit gehört, die nekrotisierende Enterokolitis hieß und viele der winzigsten Babys umbrachte. Whitney hatte sie selbst zwar noch nie erlebt, wusste aber, dass ein geschwollener Bauch eines der ersten Anzeichen war. Sie rief einen Arzt, der eine Röntgenaufnahme verlangte.

Als wir den Anruf erhielten, waren wir gerade am Krankenhaus eingetroffen. Whitneys Ahnung hatte sich bestätigt. Junipers Darm war gerissen. Die Ärzte bezeichneten es als »Perf«, wie in Perforation, was klingt, als ließe es sich reparieren, als könne man es flicken wie einen Fahrradreifen. Luft und Stuhl traten aus und sammelten sich in ihrer Bauchhöhle und überschwemmten sie mit Bakterien. Das war genau *die* Katastrophe, gegen die ich sie durch das Abpumpen der verflixten Milch hatte »schutzimpfen« wollen. Muttermilch war das beste Abwehrmittel dagegen, daran ließen die Studien keinen Zweifel, doch meine Milchknappheit hatte zur Folge gehabt, dass sie daneben auch Milchersatznahrung bekam. Wieder hatte ich versagt.

»Wie schnell können Sie denn hier sein?«, fragte der Arzt.

»Wir parken gerade«, sagte ich. »In fünf Minuten.«

Wir eilten durch den Haupteingang des Krankenhauses und hinauf in den fünften Stock, um vor ihrem Bett eine veritable Versammlung vorzufinden. Der Inkubator war geöffnet, und da lag sie, gebläht und still. Ihr Zustand hatte sich noch nicht so weit verschlechtert, dass die Monitore es registriert hätten. Whitneys Ahnung war die einzige Warnung gewesen.

Wir hatten sie noch nie so klar, so nah gesehen wie jetzt, wo die Plastikhaube weg war. Sie hatte das Gesicht zur Seite gedreht, und ich sah, dass ihr Kopf noch immer so weich war, dass er jedes Mal, wenn sie gedreht wurde, eine neue Form annahm. Auf den Seiten war er etwas abgeflacht. Ihr Haar war so dunkel, dass es feucht wirkte. Beide hielten wir ihre Hände einen Moment lang mit unseren Fingerspitzen.

Jemand drängte uns, eine Einverständniserklärung zu

unterschreiben. Ich unterschrieb sie, ohne zu lesen. Dann wurden wir hinausgeführt.

Die Chirurgen führten, ähnlich einem weichen Trinkhalm, einen Drain in ihre Bauchhöhle ein, um abzuleiten. Wir konnten nichts weiter tun, als abzuwarten, ob sie gesundete oder ob die Infektion sie umbrachte bzw. ihren Darm absterben ließ. Es sei gut gewesen, dass sie Muttermilch bekommen habe, meinten sie. Vielleicht half sie ihr ja.

Wir rangen um die richtigen Worte, die wir der achtundzwanzigjährigen Schwester sagen konnten, die gesehen hatte, was den Monitoren entgangen war.

»Whitney«, stotterte Tom. »Whitney ...«

»Ja«, sagte sie. »Ich weiß auch nicht, was passiert wäre.«

Wir wollten die Nacht bei Juniper verbringen, so dass wir, während die Ärzte arbeiteten, nach Hause rasten, um Muppet rauszulassen. Tom stand eine Weile vor den Bücherregalen in seinem Arbeitszimmer und kam dann mit dem ersten – gebundenen – Band der Harry-Potter-Reihe in der Hand wieder heraus.

»Meinst du wirklich, dass das schon was für sie ist?«, fragte ich ihn behutsam. »Wie wär's mit was Leichterem? Du weißt schon, wie ›Gute Nacht, Mond‹ oder so?«

Ich wusste, dass Tom die Welt über Geschichten wahrnahm. Aber ich wusste nicht, warum er sich für »Harry Potter« entschieden hatte. Sie würde kein Wort davon verstehen. Ich wusste nur, dass seine Wahl Teil der Geschichte war, die er über sich selbst schrieb, der Story über den Vater, der er in diesem Moment für sie war.

Inzwischen war es Mitternacht. Als wir von der Interstate abfuhren, konnten wir schon die Lichter des Krankenhauses sehen. Wie immer wanderten unsere Augen hinauf zum fünften Stock.

»Ich will einfach nicht, dass sie allein ist«, sagte Tom. »Ich will ihr zeigen, dass sie nicht allein ist.«

Als wir bei ihr waren, zog Tom einen Hocker neben den Brutkasten, schlug das Buch auf und begann zu lesen.

»Erstes Kapitel«, begann er. »Ein Junge überlebt.«

Es war ein Glaubensakt, nehme ich an, sich für den ersten Band einer Reihe zu entscheiden, die sich insgesamt über mehr als viertausend Seiten erstreckte. Ich wusste, dass er ihr das ganze Ding vorlesen wollte, alle sieben Bücher, und wenn er sieben Jahre dafür brauchte. Ich hoffte, dass er die Chance haben würde, sie ihr eines Tages, wenn sie sie wirklich verstehen konnte, erneut vorzulesen. Aber ich wusste auch, dass es womöglich seine einzige Gelegenheit war.

Wir beobachteten die Zahlen, die über den Bildschirm flimmerten. Die grüne Zahl bezeichnete die Herzfrequenz. Die weiße Zahl die Atmung. Die blaue die Sauerstoffsättigung ihres Blutes. Diese Zahlen waren faszinierend. Ohne Anflug von Müdigkeit starrte ich auf sie, während es auf dem Stockwerk ruhig und vor den Fenstern immer dunkler wurde.

Whitney brachte mir eine Decke. Ich rollte mich für die Nacht auf einem Sessel zusammen und lauschte Tom, der las, mit den Tränen kämpfte und weiterlas. Das Buch erzählt die Geschichte eines Babys, das einen Angriff vom Inbegriff des Bösen auf der Welt überlebt. Der Kleine entgeht dem Tod, weil seine Mutter neben seinem Bettchen stand und ihn unter Einsatz ihres Lebens beschützte.

An den Brutkasten gelehnt, döste Tom schließlich ein, und sein Kopf ruhte auf dem Buch wie auf einem Kissen. Als ich am nächsten Morgen aufwachte, merkte ich, dass er auf einen Sessel neben mir umgezogen war. Wenn man von seinem Schnarchen absah, war es unglaublich ruhig auf der Station, was mir seltsam erschien. Das Leben eines Babys konnte von wenigen Minuten oder Stunden abhängen. Und zu einer Krise konnte es zu jeder Tages- oder Nachtzeit kommen. Warum sollten weniger Ärzte bereitstehen, nur weil es fünf Uhr morgens war? Erleichtert sah ich, wie es draußen vor den Fenstern heller wurde, als hebe sich langsam ein Vorhang. Bald würden weitere Ärzte eintreffen, Chirurgen und Spezialisten und jemand, dachte ich mir, der ein paar gottverdammte Antworten für mich hätte. Und ich stellte sie mir vor, wie sie in ihren weißen Kitteln auf Kavallerie-Pferden saßen.

Gegen sechs schob ein Pfleger ein fahrbares Ultraschallgerät neben Junipers Inkubator. Er fuhr den Deckel hoch und umfasste mit einer Hand ihren Kopf. Mit der anderen legte er den Ultraschallstab an ihre breite, pulsierende Fontanelle. Das Herz schlug mir bis zum Hals, und ich stieß Tom an, um ihn zu wecken.

Dies war der Test, der uns verraten sollte, ob sie Hirnblutungen erlitten hatte. Ich war wegen ihres Bauchs zu bestürzt gewesen und hatte völlig vergessen, dass der Test für diesen Tag, ihren sechsten Lebenstag, angesetzt war. Falls er massive Blutungen ergab, konnte die Prognose auf schwere und bleibende Behinderungen lauten. Und das, verbunden mit der lebensbedrohlichen Ruptur in ihrem Bauch und allem anderen, würde wohl bedeuten, dass wir sie von den lebenserhaltenden Geräten nehmen würden, denn wie viele Schläge und Beeinträchtigungen konnte ein Halbkilo-Baby verkraften?

Die meisten der kleinsten Babys auf der Frühchenstation sterben nicht von allein. Es sind Säuglinge, die ohne ein Eingreifen von außen gestorben wären. So dass sie nun aufgrund einer Entscheidung sterben. Wenn das Leiden zu groß und die Prognose zu düster wird, werden sie mit Zustimmung ihrer Eltern und Ärzte von den lebenserhaltenden Maschinen genommen.

Dieser Test, den ich völlig vergessen hatte, würde ganz wesentlich darüber bestimmen, ob man Juniper weiterkämpfen ließ.

Ich versuchte, dem Bild auf dem Monitor irgendeine Bedeutung zu entnehmen. Ich sah die graue Masse ihres Gehirns und darin zwei schwarze Tümpel. Nach all den Ultraschalls während meiner Schwangerschaft wusste ich, dass Schwarz Flüssigkeit bedeutete. Sie sahen aus wie Öllachen.

Blut? Der Ultraschall-Mann, das wusste ich, würde uns nichts verraten.

Ich flüsterte Tom zu: »Ist Flüssigkeit schwarz?«

»Ich weiß nicht, Schatz«, meinte er, während er das Gerät, den Pfleger, den Monitor auf sich wirken ließ. »Lass uns keine voreiligen Schlüsse ziehen.«

Ich sah, wie der Pfleger ein paar Aufnahmen machte, dann schob er seinen Wagen davon.

In den nächsten Stunden beschäftigte sich Tom mit seinem iPad, las die *Huffington Post* und die *New York Times*, und in mir köchelte langsam der Frust. Wie konnte man sich derart zum Sklaven der Tagesereignisse machen? Seit drei Tagen hatten Tornados den Süden der Vereinigten Staaten verwüstet, Dutzende von Todesopfern gefordert, doch in mir war kein Raum für das Elend anderer Menschen. Kapierte er nicht, dass in diesen Stunden und Tagen unser Leben komplett in die Brüche ging? Auf meinem iPad googelte ich »Ultraschall des Gehirns«.

Ich versuchte, die auf dem Monitor gesehenen Bilder mit den gefundenen zur Deckung zu bringen. Offensichtlich hatten wir alle Flüssigkeit in unseren Köpfen. Flüssigkeit umspült unser Gehirn und puffert es ab. Und wenn wir da drinnen *keine* Hohlräume hätten, tja, dann wären unsere Köpfe zu schwer für unsere Hälse. Aber ich hatte keine Ahnung, ob die schwarzen Lachen, die ich gesehen hatte, normal waren oder ob es Blutlachen waren.

Weitere Stunden vergingen. Zwei oder drei, ich weiß es nicht mehr. Tom und ich hockten noch immer verkrampft und übernächtigt in unseren Sesseln neben dem Brutkasten, als ein kleines, langsam vorrückendes Bataillon durch die Station gerollt kam. Morgenvisite.

Die Kavallerie.

Dr. Fauzia Shakeel, die das Zentrum der Gruppe bildete, trug jene granitene Miene zur Schau, die mich so beruhigte. Mit ihrem langen weißen Kittel und den glänzenden schwarzen Haaren sah sie aus, als könne sie unser Baby gegen alles verteidigen, was da kommen mochte: Bakterien, Viren, schwarze Magie. Die Leute in ihrer Entourage gingen Krankenblätter durch und hielten sich kerzengerade. Ganz offensichtlich wollte sich niemand unvorbereitet ertappen lassen.

Diane, die Krankenschwester, las aus dem Krankenblatt vor. »Das ist Juniper French, siebter Lebenstag, Gewicht sechshundert Gramm, Gewichtszunahme seit gestern vierzig.« Auch sie wirkte angespannt unter Dr. Shakeels strengem Kommando. Nur um sicherzugehen, hievte ich mich aus meinem Sessel und stand auf.

Dr. Shakeel wusste schon, was im Krankenblatt stand, ich sah es ihr an. Sie hatte es schon vorher gelesen. Und dafür liebte ich sie.

Verschlechterung der Blutgase ... Stoffwechselazidose ... Penrose-Drainage von mit Blut vermischter Flüssigkeit ...

Dr. Shakeel warf uns einen Blick zu. Ich kaute wie eine Wahnsinnige auf einem Nagelhäutchen herum.

Der Computer zeigte einen neuen Bericht aus der Radiologie von diesem Morgen. Einen Ultraschall des Gehirns.

Dr. Shakeel löste den Blick vom Monitor, wurde sanfter und lächelte.

»Ihr Kopf ist in Ordnung«, sagte sie.

Als ich umkippte, fing Tom mich auf, wie immer.

* * *

An jenem Tag fanden wir neben dem Inkubator ein zerschlissenes gebundenes Exemplar des »Field Book of American Trees and Shrubs«. Wer es dort liegen gelassen hatte, erfuhren wir nie, lernten jedoch daraus, dass Juniper- beziehungsweise Wacholderpflanzen überaus zäh sind. Wir nahmen es als gutes Omen.

Juniper war immer noch furchtbar krank. Das Beatmungsgerät hatte die Luftbläschen ihrer Lungen ziemlich beansprucht, so dass die Ärzte sie an ein sanfteres Oszilliergerät anschlossen, das ihren ganzen Körper zum Vibrieren brachte. Sie nannten es das Hi-Fi, was zwar irgendwie flott, aber auch ganz schön überholt klang. Wenn wir ihre Brust beobachteten, sahen wir kein rhythmisches Heben und Senken, keinen sichtbaren Hinweis darauf, dass sie ein lebender, atmender Mensch war. Sondern nur ein bizarres Zittern des gesamten Körpers.

Das Beatmungsgerät war groß und laut wie eine Waschmaschine voller Steine. Wir hassten es, weil es uns das bisschen Platz neben ihrem Bett streitig machte, sie noch weniger menschlich erscheinen ließ und uns zwang, über ihre schiere Zerbrechlichkeit nachzudenken. Bei der Visite ein paar Tage zuvor hatte der Arzt erklärt, dass die meisten Babys ihrer Größe ihr Leben lang unter der chronischen Lungenkrankheit namens Bronchopulmonale Dysplasie litten.

»Einen Marathon wird sie wahrscheinlich nie laufen«, meinte er. Es klang wie ein Spruch, den er schon viele Male verwendet hatte, und es schmerzte mehr, als ich erwartet hätte. Ich war nicht bereit, hinsichtlich ihrer Zukunft auch nur das geringste Zugeständnis zu machen. Natürlich wusste ich, dass sie sterben konnte. Ich schwankte zwischen der Enttäuschung, dass sie unter Umständen keinen Marathon laufen würde, und der Möglichkeit, dass sie vielleicht nie würde gehen können, hin und her. Ich fand einfach kein Gleichgewicht.

Zwar redete niemand darüber, doch als der Gehirn-Scan in Ordnung war, hatten wir eine wichtige Hürde überwunden. Ich wünschte, ich hätte es schon damals so deutlich gesehen, denn ich war immer noch kurz davor durchzudrehen, suchte nach irgendeiner positiven Aussicht, an der ich mich festhalten konnte. Doch in diesem Moment und während sie weiterhin mit dem Tode rechnen musste sowie einer ganzen Reihe von Behinderungen, auf die wir keinerlei Einfluss hatten, wies der Test darauf hin, dass ihr Gehirn womöglich in Ordnung war. Eines Tages würde sie – vielleicht – lachen und singen und mich Mom nennen. Und es würde viel schwieriger werden, sich für ein Abschalten der Geräte zu entscheiden. Unsere moralische Verpflichtung war größer als noch eine Woche zuvor.

Am Tag ihrer Geburt hatten wir uns entscheiden müssen, ob wir die Ärzte darum baten, ihr einen Schlauch in die Kehle zu schieben, um ihr beim Atmen zu helfen. Wir hätten sie auch sterben lassen können, und niemand hätte uns dafür verurteilt.

In der Neonatologie spricht man davon, dass »man darauf wartet, dass das Baby seine Erklärung abgibt«. Die Ärzte sagen immer, dass sie das Baby nach der Geburt lediglich stabilisierten und dann guckten, wie es sich selbst erkläre bzw. für was es votiere, sprich: seine Absichten und seinen Willen kundtue, was entweder dadurch geschehe, dass sich sein Zustand verbessere, oder aber dadurch, dass er sich verschlechtere.

Juniper war kein Fötus mehr. Sie war eine Person geworden. Wir hatten sie gesehen und berührt, und wir liebten sie. Tag für Tag schuf sie sich unverrückbar und unabhängig von uns ihren Platz auf der Welt. Immer noch warteten wir darauf, dass sie sich erklärte, doch eine Kehrtwende wurde nun immer schwieriger.

Tom

Wir fuhren zum Krankenhaus und wieder zurück, ohne von Ampeln oder vom Verkehr viel mitzubekommen. Zu Hause im Bett heulte Kelley bis nach Mitternacht. Ich versuchte, sie an mich zu ziehen, doch es half nichts. Sie hörte auf, sich die Haare zu bürsten. Immer wieder riefen Leute an, und wir begriffen kaum, was sie sagten. Ich vergaß, mich zu duschen oder mich umzuziehen, vergaß, mir die Zähne zu putzen. Mir war, als würde ich mir selbst entgleiten.

»Ich weiß nicht, was wir tun sollen«, sagte ich eines Morgens zu Kelley, während sie im Bett saß und ihre Milch abpumpte. »Wie stehen wir das bloß durch?«

Sie sah mich an und zuckte die Achseln.

Unsere Freunde mähten unseren Rasen, schauten nach unserer Post. Kelleys Teamkolleginnen vom Flyball retteten die arme vernachlässigte Muppet und nahmen sie auf, solange es nötig war. Am Tag von Junebugs Geburt kam unsere Freundin Cherie, eine scharfsichtige Fotografin von der Zeitung, auf die Frühchenstation, um Fotos zu machen – für den Fall, dass sie die Nacht nicht überlebte. Später an diesem Nachmittag erschien unser Freund Stephen an der Tür von Kelleys Krankenzimmer und fragte uns, was er tun könne, um uns zu helfen. Stephen besitzt eine fast übernatürliche Ruhe, und wir hatten alle Mühe, uns nicht komplett gehen zu lassen.

Roy Peter Clark, der ältere Bruder, den ich nie hatte, rief mich jeden Tag an. Ich traf ihn dann im Banyan, unserem Lieblingscafé, wann immer ich mal eine halbe Stunde Pause brauchte. Manchmal unterhielten wir uns über das Baby. Manchmal auch über nichts – die Schlechtigkeit der Politik in Florida, die jüngste Volte in »Game of Thrones«, die Homeruns, die Evan Longoria auf die billigen Plätze des Tropicana Field drosch.

Mike, ein vielbeschäftigter Redakteur mit drei eigenen Kindern, stand, wann immer wir ihn brauchten, neben dem Brutkasten. Er brachte uns Kaffee, legte uns die Hand auf die Schulter und machte uns Mut. Wir hatten zwar keine Ahnung, ob Junebug es packen würde, doch wir wussten, dass Mike und Roy, Cherie und Stephen und viele andere uns niemals im Stich lassen würden.

Es war schmerzlich, ein so kleines Baby in solcher Not zu sehen. Mein Vater hatte eine lebenslange Phobie vor Krankenhäusern, und als er seine unfertige Enkeltochter erstmals schlafend im Kabelgewirr ihres Bettes erblickte, stürzte er auf die nächste Toilette, um sich zu übergeben. Immer wieder entschuldigte er sich bei uns und bei den Schwestern. Schon den ganzen Tag habe ihm sein Magen zu schaffen gemacht. Ich glaubte ihm das zwar, doch ich hatte auch die Furcht in seinen Augen gesehen. Ich wusste, dass er erschüttert war und sich nur wünschte, irgendetwas tun zu können. Es war schrecklich, sich derart ohnmächtig zu fühlen. Und so versuchte er, uns Hoffnung zu machen.

»Sie ist ein Wunder«, meinte er zu mir. »Ich weiß, das ist eine schwere Zeit, aber sie wird es schaffen. Ich weiß es einfach.«

Ein ungutes Gefühl beschlich mich, als ich hörte, wie er mein heimliches Mantra zitierte. Die Klärung meines Verhältnisses zu Kelley vor all den Jahren hatte mich vor meinen destruktivsten Instinkten gerettet. Ich wusste, dass Kelley mich jetzt brauchte. Doch wenn wir dieses Krankenhaus nicht mit Junebug in unseren Armen verließen, wozu hätte Kelley mich dann noch gebraucht in ihrem Leben?

* * *

Endlich wachte ich auf, wurde mir der ganz realen Gefahren, die unserer Tochter drohten, bewusst. Das Verschwinden des Babys in 695, das Loch in Junipers Darm, die Möglichkeit, dass ihr Darm abstarb – all dies machte es schwer, den Tod als etwas nur Theoretisches abzutun. Ich begriff, dass wir in einer Art Vorhölle steckten, wo jeder Augenblick zwischen Leben und Nichtleben, zwischen Allem und Nichts zu schweben schien.

Ich konnte nicht einfach nur neben dem Kasten hocken und zugucken, wie Junebug zitterte und zuckte. Also versuchte ich, mich – allmorgendlich bei Tagesanbruch, wenn die Schwestern den Deckel des Inkubators öffneten, ihre Vitalwerte maßen und ihre Farbe prüften – nützlich zu machen. Ich lernte, wie man ein Thermometer in die Achselhöhle steckte, ohne die papierdünne Haut zu zerreißen, obwohl Junebug sich jedes Mal dagegen sträubte. Ich lernte, wie man ihr die Haare kämmte, ohne gegen die weichen Kontinente ihres Schädels zu drücken. Wie man ihr Mundinneres mit einem in steriles Wasser getauchten Schwamm reinigte, der einem Lutscher ähnelte. Einmal am Tag brauchten die Schwestern jemanden, der sie hochhob, während sie die Laken wechselten. Als Tracy mich das erste Mal darum bat, schreckte ich zurück. Was, wenn sie mir in meinen Händen zerbrach?

Tracy coachte mich Schritt für Schritt, als brächte sie mir bei, eine Bombe zu entschärfen. Ich schob meine Wurstfinger unter meine Tochter, umfasste all die Kabel und Schläuche, hielt dann ihren Kopf in einer Hand, den Rest ihres Körpers in der anderen und hob sie etwa sieben Zentimeter hoch. Sie verschwand förmlich in meinen Händen. Ich spürte, wie sich ihre Knochen auf meinen Fingern verschoben.

»Gut«, meinte Tracy. »Jetzt so bleiben.«

Tracy war nun immer häufiger zu sehen. Sie kündigte sich zwar nie an, doch wir gewannen den Eindruck, dass sie letztendlich doch beschlossen hatte, unsere Hauptbetreuerin zu werden. Kelley und ich zogen Trost aus ihrer unerschütterlichen Ruhe und ihrer Hingabe an die Göttlichkeit der kleinen Dinge.

So wie ich war Tracy in Indiana aufgewachsen, und aus ihrer Sprache konnte ich ein wenig vom Hoosier-Akzent Indianas heraushören. In der Highschool hatte ich Mädchen wie sie gekannt und bewundert – aufgeweckte Mädels, die es gewohnt waren, über irgendwelche Nebenstraßen und durch die Maisfelder zu brausen, die sich, gepanzert mit einem unbeirrbaren Sinn für Richtig und Falsch, vor nichts und niemandem fürchteten, die dich, wenn du frech wurdest, mit ihrer scharfen Zunge buchstäblich in der Luft zerfetzten und für jeden, der sich aufspielen wollte, nicht mal eine Sekunde Geduld aufbrachten.

Sie habe eigentlich nie Krankenschwester werden wollen, erzählte sie mir, doch ihr Dad habe sie dazu gedrängt. Jahre zuvor habe er ihrer Mom die Schwesternschule ausgeredet und sich immer noch schuldig gefühlt. Tracy hatte sich tatsächlich auf der Schwesternschule angemeldet, wechselte aber auf die Kosmetikschule, als sie erfuhr, dass sie eine Katze sezieren musste. Ihr Vater brachte sie wieder zur Vernunft, und sie sezierte die Katze.

»Ich bin froh, dass er es getan hat«, sagte ich zu ihr.

Väter können sich leicht aus dem Leben ihrer Tochter hinausgedrängt fühlen. Da stand ich nun und hatte die Chance, meiner Tochter auf eine Art und Weise zu helfen, wie es den meisten Vätern wohl nie vergönnt war. Mütter befinden sich im Zentrum des Universums, indem sie neues Leben erschaffen und den Lebensfunken nähren, hegen und pflegen, während er zu einer Person heranwächst. Väter können der Mutter die Füße massieren, dafür sorgen, dass sie gut isst, und sie zum Arzt fahren, doch von den Babys sind wir weitgehend abgeschnitten. Etwa nach der Hälfte der Schwangerschaft besteht unsere einzig mögliche Kontaktaufnahme zu unserem ungeborenen Kind darin, dass wir unsere Stimme an den schwellenden Bauch der Mutter richten und hoffen, dass, wer immer auch da drinnen sein mag, eine mit dem Soundtrack des mütterlichen Herzschlags und Atems vermischte gedämpfte Version unserer Worte vernimmt.

Doch ob es uns nun passte oder nicht, Juniper befand sich nicht mehr im Leib ihrer Mutter. Und sie war zerbrechlicher als jedes Kind, das ich jemals gekannt hatte, aber dennoch ein Baby, und nach all der Praxis, die ich in meinem Leben gesammelt hatte, besaß ich ein wenig Ahnung davon, wie einem Baby zu helfen war. Da es kein Handbuch darüber gab, wie man eine Beziehung zu einem Extrem-Frühchen aufbaute, dachte ich mir selbst etwas aus. Wenn jemand aus dem Labor kam, um weiteres Blut abzunehmen, beugte ich mich zu ihr hinunter und versicherte Junebug, wie tapfer sie sei. Kam ein Pfleger, um *noch* ein Echokardiogramm zu machen, sang ich ihr das Lied des Blechmanns aus dem »Zauberer von Oz« vor. Ihre blinzelnden Augen, die sich bald öffnen würden, wandten sich in meine Richtung. Vielleicht sah sie einen Umriss, vielleicht einen verschwommenen Fleck. Doch ich wusste, dass sie mich hören konnte, denn wann immer ich ihr vorsang oder mit ihr sprach, wurde sie ruhig, ja mucksmäuschenstill.

Eine der Therapeutinnen, die mit Junebug arbeiteten, erinnerte mich – wie zuvor schon Kelley – daran, dass das Baby ja nicht verstehen könne, was ich ihm vorlese.

»Es wäre besser, wenn Sie ihr bloß sagen würden, dass Sie sie lieben«, meinte die Therapeutin. »Sagen Sie's ihr einfach immer wieder.«

Aber das war's ja gerade. Meiner Tochter vorzulesen war die beste mir bekannte Art, um ihr zu sagen, was ich fühlte. Ich hatte ja gar nichts gegen »Gute Nacht, Mond«. Als Nat und Sam klein waren, hatte ich es ihnen so oft vorgelesen, dass ich zwanzig Jahre danach noch immer viele Seiten davon auswendig konnte. Ich wollte etwas, das ich ihr Wochen, ja vielleicht Monate lang vorlesen konnte. In der Nacht, in der ich »Harry Potter« zum ersten Mal für sie aufschlug, war ich mir durchaus bewusst, dass sie kein Wort davon verstehen würde. Aber sie hätte auch »Gute Nacht, Mond« nicht verstanden. Sie hatte den Mond nie gesehen, hatte keine Ahnung, was eine Kuh war oder ein Kätzchen oder eine Bürste oder eine Schüssel voll Brei.

Alles, was Juniper kannte, war die lange Nacht, in die sie hineingeboren worden war. Diese Dunkelheit war ihre ganze Welt, und sie hätte leicht zu der Überzeugung gelangen können, dass es darüber hinaus nichts mehr gab.

Ich verstand nicht, was in diesem Kind, dieser bloßen Idee von einem Mädchen, vorging und bewirkte, dass sie nicht lockerließ.

Ich wollte, dass sie meine Stimme und den Rhythmus der Sätze hörte und das Gefühl bekam, dass sich da etwas entfaltete, das es wert war, darauf zu warten, etwas, das einen Hinweis auf die Welt enthielt, die sich außerhalb dieser Station erstreckte. C. S. Lewis sagte einmal, dass wir lesen würden, um zu erfahren, dass wir nicht allein seien, und genau das wünschte ich mir für sie.

In unserer Familie besaß gerade diese Ausgabe von »Harry Potter« ganz besondere Kräfte. Nat, Sam und ich hatten den »Stein der Weisen« so viele Male verschlungen, dass der Schutzumschlag darüber verlorengegangen war. Das Lila und Rot des Einbands wurde immer blasser, der Buchrücken hatte sich verbogen. Wenn ich Juniper diese Seiten vorlas, dann würde sie womöglich unsere Liebe zu dieser Geschichte verspüren, die unter der Oberfläche der Worte brannte. Vielleicht würde sie ihre Brüder darin spüren, obwohl die tausend Meilen entfernt waren. Ich zumindest empfand die Gegenwart der Jungs jedes Mal, wenn ich das Buch aufschlug. J. K. Rowling verfügte schon über ihre ganz eigenen Zauberkräfte. Und *ich* musste meine entwickeln.

Am Tag nach der Operation ackerte ich mich durch das zweite Kapitel und war bereits tief im dritten, als ich die Lesung unterbrach, um eine Pause einzulegen. Die für Junebug verantwortliche Krankenschwester bat mich weiterzumachen.

»Ich bin mittendrin«, sagte sie. »Ich will hören, wie es weitergeht.«

Genau.

Wie immer es auch weiterging, ich wollte, dass Juniper mehr davon hören wollte.

* * *

Eines Morgens bei unserer Ankunft stellten wir fest, dass es in 695, dessen letzter Bewohner auf so ominöse Weise verschwunden war, einen Neuankömmling gab. Die Geburtskarte verriet, dass es sich um einen Jungen handelte, aber von unserem Sitzplatz aus konnten wir den Namen nicht lesen. Sogar aus der Entfernung war jedoch zu erkennen, dass sich sein Darm in einem durchsichtigen Beutelchen auf seinem Bauch stapelte.

Seine Mutter saß in einem Rollstuhl allein neben dem Brutkasten und hielt sich mit der Hand das Nachthemd zusammen. Sie war so jung, vielleicht neunzehn. Wo befand sich der Vater des kleinen Jungen? Wo waren ihre Eltern? Es tat weh, sie so allein Wache sitzen zu sehen. Wir hätten gern mit ihr gesprochen, sie zu einem Milchshake in die Krankenhaus-Cafeteria eingeladen. Doch die unsichtbaren Barrieren zwischen den Brutkästen hielten uns davon ab.

In dieser Nacht wurde ein weiteres Baby für 696 hereingeschoben. Dieser Inkubator stand etwas näher bei unserem, und ich konnte das Kärtchen lesen, das verriet, dass der weibliche Säugling sechshundertfünfzig Gramm wog, etwas mehr als Juniper. Ich hörte, wie die Schwestern erzählten, dass sich die Mutter des Babys noch von ihrem Kaiserschnitt erhole und nur gebrochenes Englisch sprach. In ihren Gesichtern aber bemerkte ich etwas, das mir zu denken gab – eine gewisse Ausdruckslosigkeit, so als versuchten sie, alles auszulöschen, was sie sich sonst noch dabei dachten.

Der weibliche Säugling C. war an einem Beatmungsgerät aus dem OP gekommen, doch am darauffolgenden Nachmittag schloss man ihn an einen Hi-Fi-Respirator an, genau wie jenen, der die Schnellfeuer-Schnaufer durch Junipers Brustkorb schickte. Während Kelley und ich dort saßen, konnten wir Baby Cs Hi-Fi-Maschine neben der unserer Tochter dahinrattern hören.

Junebug kämpfte sich durch einen weiteren schlechten Tag. Die Ärzte hatten sie sediert, damit sie sich nicht zu viel bewegte oder vom Beatmungsgerät losriss. Grüne Flüssigkeit trat aus dem Schlauch an ihrem Bauch, so dass es schwierig war, ihre Elektrolyte im Gleichgewicht zu halten. Ihr Kreatinin-Wert war erhöht, was bedeutete, dass ihre Nieren schwer zu kämpfen hatten – möglicherweise auch deswegen, weil die Ärzte ihr vier verschiedene Antibiotika verabreichten gegen die Bakterien, die durch das Loch im Darm in ihren Bauchraum gesickert waren. Die kleinste Infektion – hatten uns die Ärzte gewarnt – konnte sie umbringen. Im Moment debattierte das Team darüber, wie man die Bakterien bekämpfen könne, ohne ein gleichzeitiges Nierenversagen auszulösen.

Scott, der verantwortliche Pfleger an diesem Tag, verzog angesichts ihrer letzten Blutgas-Ergebnisse das Gesicht.

»Okay«, meinte er. »Dann machen wir doch mal ein kleines Baby-Umstyling.«

Er klebte ihr wieder das Pflaster um den Mund, saugte ihren Endotrachealtubus ab, richtete alle Kabel aus. Er hielt ihr Köpfchen in einer Hand, ihr Händchen mit der anderen, während er die ganze Zeit auf den Monitor starrte. Mit ihrem rechten kleinen Finger griff sie nach dem Schlauch ihres Beatmungsgeräts.

»Noch Fragen?«, meinte er.

Kelley schaute ihn an.

»Finden Sie nicht auch, dass sie das süßeste Baby ist, mit dem Sie je gearbeitet haben?«

»Aber hallo!«

Wir waren so auf Junebug konzentriert, dass wir zunächst kaum mitbekamen, als weitere Schwestern erschienen und sich um Baby Girl C in 696 versammelten. Eine Schwester trat rasch an den Inkubator, dann mehrere Ärzte. Dann traf die Mutter ein, noch immer in ihrem Krankenhaus-Nachthemd und von Angehörigen gestützt. Kelley und ich versuchten, sie nicht anzustarren, doch das Gefühl des Grauens war so stark, dass es förmlich auf uns zuzukriechen schien. Jemand schob einen Wandschirm vor den Brutkasten, und die Schwestern komplimentierten uns und andere Eltern auf den Korridor hinaus.

Als wir schließlich zurückkehrten, war die Familie verschwunden, und im Kasten unter den Decken lag eine reglose Gestalt. Die Decken waren fachmännisch eingeschlagen und glatt gestrichen. Auf dem Fußboden sah ich eine leere Packung Alkoholtupfer. Noch Stunden lag das tote Baby auf der Station. Scott und die Krankenschwestern sprachen nicht über diese Dinge, guckten nicht nach der kleinen Gestalt unter der Decke, doch sie pressten die Lippen aufeinander.

Ich wollte mir gar nicht vorstellen, wie viele andere Babys schon in all den Inkubatoren um uns herum gestorben waren oder wie viele in dem Kasten, in dem meine Tochter nun schlief, oder wie viele Eltern genau da gesessen hatten, wo wir jetzt saßen, und ein Kind gehalten hatten, das kalt und still geworden war.

Kelley

Eine Woche hatte sie überlebt. Ihre Pflegerin knipste die blauen Bilirubin-Lampen aus und nahm ihr die Maske von den Augen. Der blaue Fleck unter dem linken Auge war zu einer dunklen Sichel verblasst. Ihre Wimpern waren gewachsen. Ihre Haut war heller und dicker geworden. Sie war kein glasiger Shrimp mehr, nicht mehr geädert und durchscheinend. Sie war jetzt ein Shrimps-Cocktail.

Langsam glaubten wir daran, dass wir mit ihr kommunizieren konnten. Wir sprachen ununterbrochen mit ihr, und sie gab nie einen Laut von sich, obwohl wir dem verzerrten Gesichtchen manchmal ansehen konnten, dass sie weinte. Haben Sie je einen furchtbar alten Mann weinen sehen? Dieses zahnlose papierene Gesicht, das sich verzieht und dabei zerknittert, als ob es zu Staub zerfallen könnte.

Ein Monitor erfasste ihre innere Welt und schlug, wann immer etwas aus dem Gleichgewicht geriet, also alle fünfzehn Minuten, Alarm. Tracy zeigte uns, wie man ihn lesen musste. Die grüne Linie ganz oben war die Herzfrequenz – scharfe, gleichmäßige Zacken wie bei einem Staketenzaun. Ihr kleines Herz rannte schneller als das eines Erwachsenen. Momentan lag es bei hundertfünfundvierzig Schlägen.

Die weiße Zahl in der Mitte bezeichnete die Atmung, die

gewöhnlich durch einen unregelmäßigen Schnörkel charakterisiert war. Sank sie in den Keller, bedeutete das oft, dass sie schlief. Weil sie an diesem Tag aber eher vibrierte als atmete, war diese Zahl vorläufig abgeschaltet.

Die untere Zahl, die gleichmäßige Wasserwellen beschrieb, maß die Sauerstoffsättigung ihres Blutes. Diese Zahl war ein ganz entscheidender Messwert, weil er eine nicht aufwendige ständige Einschätzung ihres Allgemeinzustandes zu ermöglichen schien.

Ich verglich den Messwert mit dem Benotungssystem am College. Bei Zahlen zwischen neunzig und hundert gab ich ihr ein A, die Eins. Alles unter fünfundachtzig erforderte ein Einschreiten von außen. Tracy ließ ihr dann einen Augenblick Zeit, um sich wieder zu fangen; tat sie es nicht, drehte sie am Knopf des Beatmungsgeräts, um ihr mehr Sauerstoff zuzuführen. Mehr Sauerstoff zu verabreichen war aber gefährlich, weil zu viel davon zu Erblindung führen konnte. Dies war lediglich die erste von Dutzenden von Kosten-Nutzen-Abwägungen, die wir zu berücksichtigen hatten. Manchmal drehte ein Arzt den Sauerstoff auf, und sobald er uns den Rücken zukehrte, drehte Tracy ihn wieder zurück.

Es wäre sicher zu einfach zu behaupten, dass diese Zahl ihre Stimmung wiedergegeben hätte; aber es schien zumindest so. Wenn wir Juniper auf eine Weise berührten, die ihr nicht gefiel, ihr etwa zu unsanft über die Haut fuhren, schrillte der Alarm. Wenn wir unsere Hände um ihren Kopf und ihre Füße hielten und so die Grenzen und den Halt des Mutterleibs nachahmten, stieg die Zahl an.

Wir lernten, dass Babys schon sehr früh eine geradezu animalische Fähigkeit besitzen, die Energie in einem Raum wahrzunehmen. Zwar war Junipers Hirnrinde noch nicht ausreichend entwickelt, um sich klar zu äußern, doch wenn sie etwas störte – eine laute Stimme oder ein spannungsgeladenes Gespräch –, fiel der Sauerstoffgehalt ihres Blutes jäh ab, und der Alarm ertönte. Deswegen hatten uns die Krankenschwestern auch gebeten, neben dem Brutkasten nicht zu weinen.

Eines Nachmittags, als sich eine in der Nähe stehende Schwester über eine ihrer Noten in einem College-Kurs beklagte, sackte die Sättigungszahl plötzlich ab.

»Sie hat mir 'ne SECHS gegeben. Das sind nur zehn Prozent der möglichen Punkte. Und meiner Freundin, die nie den Mund aufmacht, gibt sie 'ne Acht. Ich also so: WARUM? Und das Mädchen, das Latina ist – genauso wie die Lehrerin –, kriegt 'ne Acht.«

Piep! Piep! Piep!

Ich verscheuchte die Schwestern und begann mir vorzustellen, wie unser Umgang miteinander wohl aussähe, wenn wir alle mit so einer Nummer auf unserer Stirn herumliefen, die jede unserer Schwindeleien sofort verraten würde.

Tom: »*Gut, dass du diesen Film nicht gesehen hast. Du hättest ihn gehasst. Also lass mich dir während der nächsten Dreiviertelstunde bis ins quälende Detail beschreiben, wie der Alien-Fötus abgetrieben wird. Und anschließend können wir ein bisschen ›Jesus Christ Superstar‹ hören.*«

Ich: PIEP! PIEP! PIEP!

Die blaue Zahl entwickelte sich allmählich zu einer Obsession. Manchmal drehte Tracy den Monitor um, damit wir sie nicht mehr sehen konnten.

Am Nachmittag von Junipers siebtem Lebenstag beendete Tom das vierte Kapitel, und Harry bekam seine Einladung nach Hogwarts. Ich lehnte den Kopf an seine Schulter und starrte auf die Sättigungszahl. Juniper schien sich für Harry zu freuen. Die blaue Zahl glühte, siebenundneunzig ... achtundneunzig ... Doch als er die barsche Stimme Hagrids des Halbriesen nachahmte, sackte ihre Sauerstoffsättigung ab, und die Alarme schrillten. Achtundsiebzig! Siebenundsiebzig! Vierundsiebzig!!

Ich klatschte Tom auf die Schulter. »Du machst ihr Angst«, sagte ich. »Hör auf, Hagrid zu imitieren.«

»Kommt nicht in Frage«, sagte Tom. Er las weiter.

Ding! Ding! Ding!

Sie hörte ihm zu. Und auf einer Ebene unterhalb des bewussten Denkens reagierte sie auch auf ihn. Tom begann nun, jeden Abschnitt mit lieblich säuselnder Stimme zu lesen. Er gurrte von Voldemort und den herrlichen Dementoren. Der Alarm blieb stumm.

Tom tippte auf seinem iPad herum, öffnete seine Listen mit den Namen der Krankenschwestern, ihren Aufgaben und Verantwortlichkeiten und – vermutete ich – den Namen ihrer Hamster und Katzen. Innerhalb von Tagen wussten alle, wer er war. Er war der gute Dad. Er war der Papa des Jahres. Oh, und habt ihr gewusst, er hat den Pulitzerpreis gewonnen? Ich konnte unbemerkt in die Frühchenstation hinein- und wieder herausschlüpfen. Ich war nur noch so eine halb weggetretene, unbeherrschte Mom mit hormonellen Stimmungsschwankungen. Die Frühchenstation war kein Ort, den man besuchte, kein Ort, wo man lebte. Es war ein Ort, wo man existierte. Alle meine Fehler und Unsicherheiten traten hier unverhüllt zutage. Ich lief nur noch im Pyjama herum. Ich hatte nicht die Energie, irgendwen beeindrucken zu wollen.

Mom ist gestresst, hatte jemand auf dem Krankenblatt vermerkt.

Eines Morgens sah ich, wie Tracy Gleitgel auf Junipers Stirn tupfte, um ein winziges Schleifchen daran zu befestigen. Ich wusste zwar nicht, was ich von all den Pumpen und Geräten halten sollte, und dem Medizinerjargon zu folgen fand ich oft ziemlich mühsam, doch die Bedeutung dieser kleinen Geste verstand ich.

Das ist deine Tochter. Lern sie kennen.

Mit Leukoplast klebte ich ein Foto von Tom und mir auf den Brutkasten, so dass sie, wenn sie die Augen aufschlug, wusste, wer ihre Eltern waren. Und damit auch die Ärzte und Schwestern, die mit ihr zu tun hatten, wussten, dass sie geliebt wurde. Ich dachte, dass sie um ein Mädchen, das eine Zukunft und ein Heim und eine Familie hatte, vielleicht unterbewusst mehr kämpfen würden. Ich durchforstete das Internet nach der weichsten Decke. Ich besorgte ihr einen winzigen iPod und spielte »Mutterleib-Töne« darauf, um die Zwischenzeiten zu füllen, wenn wir nicht da sein konnten. Und die haarigeren Sachen – keine Ahnung. Was konnte ich denn mehr tun, um mit einem kleinen Mädchen, das weder sehen noch essen noch schreien konnte, Kontakt herzustellen? Wie bemuttert man ein Baby in einer Plastikbox?

Juniper überlebte eine zweite Woche. Am Dienstag, ihrem vierzehnten Lebenstag, kam Toms Schwester Susi aus Indiana eingeflogen, ebenso wie sein Bruder Ben aus New York. Ich quälte mich aus dem Bett, um möglichst früh im Krankenhaus zu sein.

Bei der Visite erfuhren wir, dass sie inzwischen sechshundertfünfzig Gramm wog. Wobei schwer zu bestimmen war, wie viel von den achtzig Gramm, die sie seit der Geburt zugelegt hatte, reale Gewichtszunahme war und wie viel nur zusätzliche Flüssigkeit.

»Wir kriegen einfach nicht genug Kalorien in sie rein«, meinte einer der Ärzte.

Eine Ernährungsspezialistin erklärte uns den Balanceakt: Junipers Bauch hatte ein Loch, so dass sie ihr intravenös Flüssignahrung verabreichten, doch sie konnten ihr nur eine gewisse Menge an Flüssigkeit zuführen, um ihren Körper nicht aus dem Gleichgewicht zu bringen, und die Lösung durfte eine bestimmte Konzentration nicht übersteigen. Sie brauchte Protein, doch zu viel davon konnte ihre Nieren belasten. Sie brauchte Fett, doch zu viel Fett konnte ihre Lungenkrankheit verschlimmern.

Diane erklärte, dass jedes System in ihrem Körper – Gehirn, Lungen, Nieren, Bauch, Herz – quasi seinen eigenen Marathon lief und die Ärzte sich bemühten, alle gemeinsam bis zur Ziellinie zu bringen. Doch alle diese Systeme interagierten auf sehr komplexe Weise miteinander. Jede Behandlung forderte ihren Tribut. Und falls eine von ihnen misslang, würde das Baby sterben.

Im Stillen dankte ich Mr. James Ford, meinem Chemielehrer an der Highschool. Er hatte uns gewarnt: Der Tag werde kommen, an dem diese langweiligen Schulbuch-Kapitel lebendig und mit grässlicher Bedeutung in unser Leben einfallen würden. »ES IST CHEMIE, LEUTE!«, hatte er dann gerufen, während er versuchte, uns klarzumachen, dass Dinge, die wir für selbstverständlich ansahen, wie Feuer oder Atem, chemische Reaktionen waren, Zusammenstöße von Elementen. Ich sah ihn buchstäblich vor mir, sein freundliches Grinsen und den buschigen Schnurrbart, der vor Aufregung zitterte. Meine naturwissenschaftliche Bildung war zwar bestenfalls elementar, doch das unverständliche Gequatsche der Ärzte verstand ich schon mehr oder weniger. Und mehr noch, ich verstand, was Mr. Ford mir hatte mitteilen wollen, dass nämlich Wissenschaft und Leben nicht voneinander zu trennen sind. Und dass die Medikamente, die durch die Infusionsschläuche flossen, und die Liebe, die ich beim Zusehen verspürte, auf irgendeine, mir nicht genau nachvollziehbare Weise verbunden waren.

Junipers Lungen wirkten irgendwie wolkig auf dem Röntgenbild. Das bedeutete in der Regel, dass die Lunge kollabierte oder vernarbt war. Doch ihre Bluttests zeigten, dass sie Sauerstoff einatmete, dass sie weder übersäuert noch zu basisch war und die innere Verbrennungsmaschine ihres Körpers so dahinstotterte.

Man hatte sie vom lärmenden Hochfrequenz-Beatmungsgerät genommen. Und allmählich reduzierten die Ärzte die Sauerstoffzufuhr auf ein vernünftiges Maß. Sie sah, relativ betrachtet, besser aus, als die Röntgenaufnahme es vermuten ließ.

»Halten wir uns doch ans Baby und nicht ans Röntgenbild«, meinte Dr. Shakeel.

Es gab hier eine gewisse Spannung zwischen den Maschinen und den Deutern, die an den Knöpfen drehten und die Patientenberichte interpretierten. Dr. Shakeel sprach es ja in aller Deutlichkeit aus.

»Haltet euch ans Baby«, hatte sie gesagt. Das Baby, das nicht sprechen konnte, gab ihnen allen die Richtung vor, wies ihnen den Weg. Sie drehten an den Einstellungen. Sie testeten ihr Blut. Sie lasen ihre Zahlen ab.

»Phänomenal«, meinte Dr. Shakeel.

Sie hatten fünfmal »Kacka« verzeichnet. »Wunderbar«, sagte Dr. Shakeel.

Ich fasste hinein, hielt die Hand über ihren nackten Rücken und spürte, wie sich die Luft in ihren Lungen bewegte. Eine Beatmungsspezialistin kam vorbei, um die Geräteeinstellung zu überprüfen.

»So klein sie auch ist, das macht sie ganz großartig«, erklärte sie.

Ich eilte davon zu dem grässlichen Milchpumpen-Kabuff mit seinem einen Stuhl und dem Minikühlschrank. Noch immer produzierte ich nicht allzu viel Milch – so um die dreißig Milliliter hie und da. Und noch immer dauerte es Stunden. Offenbar kam auch mein Körper nicht mehr mit. Wohin war das Baby verschwunden? Warum stillte ich nicht? Und was war das für ein ächzendes Plastikteil?

Du bist jämmerlich.
Du bist so jämmerlich.
Du bist niemandes Mom.

Hier Mutter oder Vater zu sein war kalt und mechanisch. Ich verstand, warum manche Eltern die Flucht ergriffen. Meine Hormone tobten. Und ich hatte so viele stabilisierende Faktoren in meinem Leben, die mich durchhalten ließen. Wenn mir auch nur einer davon weggebrochen wäre oder gefehlt hätte, ich weiß nicht, wie ich zurechtgekommen wäre: Hätte ich Tom nicht gehabt oder weit weg gewohnt, hätte ich mir nicht freinehmen können oder den Bus nehmen müssen, hätte ich die Sprache nicht beherrscht, wäre ich süchtig gewesen oder hätte ich noch andere Kinder gehabt. Ja, hätte ich mir dieses Baby nicht so dringend gewünscht und nicht so verdammt lieb gehabt.

Allmählich sah ich, wie Schwestern wie Tracy und Ärztinnen wie Dr. Shakeel hier Wege fanden, um das winzigste Fünkchen Leben zu hegen und so lange zu blasen, bis es sich entzündete.

Tom rief mich auf meinem Handy an. Als ich es zur Hand nahm, wusste ich, dass er die grässliche Pumpe hören würde, die im Hintergrund unaufhörlich vor sich hin ächzte. Krass.

»Sie wollen, dass du sie heute mal hältst«, sagte er.

Ich kapierte nicht.

Wen halten?

Damit hatte ich nicht gerechnet oder frühestens nach ein paar Wochen, sobald man sie vom Beatmungsgerät genommen hatte. Courtney meinte, es sei Dienstag, und dienstags wechselten sie die Inkubatoren, damit sie gereinigt werden könnten. Sie müssten das Baby sowieso herausnehmen, warum also sollte ich es währenddessen nicht halten? Also saß ich wenige Stunden später im blauen Vinylsessel und schaute zu, wie eine Physiotherapeutin eine halbe Stunde damit verbrachte, unsere Kleine zu massieren und zu beruhigen, um sie für die Reise zurück zu mir vorzubereiten. Die Entfernung betrug vielleicht einen Meter. Sie fühlte sich allerdings viel, viel gewaltiger an.

Die Therapeutin hieß Ana Maria Jara, und sie erklärte mir, was eigentlich hätte auf der Hand liegen müssen. Säuglinge brauchten ihre Mütter. Ärzte wussten, dass sogar die kritischsten Fälle ihre Körpertemperatur besser hielten, besser atmeten, besser verdauten und sich allgemein in einem besseren Zustand befanden, wenn sie regelmäßig Hautkontakt mit ihren Eltern hatten.

Hinsichtlich der kleinsten Babys war dieser Gedanke noch immer umstritten. Einige Schwestern, darunter auch Tracy, sorgten sich, dass der übermäßig körper- und gefühlsbetonte Impuls grundlegende Anliegen wie den Schutz der Atemwege und die Verhinderung von Infektionen in den Hintergrund drängen könnte. In der Frühzeit der Neugeborenenmedizin durften Eltern ihre Babys überhaupt nicht halten. Inzwischen aber hatte man im All Children's Hospital Besuchszeiten rund um die Uhr und Leute wie Ana Maria.

Wir sahen ihr zu, wie sie Juniper langsam und ruhig mit der Fingerspitze massierte. Junipers Gesicht verzog sich zu einem stummen Schrei und entspannte sich dann. In Ana Marias Händen schmolz sie förmlich dahin.

»Sie hören nicht auf unsere Worte«, erklärte Ana Maria. »Sie lauschen unseren Gefühlen.« Ana Maria war eine Frühchen-Flüsterin.

Leise redete sie auf Englisch und Spanisch auf sie ein.

»Qué pasa, niña?«

»Und jetzt machen wir eine kleine Reise.«

Sie klaubte all die Schläuche und Drähte zusammen, so dass nichts am Baby zerren konnte, wenn es aus dem Kasten genommen wurde. Tom filmte alles mit seinem iPhone. Ich grinste nur wie bescheuert.

Als alles so weit war, hob Ana Maria Juniper hoch. Sie bewegte sie langsam, auf gerader Linie, und gab sorgfältig darauf acht, dass sich der Beatmungsschlauch nicht einmal um ein paar Millimeter verschob. Schließlich legte sie sie mir auf die Brust und verstaute sie unter meinem Hemd. Junipers Füßchen pressten gegen meine Rippen, und ihr Kopf ruhte direkt unter meinem Kinn. Ich legte ihr die Hand auf den Rücken. Ana Maria forderte mich auf, nur ein ganz klein wenig zu drücken, weil Babys sich gern sicher fühlen. Auf dem Monitor sah ich, dass sie langsam leichter und immer leichter atmete. Siebenundneunzig ... achtundneunzig ... neunundneunzig.

Ich fühlte mich tatsächlich wieder komplett. Und konnte die Kabel, die Monitore, die Schläuche und Bandagen, die Alarme, die anderen Babys, den Strudel aus Wissenschaft und Statistik, Wahrscheinlichkeit und Verlust vergessen. Ich hielt mein kleines Mädchen im Arm. Juniper hatte eine rosa Mütze auf. Ihr Kopf war so groß wie ein Tennisball. Die Händchen hatte sie unter dem Kinn zu Fäustchen geballt. Sie wirkte zufrieden. Sie konnte mein Herz spüren.

Sie fühlte sich warm an. Sie war dasselbe kleine Mädchen, das sich in meinem Körper bewegt hatte. Das Mädchen, das ich auf jenem Badezimmerboden beschworen hatte. Das mir entrissen worden war.

Wir brauchten einander. Hier war etwas, das ich tun konnte.

Gerade als sie ganz entspannt war, trafen Toms Bruder und seine Schwester vom Flughafen ein. Alle standen um uns herum und redeten davon, wie winzig sie doch sei, wie faltig und dunkel und wie sicher sie wirke. Ich weiß nicht, ob sie es mitbekam, aber damals wurde sie Teil der Familie. Wurde begrüßt nicht als Missgeschick oder Möglichkeit, sondern aus ganzem Herzen, als eine, die nun zur Familie, zur Sippe, zum Stamm gehörte.

Ana Maria bat mich, tief und ruhig zu atmen, denn dann werde das Baby mich nachahmen, und wir würden in einen gemeinsamen Rhythmus finden. Ich versuchte, in jeden meiner Atemzüge Kraft und Trost zu legen. Ich wusste zwar nicht, ob Juniper irgendwas davon mitbekam oder ob sie überhaupt wusste, wo sie war. Doch ich wollte es einfach glauben.

Sie war so knochig und leicht. Wie ein Vogelküken, dachte ich. Ich atmete für uns beide.

Später sagte mir jemand die Wahrheit. Es hatte keine dringende Notwendigkeit bestanden, den Inkubator zu reinigen. Ana Maria und Courtney hatten mit Dr. Shakeel gesprochen und sich dafür starkgemacht. Denn sie waren sich alle darüber einig gewesen, dass Juniper einen ihrer seltenen guten Tage hatte.

Und jede Mom sollte ihr Baby wenigstens einmal halten dürfen, solange es noch am Leben ist.

Tom

Der »Honeymoon« war eine so ferne Erinnerung, dass er mir fast unwirklich erschien. Junipers schlechte Tage überwogen die guten. Während ich noch daran arbeitete, die eine Komplikation zu verstehen, wurden bei der Morgenvisite zwei weitere Rückschläge bekanntgegeben. Ärzte und Schwestern hatten nach wie vor Probleme, ihren Blutdruck aufrecht zu halten. Ihr Knochenmark war bisher nicht in der Lage, weitere rote Blutzellen zu produzieren, so dass sie anämisch wurde. Alle paar Tage benötigte sie eine Bluttransfusion.

Man hatte ihr einen ihrer Nabelkatheter entfernt, nachdem er wegen ihrer winzigen Blutgefäße nicht mehr funktioniert hatte. Der andere Nabelkatheter versagte auch schon allmählich und würde ebenfalls bald entfernt werden müssen. Das Team brauchte einen verlässlichen zentralen Zugang, so dass man ihr in einen ihrer Arme einen sogenannten PICC-Katheter gelegt hatte. Mit jedem weiteren Katheter, jeder weiteren Punktion, die ihrem Körper zugemutet wurde, wuchs das Infektionsrisiko. Auf dem Fußboden, den Türklinken, den Tasten im Aufzug – überall wimmelte es von Keimen, die sie umbringen konnten. Es musste nur mal einer von uns für einen Augenblick verschwinden und dann beim Zurückkommen vergessen, sich gründlich die Hände zu schrubben.

Tracy war fast übersinnlich zu nennen. Und zu ihren Prioritäten zählte es vorauszusehen, welcher der Schläuche und welcher der Katheter, die in Junebugs Körper führten, als Nächstes versagen würde. Sie plante dann bereits, wie sie einen neuen Zugang legen und zum Funktionieren bringen konnte, ehe der gegenwärtige unbrauchbar wurde. Wenn sie keine Medikamente mehr in den Säugling hineinbekamen, konnte es zur Katastrophe kommen. Sobald Tracy einen neuen Tropf anlegen musste, bat sie uns, auf den Korridor zu gehen.

»Ich werde nervös, wenn ihr mir dabei zuschaut«, sagte sie.

Bisher hatten wir Tracy für unerschütterlich gehalten. Wenn sie beim Legen eines neuen Katheters den Flattermann bekam, dann war das ja offenbar gar nicht so leicht. Ich versuchte, die Aufgabe mit Tracys Augen zu sehen: das zarte Filament von Junebugs Venen, der Katheter dünn wie ein Seidenfaden. Die Medikamente, die durch jenen Tropfschlauch pulsierten und zu Junebugs Herz flossen, worauf das Herz sie in den Rest ihres Körpers pumpte. Und wie dieser Fluss dann plötzlich unterbrochen wurde, wenn der Katheter durch die Vene brach und die Medikamente in Teile ihres Körper schickte, wo sie nichts verloren hatten.

Junebug war eines der kleinsten und unterentwickeltsten Babys in der Klinik. Es war nicht übertrieben zu sagen, dass sie zu jenem Zeitpunkt eines der kleinsten Menschenkinder auf der Welt war.

Für Kelley und mich sah sie langsam fast normal aus, auch wenn wir unsere Eheringe desinfizieren mussten und sie über ihren Fuß und ihren Knöchel schieben konnten. Wann immer wir reife Säuglinge sahen, waren wir erstaunt über deren gewaltige Proportionen. Eines Morgens blickte ich von meinem Stuhl neben Junebugs Inkubator auf und sah, wie eines dieser Riesenwesen hereingeschoben wurde. Ich tat, als müsse ich auf die Toilette, um einen näheren Blick darauf werfen zu können.

Der rätselhafte Junge war rund und rosig. Seine Karte verriet, dass er 4,11 Kilogramm wog, also fast siebenmal so viel wie Junebug. Ich stellte mir vor, wie er durch die Stra-

ßen Tokios stapfte, Wolkenkratzer überragte und Busse unter seinen großen Babyfüßen zerquetschte. Ich schrieb Kelley, die zu Hause Milch abpumpte, eine SMS.
4,11 Kilogramm, schrieb ich ihr, *das ist ein Baby von mehr als acht Pfund.*
Fettsack, schrieb sie zurück.
Was für 'ne Neugeborenenstation, die auf sich hält, nimmt einen Achtpfünder auf?
Das ist doch ein Hochstapler.
Ich konnte mich nicht erinnern, wann wir das letzte Mal so gelacht hatten.

* * *

Kelley und ich hatten eine gewisse Routine entwickelt. Keine gesunde vielleicht, aber Routine nichtsdestotrotz. Bei Tagesanbruch ging ich ins All Children's, um zu den praktischen Sessions und Morgenvisiten da zu sein. Kelley blieb zu Hause, um weitere Milch abzupumpen. Sie hasste es, allein und an die Pumpe gefesselt zurückzubleiben. An manchen Vormittagen brachte sie, wenn ich dann wieder zurück war, kaum noch einen Ton heraus und funkelte mich mit tränenfeuchten Augen an.

Als einmal eine der Krankenschwestern Kelleys Beteuerungen, dass der Bauch unseres Babys gebläht wirke, zu ignorieren schien, murmelte meine nie zufriedene Ehefrau ein ganzes Wochenende vor sich hin. Nach der Visite trat ich daher an Diane heran, um sie zu fragen, was wir denn tun sollten, wenn wir das Gefühl hätten, irgendeine der Angestellten höre nicht auf uns. Ich setzte mich sogar über meine sonstige Tendenz zur Diplomatie hinweg und tat mein Bestes, Kelleys Direktheit nachzueifern.

»Wir haben keine Angst, Leuten richtig auf den Sack zu gehen«, sagte ich zu Diane. »Aber wir wissen nicht, wann Auf-den-Sack-Gehen sinnvoll ist.«

Diane lachte.

»Wenn Sie etwas wirklich Besorgniserregendes erleben, sollten Sie den Leuten schon auf die Eier gehen«, sagte sie.

Am Ostermorgen fand ich mich zeitig wie immer auf der Frühchenstation ein. Freiwillige hatten für sämtliche Babys des Stockwerks Osterkörbe vorbereitet. Ich stellte unseren beiseite, damit Kelley ihn aufmachen konnte, wenn sie später hereinkam. Tracy, die an diesem Tag Dienst hatte, trug lila OP-Kleidung mit einem Zebra-Shirt darunter und ihre Zebrastreifen-Clogs. Sie redete mir zu und ermunterte mich, Junebugs Windel zu wechseln. Nats und Sams Windeln hatte ich Tausende Male gewechselt, doch mit Mädchen hatte ich keine Erfahrung. Auch die kleinsten Windeln auf der Station waren zu groß für meine Tochter, so dass Tracy mir zeigte, wie man die Windel oben faltete, damit sie schön anlag, und wie man sie dann langsam unter den Kabeln durchführte. Danach reichte sie mir ein paar Feuchttücher.

»Von vorn nach hinten. Mehr muss man nicht wissen.«

Ich fragte mich, wie viele ratlose Väter sie schon gerettet hatte. Dann stellte ich fest, dass Juniper keinen nennenswerten Hintern hatte, nur eine einzelne Falte, die sich längs jeder Pobacke erstreckte. Ich fummelte mit den Windelverschlüssen herum und fixierte sie dann zu stramm. Als ich es korrigieren wollte, riss mir einer der Verschlüsse ab.

»Man braucht ein bisschen Übung«, meinte Tracy und verkniff sich ein Lachen. »Sie schaffen das schon.«

Später an diesem Morgen ging ich nach Hause und brachte Kelley eine Osterkarte und Pralinen mit. Sie brachte kaum ein Lächeln zustande. Kurz vor Mittag waren wir wieder auf der Station. Kelley schlug die Decke auf Junebugs Inkubator zurück und wusste sofort, dass etwas nicht stimmte.

»Woher hat sie denn das Doppelkinn?«

Einen Moment lang dachte ich, sie wolle mich auf den Arm nehmen. Dann sah ich, dass Junebugs Brust und Hals tatsächlich geschwollen waren.

»Warum ist das niemandem aufgefallen?«, fragte sie.

Ich weiß, dass sie nicht von Tracy sprach, denn wir hatten beide absolutes Vertrauen zu ihr. Ich spürte, wie ich rot wurde.

Tracy erklärte uns, dass Junebugs PICC-Katheter aus der Vene gerutscht und Lipide und Nährstoffe in den oberen Teil ihres Brustkorbs gepumpt hatte. Zum Glück, so Tracy, habe sie es schnell bemerkt. Sie hatte den PICC-Katheter bereits entfernt – das Team würde ihn ersetzen müssen. Sie war gleich herübergeeilt, um uns von der Infiltration zu erzählen, doch Kelley hatte sie registriert, ehe sie Gelegenheit dazu hatte.

Kelley bemerkte Dinge, die mir entgingen, keine Frage. Wenn Junebugs Bauch ein bisschen fleckig war, sah ihre Mutter es vor mir. Wenn die Kleine unruhig war, schickte Kelley sich schon an, sie zu trösten, bevor der Alarm ertönte. Obwohl Kelley es nie direkt aussprach, meine Beobachtungsgabe war mangelhaft – beschämend, wenn man Reporter ist und vermeintlich geübt darin, auf Einzelheiten zu achten. Gleichzeitig irritierte es Kelley, dass ich durch meine frühen Morgenstunden mit Junebug bei bestimmten Dingen geübter war als sie. Kelley war die Mutter, nicht ich, und sie schätzte es nicht, diesen Rückstand aufholen zu müssen.

Als ich sie an diesem Abend fürs Windelwechseln coachte und wiederholte, was Tracy mir erzählt hatte, starrte sie mich böse an. Und als ich sie daran erinnerte, sich die Hände zu desinfizieren, eh sie das Baby hochhebe, kochte sie eine geschlagene Stunde lang.

Nachdem wir auf der Frühchenstation gelandet waren, hatte ich zunächst geglaubt, in dieser Krise beieinander Trost finden zu können. Doch mein Narrativ des Zusammenhalts hatte sich schon jetzt erledigt. Wir konnten einander nicht helfen, diese reißende Strömung der Gefühle zu meistern. Wir zogen uns nur gegenseitig runter.

Ich war fast am Ende mit meiner Geduld. Und unter der Erschöpfung, der Angst, dem Kummer spürte ich eine heimliche Wut in mir. Immer wieder brütete ich über diesem Tag, an dem Kelley das Fahrrad genommen und Muppet neben ihr hergesprungen war. Ich hatte sie gebeten, es nicht zu tun, und sie hatte sich darüber hinweggesetzt. Hatte sich immer über meine eher vorsichtige Art lustig gemacht – als sei ich ein blöder Tattergreis.

Ich zwang mich, meine gehässigen Gedanken in Schach zu halten. Denn wenn ich sie ungefiltert herausließ, vor allem zu diesem Zeitpunkt, wo wir beide so verletzlich waren, würden sie unserer Ehe den Rest geben.

Es gab immer noch diesen Pakt zwischen uns, zwischen Kelley und mir. Nur einer von uns durfte jeweils durchdrehen. Doch bisher hatte Kelly die gesamte verfügbare Ausflipp-Zeit für sich beansprucht. Ich konnte nicht begreifen, warum sie sich ohne Pause, Tag für Tag, der Verzweiflung hingab, während sie von mir erwartete, dass ich sie aufrecht hielt. Treu und brav marschierte ich morgens in aller Früh zum Krankenhaus. Schrieb mir auf, was die Ärzte sagten, und stellte ihnen all die Fragen, die *sie* beantwortet haben wollte. Ich lernte, wie man das Baby versorgte, las ihm vor, sang und redete ununterbrochen mit ihm. Und dennoch grollte sie mir.

Einmal spätabends, als wir gerade zu Bett gingen, verlor ich die Nerven.

»Warum meckerst und lamentierst du eigentlich andauernd rum? Immer weiter und weiter. Hilft dir das denn? Fühlst du dich wirklich besser dadurch?«

Sobald ich die Worte ausgesprochen hatte, hätte ich sie am liebsten gleich wieder ungesagt gemacht.

Kelley

Ich konnte nicht schlafen, in mir tobte es, und ich hasste mich, weil ich so wütend war über, ja, worüber genau eigentlich – dass ich in der Eltern-Olympiade gegen ihn verlor?

Tom kann so charmant sein. Doch wie bei den meisten charmanten Männern gibt es bei ihm diese Fassade der Irrealität. Er spachtelte seinen Kummer und seine Angst einfach zu. All die Plätzchen, die er backte, um dann das Rezept weiterzugeben, als ob alles, was unsere Tochter in ihrem Leben brauchte, Betty-Crocker-Kekse waren.

Ich döste ein und hatte einen Alptraum. Ich war in unserem Bad. Das Baby war gerade aus mir herausgeschnitten worden, und ich war immer noch mit dem Versuch zugange, die Nachgeburt zu entbinden. Ich wälzte mich in meinem eigenen Blut, und Tom meinte nur, dass ich langweilig sei. Ich ging ins Krankenhaus, um Juniper zu besuchen, doch die Wachleute ließen mich nicht zu ihr.

Am nächsten Tag, als wir beide wieder ruhiger waren, versuchte ich ihm zu erklären, gegen welchen Treibsand der Gefühle ich ankämpfte, wenn er zu seinem allmorgendlichen Klinikbesuch aufbricht. Dankbarkeit und Erleichterung zwar, weil er seine Aufgabe hatte. Aber gleichzeitig den Abscheu vor mir selbst, weil ich, an diese Foltermaschine gefesselt, zurückblieb. All diese Stunden vergeudete und – wahrscheinlich umsonst – ihr kurzes Leben versäumte. Was, wenn diese Stunden alles waren, was wir hatten?

Ein Teil von mir, der sich im tiefen Sumpf der Selbstverachtung suhlte, fragte sich, ob wohl die Maschine der wahre Feind sei. War ich einfach zu schwach, um mich mit der Frühchenstation, den Monitoren, den Schwestern und sogar meiner eigenen um ihr Leben ringenden Tochter auseinanderzusetzen? War ich eine derartige Versagerin als Mutter, dass ich sie dort allein ließ?

Tom saß auf der Bettkante, die nach saurer Milch roch, und hörte zu. Sein Gesicht wurde weich, und ich wusste, dass er mir nicht mehr böse war.

»Ich würde das ohne dich nicht schaffen«, sagte er. »Du bist diejenige, die der Schöpfung dieses Baby abgerungen hat. Fünf Monate lang hast du sie in deinem Bauch ausgetragen, aber vorher bist du schon jahrelang mit ihr schwanger gegangen. Du hast an sie geglaubt und für sie gekämpft. Du hast mir einen Tritt verpasst, mich vor den Altar geschleppt und mir meine Ängste vorm Alter ausgetrieben. Du hast dir mein ganzes Gejammer über den »Raum der Wünsche« angehört, weiß Gott wie viele Leute mit Kathetern und Kameras in dir rumfuhrwerken lassen, eine andere Frau dazu verführt, uns ihre Eizellen zu geben, und das alles, weil du eine Vision von diesem Baby in deinen Armen hattest und weil du nicht aufgeben wolltest.«

Inzwischen heulte ich und verteilte Rotz und Tränen über sein ganzes T-Shirt.

»Junebug«, sagte er, »ist nur deinetwegen da. Wenn du nicht das wildeste Muttertier auf diesem Planeten bist, dann verrat mir mal, wer es sein soll.«

Ich war damals bei einer Psychologin. Ich wusste, dass ich bei jemandem Dampf ablassen und gegen jemanden wüten musste, und es sollte nicht Tom sein. Ich kotzte mich dort aus, heulte die ganze Stunde über, zahlte die neunzig Dollar, ging und fühlte mich schuldig, weil ich einem anderen Menschen einen solch ungefilterten Horror zugemutet hatte.

Ich wusste, dass Tom recht hatte. Die Hormone machten mir brutal zu schaffen. Ich war fix und fertig, aber schließlich war ich die einzige Mutter, die Juniper hatte.

»Nun komm schon«, meinte Tom eines Morgens nicht lange darauf. »Krieg mal den Arsch hoch, steh auf.«

Tom

Der Tunnel führte weg von der Erdoberfläche, weg von dem, was wir für unser Leben gehalten hatten. Wir schraubten uns immer weiter nach unten und sagten uns, dass wir jetzt sicherlich bald den Boden erreicht hätten, und dann sahen wir, wie der Pfad vor uns weiterging, sich in die Ferne schlängelte und auf etwas zuführte, von dem wir wussten, dass wir es nicht ertragen konnten.

Wir schliefen, ohne zu schlafen, wir stürzten und stürzten. Ich döste ein: an Ampeln hinter dem Steuer, während ich in der Küche stand und auf jedem Stuhl, auf den ich mich sinken ließ. Mittlerweile hasste ich die Tonbandstimmen der Kinder im Klinikaufzug, die so erpicht darauf waren, uns daran zu erinnern, wohin unsere Reise ging.

»Hinunter!«, piepste eines von ihnen.

»Ja, hinunter!«, sagte ich dann laut. »Hinunter in den neunten Höllenkreis.«

Meine einzige Zuflucht waren die Stunden, in denen ich meiner Tochter vorlas. Wir flogen durch die mittleren Kapitel von »Harry Potter und der Stein der Weisen«. Harry hatte seine erste Lektion auf dem fliegenden Besen und auch sein erstes Quidditch-Spiel überlebt, und Junebug und ich schossen auf der immerwährenden Jagd nach dem goldenen Schnatz mit ihm über Befestigungsmauern und Türme. Je weiter wir in das Buch vordrangen, umso mehr schien sie es zu genießen. Wenn ich las, verharrte ihre Sättigungszahl durchgehend in den hohen Neunzigern. Hörte ich auf, sackte die Zahl häufig ab.

»Sie sollten mal lieber weiterlesen«, meinte eine der Krankenschwestern. »Die Kleine steht drauf.«

An dem Dienstag, an dem die Ärzte Junebugs zweites Loch entdeckten, las ich nur wenig. Die zweite Operation hatte sie erschöpft, und sie musste sich ausruhen. Die Schwestern versuchten nun nicht mehr, uns zu trösten, indem sie über ihre Lebhaftigkeit sprachen. Aller Kampfgeist schien aus ihr gewichen zu sein. Das Team konnte ihren Blutdruck nicht mehr stabilisieren, und sogar als sie ihren Sauerstoff auf neunzig Prozent hochdrehten, erreichte kaum etwas davon ihre Lungen. Ihre Organe wurden nicht ausreichend durchblutet. Bald würden sie langsam, eins nach dem anderen, kollabieren.

An diesem Abend stahlen Kelley und ich uns zum Abendessen hinaus und eilten dann zu Beginn der Nachtschicht ins Krankenhaus zurück. Wir verließen gerade die Interstate, und neben dem Highway ragte schon die Klinik auf, erwarteten uns schon die Lichter auf dem fünften Stock, als mich ein fürchterlicher Gedanke überfiel. Was, wenn Juniper starb, ehe ich ihr das letzte Kapitel vorlesen konnte? Was, wenn sie nie zu hören bekäme, was aus Harry, Ron und Hermine wurde? Plötzlich stiegen mir all die Angst und der Schmerz, die ich immer hatte in Schach halten wollen, tosend in die Kehle hinauf. Ich konnte nicht mehr atmen. Unwillkürlich begannen meine Schultern zu zittern. Ich fuhr an den Straßenrand und brach über dem Lenkrad zusammen.

»Was ist denn los, Baby?«, fragte Kelley und streckte die Hand nach mir aus, um mir die Schulter zu massieren. »Sag, was ist denn mit dir?«

Ich konnte es nicht aussprechen.

Sam, der nach wie vor mit seiner Bronchitis kämpfte, hatte Junebug noch nicht gesehen. Wenn sie jetzt starb, würde sie ihren Bruder nie kennenlernen, und er würde nie den Samurai-Griff ihrer Hand um seinen Finger verspüren. Bald war Muttertag, und wir würden ihn am Grab unserer Tochter verbringen. Junebug würde Muppet nie kennenlernen, ihr nie den Arm um den Hals legen. Sie würde niemals ihr Zimmer sehen, das Kelley mit dem orangefarbenen Affenteppich und den Regalen voller Bilderbücher so wunderschön eingerichtet hatte. Und dann kam Halloween, und sie würde sich weder als Junikäfer verkleiden noch »Süßes oder Saures« fordernd von Haus zu Haus ziehen. An Weihnachten sähe sie nicht die Lichter am Baum. Jahr für Jahr hängten wir Kinderfotos von Nat und Sam und ein Bild von Kelley als kleinem Mädchen im Schnee an den Baum sowie ein weiteres von mir als zappelndem Baby auf dem Schoß des Weihnachtsmanns. Welches Foto würden wir wohl von Junebug einrahmen? Würden wir es überhaupt übers Herz bringen, einen Baum aufzustellen? Juniper würde nicht älter werden. Würde nie etwas anderes kennen als die Dunkelheit des Kastens, in dem sie momentan lebte, und die Finsternis der Kiste, die als Nächstes kam.

Das mit dem Buch aber erschien mir am ungerechtesten. Falls Junebug starb, ohne dass wir das letzte Kapitel von »Harry Potter und der Stein der Weisen« zu Ende gelesen hatten, würde sie niemals wissen, wie sich ein Happy End anfühlte. Würde sich im Dunkel einer nicht aufgelösten Erzählung verirren.

Als wir auf der Station eintrafen und an ihren Brutkasten traten, verlor ich erneut die Fassung und rannte zurück auf den Korridor. Durch die Fenster beobachtete ich den Sonnenuntergang, die verwischten Flecken der Scheinwerfer und Schlusslichter, die in völlig andere Welten davonrasten. Jetzt verstand ich, warum Kelley es in den vergangenen Wochen so schwierig gefunden hatte, hierherzukommen. Sie hatte der Wahrheit ins Auge geblickt, während ich mich davor versteckt hatte. Irgendwie hatte ich mich selbst davon überzeugt, wie tapfer ich sei, dabei hatte ich mich lediglich in eine, wenn auch subtile Illusion eingesponnen.

Inzwischen war es dunkel draußen. Aus den schwarzen Fenstern starrte mir mein Spiegelbild entgegen. Ich konnte kaum fassen, wie alt ich aussah, wie lächerlich mit meinen geschwollenen Augen und dem silbernen Haar, das seit Tagen nicht mehr gekämmt worden war. Ich sagte mir, dass ich nutzlos sei. Ein Narr, der glaubte, er könne seine Tochter beschützen, indem er ihr ein Buch vorlas.

Als ich wieder hineinging, fragte mich Kelley, ob ich Junebugs Hand halten wolle. Ich sagte mir, dass meine Tochter jetzt einen starken Vater brauche und dass ich nicht weinen dürfe, wenn meine Finger ihre berührten; sonst würde sie Bescheid wissen. Ich holte tief Luft und fasste in den Inkubator. Junebug war völlig neben der Spur, irgendwo weit weg von uns, und träumte, wovon auch immer.

»Du musst nach Hause kommen«, sagte ich. »Nach Hause. Nach Hause.«

Schließlich öffnete ich »Harry Potter und der Stein der Weisen« an der Stelle, wo wir aufgehört hatten, Seite zweihundert oben, wo Harry und Ron ihre Weihnachtsgeschenke auspacken und Harry den Tarnumhang auswickelt, der einst seinem Vater gehört hatte. Ich las ruhig, nahm die Sätze in mich auf und ließ sie dann wieder aus mir herausströmen, indem ich atmend jeden Takt und jede Pause mitging.

Es war das Einzige, worauf ich mich verstand.

Kelley

Immer wieder musste ich an das tote Baby in 696 denken – das auf der anderen Seite des Mittelgangs gestorben und dann so reglos unter dem Laken gelegen hatte. Ich dachte an die Eltern, wie sie aus dem Raum gestolpert waren, in ein Leben, das sich bodenlos angefühlt haben muss. Und ich stellte mir vor, wann dieser Tag wohl für mich käme.

Ich sah es so deutlich vor mir, fast als ob das tote Baby mir ein Bild hinterlassen hätte. Vielleicht, um mich vorzubereiten.

Die Schwestern ließen mich immer auf dem blauen Vinylsessel Platz nehmen. Dann kümmerten sie sich um Juniper und lösten ihr behutsam das Pflaster vom Gesicht. Sie entfernten, Stück für Stück, die Drähte. Zogen ihr die Schläuche aus dem Mund und aus der Nase. Sie schalteten den Monitor ab, und der Bildschirm wurde dunkel. Behutsam hoben sie dann meine Tochter aus dem Brutkasten, schlugen sie in eine Decke und legten sie mir in die Arme. Sie wog praktisch nichts. Sie war sediert, damit sie sich nicht abstrampelte, aber sie keuchte. Tom wollte sie dann immer halten, aber ich ließ sie nicht los, hielt sie, solange ich konnte. Für einen kurzen Moment war ich dann Mutter. Und versuchte, etwas zu sagen, das ein sterbendes Baby von seiner Mutter hören muss. »Du bist nicht allein. Ich liebe dich mehr als alles auf der Welt.« Ich prägte mir ihr Gesicht ein. Ich hatte schreckliche Angst zu vergessen. Wir reichten sie hin und her, bis sie kalt und fleckig und grau wurde. Das dauerte länger, als man hätte glauben mögen. Und stets hinterließ das Stethoskop dabei einen Abdruck auf ihrer Brust.

Dann brachen wir auf und wussten nicht mehr, wer wir waren.

Tom

Dem Baby an diesem Abend zuzuschauen war so, als sehe man ein Flugzeug immer und immer wieder abstürzen. Die türkisblaue Zahl auf ihrem Monitor sackte immer weiter ab. Der Sauerstoff schien ihre Lungen nicht zu erreichen, und ihr Blutdruck war gefährlich niedrig, was möglicherweise auf eine Infektion schließen ließ. Dr. I-Aah hatte Dienst, und er und die Schwester und ein Beatmungsspezialist waren stundenlang mit ihr zugange. Sie verschoben ihren Atemschlauch, brachten ihn tiefer ein, um den Luftstrom zu steigern, forderten weitere Antibiotika an und taten alles ihnen Mögliche, um ihre Sättigungszahl und ihren Blutdruck zu erhöhen. Schließlich, gegen halb zehn Uhr abends, stabilisierte sie sich, und Kelley und ich gingen nach Hause, um ein wenig zu schlafen. Wir wussten, dass der nächste Tag durchaus der letzte unserer Tochter sein konnte, und wir würden jede unserer noch vorhandenen Kraftreserven benötigen.

Sobald ich mich hinlegte, stürzte ich in einen Traum, wie ich noch nie einen geträumt hatte. Ich war Kandidat in einer TV-Spielshow und stand neben Junebugs Brutkasten auf einer grellen, mit blauen Neonleuchten eingefassten Bühne, auf der überall Lichter blinkten und die mich an »Wer wird Millionär?« erinnerte. Obwohl der Moderator nie davon sprach, war der Preis in dieser Show ganz eindeutig das Überleben meiner Tochter. Ich musste mehrere Runden spielen, und nur wenn ich immer wieder gewann, hatte sie eine Chance zu überleben. Falls ich eine Runde verlor, starb sie.

Der Traum schien einfach nicht aufhören zu wollen. Musik dröhnte aus den Studio-Lautsprechern. Das Publikum tobte und applaudierte Runde um Runde, während die Kameras auf Junebugs schlafendes Gesicht und ihren Monitor zoomten, ihre Vitalparameter zeigten, so dass jeder zu Hause sie sehen und darüber spekulieren konnte. Ich wollte mich beschweren, sie brauche doch Ruhe und all dieser Lärm sei nicht gut für sie, doch bei all dem Gejubel, der Musik und dem vom Drehbuch vorgegebenen Geplänkel des Moderators war es unmöglich, zu Wort zu kommen. Ich konnte nicht hören, ob die Alarme losgingen, und ich musste mich derart auf das Spiel konzentrieren, dass ich unmöglich auf ihren Monitor schauen konnte. Es war, als würden wir zwei in der künstlichen Hochstimmung dieser Show untergehen.

Kelley war nicht bei mir auf der Bühne, und die Lichter blendeten mich so stark, dass ich ihr Gesicht auch im Publikum nicht entdecken konnte. In einer der Runden jedoch wurden Nat und Sam aufgerufen und gebeten, sich zu beiden Seiten des Inkubators aufzustellen, und meine Aufgabe bestand dann darin, meine Jungs durch Lichtstrahlen, die die Speichen eines glühenden Rades bildeten, irgendwie mit ihrer Schwester zu verbinden. Als ich diese Herausforderung bewältigt hatte, brach das Publikum in Beifall aus, und plötzlich befand ich mich in einer weiteren Runde, die von mir verlangte, Städte rund um die Welt zu bestimmen, in denen Junebug als Erwachsene leben würde, falls sie denn dieses Spiel überlebte.

Ich war noch immer mitten in der Show, als ich ein Summen hörte. Es war Kelleys Handy, das auf dem Regal hinter unserem Bett vibrierte. Ich schaute aufs Display.

All Children's Hospital.

2:17 Uhr.

Ich ging ran und hörte die Stimme Dr. I-Aahs, der sich dafür entschuldigte, dass er mich geweckt habe. Sofort fühlte ich mich schlecht, weil ich ihn in Gedanken so bezeichnet hatte, diesen Mann, der sich da mitten in der Nacht abmühte, um unsere Tochter zu retten. Kelley beugte sich zu mir herüber, um mitzulauschen, und sogar durch das Handy hörten wir, dass Dr. Germain seine Worte noch sorgfältiger wog als sonst. Sie hätten wieder Probleme mit Junipers Atmung, meinte er, und er habe sie erneut an den Hi-Fi-Respirator angeschlossen. Sie hätten den Sauerstoff auf hundert Prozent aufgedreht, aber es reiche nicht. Sie könnten den Blutdruck nicht stabilisieren. Sie hätten Probleme mit ihrer Harnleistung. Alle Anzeichen deuteten auf eine massive Infektion.

»Wie weit haben Sie es denn bis zum Krankenhaus?«, fragte er.

»O Gott«, sagte Kelley.

Ich war immer noch groggy. Da ich aus meinem Spielshow-Traum herausgerissen und in dieses Gespräch hineinkatapultiert worden war, fiel es mir schwer, wirklich aufzunehmen, was Dr. Germain mir da erzählte. Da ich wusste, dass die hohe Sauerstoffrate sie erblinden lassen konnte, fragte ich ihn, wie lange sie Juniper auf hundert Prozent lassen könnten, ehe sie fürchten müssten, ihren Augen zu schaden.

Wie aus der Pistole geschossen erwiderte er: »Die Entwicklung ihrer Netzhaut ist eine Langzeitgeschichte. Ich konzentriere mich hier allein aufs Kurzfristige.«

Diesmal hörte ich es. Juniper starb. Sie starb, verdammt noch mal. Dr. Germain wollte es nur nicht sagen. Zunächst einmal, meinte der Arzt, wolle er sicherstellen, dass sie die Nacht überlebe. Er klang ausgelaugt. Vor Junebugs Geburt hatte er uns vor den Wahrscheinlichkeiten und Gefahren gewarnt, hatte uns prozentual die Risiken beziffert, die für ein in der dreiundzwanzigsten Schwangerschaftswoche plus sechs Tage geborenes Baby bestanden. Nun tat er sein Bestes, damit unsere Tochter es entgegen aller Wahrscheinlichkeit doch noch schaffte.

»Sie ist ein sehr, sehr krankes kleines Mädchen. Momentan mache ich mir sehr große Sorgen um sie.«

Ehe er auflegte, versicherte uns Dr. Germain, dass er uns anrufen werde, sobald es eine Änderung gebe. Wieder fragte er, wie weit wir es hätten.

Kurz nach halb vier Uhr morgens trafen wir erneut im Krankenhaus ein, und Kummer und Angst standen uns so deutlich ins Gesicht geschrieben, dass die Leute, an denen wir vorbeikamen, den Blick abwandten. Im Aufzug verhöhnte uns wieder eins von diesen geisterhaften Teufelskindern.

»Nach oben! Fünfter Stock!«

Als wir in Junebugs Inkubator spähten, schlief sie wie ein Stein, mit ausgebreiteten Armen und Beinen, als habe man sie in einem Boxkampf k. o. geschlagen. Holly, ihre Nachtschwester, meinte, es sei wohl das Beste, sie schlafen zu lassen, denn das Team hatte so lange an ihr gearbeitet und sie eben erst stabilisieren können. Ihre Sauerstoffrate war allerdings immer noch sehr hoch, fast hundert Prozent, und Holly sorgte sich wegen möglicher Schäden. Es war, als sähen wir ihr beim Erblinden zu.

»Meine kleine Junebug«, sagte Kelley. »Die armen kleinen Augäpfel.«

Holly hatte noch eine weitere schlechte Nachricht für uns. Beim Versuch, der Übersäuerung von Junebugs Blut entgegenzuwirken, hatten die Ärzte Natriumbikarbonat verordnet, das durch einen Katheter in ihrer Hand gepumpt wurde. Doch in der Nacht hatte der Katheter die Vene gesprengt, und das Bikarbonat war ins Gewebe ihrer rechten Hand gesickert.

Die Schwester hatte die Infiltration zwar rasch bemerkt, doch da hatte das Bikarbonat bereits ein ansehnliches Stück Gewebe etwa in der Größe einer Zehn-Cent-Münze zerstört, was bei einer so winzigen Hand eine Menge war. Falls Junebug überlebte, würden wir sie irgendwann zum plastischen Chirurgen des Krankenhauses bringen müssen – dem, der auf dem Flügel in der Eingangshalle spielte –, um den Schaden zu reparieren.

Noch keiner ihrer Patienten, versicherte uns Holly, habe eine derartige Infiltration erlitten.

»In sechzehn Jahren ist mir das zum ersten Mal passiert«, erzählte sie uns. »Dieses Bikarbonat ist schon ein übles Zeug.«

Normalerweise wurden die Eltern nicht ermuntert, die Nacht auf der Station zu verbringen. Doch diese Nacht war anders. Ich rollte einen Sessel für Kelley herüber, und sie sank hinein und begann zu heulen. Ich suchte eine Decke, um sie über sie zu breiten, und sie döste sofort ein. Ich setzte mich neben sie, starrte in den dunklen Kasten unserer Tochter und lauschte dem hektischen Brummen ihres Hi-Fi-Respirators. Alarme hallten durch die Station, als ob jedes Baby auf der Welt schwer zu kämpfen habe. Ich konnte nicht umhin zu registrieren, dass andere Schwestern – Schwestern, die Junebug schon gepflegt hatten und denen sie offensichtlich am Herzen lag –, wenn sie vorbeikamen, nicht einmal einen Blick in unsere Richtung warfen.

Ihre Gesichter waren verschlossen und von jener Ausdruckslosigkeit, die ich inzwischen nur allzu gut kannte. Es war der gleiche Ausdruck, den ich beobachtet hatte, als wir auf die Station zurückkamen und feststellten, dass das Baby in 695 verschwunden war. Genau die gleiche Maske, die sie während der Stunden getragen hatten, ehe das Baby in 696 starb.

Kelley

Am Morgen übernahm dann Dr. Shakeel das Kommando. Eine Operation, erklärte sie uns, sei womöglich unsere letzte Option. Was immer auch in Junipers Bauch vor sich ging, es wollte einfach nicht heilen, und eine Entzündung, Druck oder eine andere Störung ließ auch den Rest ihres Körpers kollabieren. Dr. Shakeel hatte mit der Chirurgin gesprochen, die darauf beharrt hatte, einen so winzigen Säugling nicht operieren zu wollen. Die Operation sei komplizierter und beinhalte mehr, als nur Drains zu legen. Die Chirurgin, Dr. Beth Walford, würde sie aufschneiden und nach abgestorbenen oder geplatzten Darmstellen suchen müssen, dann musste sie diese herausschneiden und die restlichen Teile wieder zusammennähen. Danach würde sie all den Schmutz aus dem Bäuchlein herausspülen und ihr Bestes tun, um das alles wieder zusammenzuflicken.

Dr. Walford erzählte uns, dass sie fast nie derartige Eingriffe bei so kleinen Babys vornehme. Die Ärzte würden sie ausreichend stabilisieren müssen, um sie an einen regulären Respirator anzuschließen, da sie kein Baby operieren konnten, das die ganze Zeit vibrierte. Die Operation würde eine Fahrt zum OP erfordern, und schon allein die konnte sie umbringen. Und wenn das Team sie dann aufgeschnitten hatte – war ihre Haut so zart, dass Dr. Walford womöglich nicht mehr in der Lage sein würde, sie wieder zusammenzunähen. Die Ärztin wollte sichergehen, dass uns das klar war.

»Bei wie vielen Babys dieser Größe haben Sie diese Operation schon gemacht?«, fragte ich.

Dr. Walford war mutig genug, uns in die Augen zu blicken.

»Zwei davon haben weniger als ein Kilo gewogen«, sagte sie.

Juniper war immer noch kaum halb so schwer.

»Und wie viele von den beiden haben überlebt?«

Sie zögerte.

»Eins.«

Dr. Shakeel hatte den ganzen Morgen lang die Optionen gegeneinander abgewogen. Sie wusste, dass der Eingriff ein gewaltiges Risiko darstellte und ein letzter Ausweg war. Er würde sie nahezu sicher umbringen. Doch welche andere Wahl blieb uns denn? Juniper starb, so oder so. Sie fragte uns, was wir tun wollten.

Wir wussten es einfach nicht. Wieder suchten wir verzweifelt nach Rat. Wir mussten es den Ärzten überlassen. Die Antworten waren weder in den Lehrbüchern noch in der Forschung zu finden. *So sah es aus, wenn man sich auf medizinischem Neuland bewegte.*

Später erzählte mir Dr. Shakeel, dass sie es im Kopf noch einmal eine Stunde lang durchgegangen sei. *Ich habe das Beatmungsgerät neu eingestellt. Habe die Infusionen erhöht. Was kann ich sonst noch tun?*

Solche unmöglichen Entscheidungen waren Teil ihres Berufs. Sie sammelte möglichst viele Informationen, traf die bestmögliche Entscheidung und stellte sie im Nachhinein nicht mehr in Frage. Ihr Glaube sagte ihr, dass Gott die Sache unter Kontrolle habe. Und seiner Führung überließ sie sich.

Sie wusste, dass Zahlen nicht alles waren. »Achtet aufs Baby«, hatte sie immer gesagt. So dass sie an diesem Morgen in all ihrer Unentschiedenheit und Zerrissenheit an Junipers Brutkasten trat und hineinspähte.

Junipers Augen, die so lange geschlossen gewesen waren, begannen sich in diesem Moment zu öffnen. Und dann schlug sie sie weit auf und sah die Ärztin direkt an.

Dr. Shakeel sah ein Baby, das fast einen Monat auf der Welt war und immer noch keine 900 Gramm wog, dessen Körper kollabierte, das sediert und erschöpft war und große Schmerzen litt, aber dennoch darum kämpfte, mit der Welt Kontakt aufzunehmen. Junipers Augen öffneten und schlossen sich. Öffneten und schlossen sich. Dr. Shakeel kam es vor, als wolle sie ihr sagen: *Ich bin da. Ich bin da.*

Juniper French erklärte sich, gab ihren Willen kund.

Dr. Shakeel rief die Chirurgin an.

Unser Baby würde operiert werden. Die Schwestern wuselten um sie herum, schlossen das mobile Beatmungsgerät und den tragbaren Monitor an. Ich hielt ihre Hand. Sie schaute mich an. Schaute mich direkt an, wie sie es nie zuvor getan hatte. Ihre Augen waren dunkle Teiche, die alles in sich aufnahmen. Mein Gesicht und meine Stimme.

»Es wird nicht immer so sein, Süße. Es gibt ein paar Sachen, die du kennenlernen musst. Gutes Eis zum Beispiel. Der Schokoladen-Milchshake beim Coney Island Grill, der ist unglaublich. Und bei uns daheim, da gibt's eine bescheuerte Hündin namens Muppet, die dich zu oft abschlecken wird und die aus dem Mund stinkt, aber du kannst ihr alles erzählen, und sie wird's niemandem weitersagen. Du hast dein eigenes Zimmer, mit einem Zebra an der Wand und einem runden Bettchen und einem weichen Schaukelstuhl, auf dem ich dich schaukeln werde. Und dann gehen wir mit dir auf ein Springsteen-Konzert, wenn Bruce lang genug durchhält, und du kannst ›Waitin' on a Sunny Day‹ hören und ihn über die Bühne rutschen sehen. Und wir nehmen dich mit nach Fort De Soto, da kannst du deine Zehen in den Sand drücken. Eines Tages wirst du auf einem ungesattelten Pferd in der Sonne reiten und wirst so schnell galoppieren, dass es dir die Tränen in die Augen treibt. Du wirst in deinem Schlafanzug tanzen. Du wirst meine Hand nehmen, und ich werde dich zur Schule bringen, und wenn die Glocke läutet, werde ich schon auf dich warten.«

Sie schoben sie in ihrem Inkubator bis zum OP, und wir gingen neben ihnen her.

Schließlich durften wir ihr nicht weiter folgen und blieben stehen, um uns zu verabschieden.

»Sie können ihr einen Kuss geben«, sagte Tracy.

Bis zu diesem Zeitpunkt hatte ich mich nie mit dem Gedanken gequält, dass ich meine Tochter vielleicht niemals küssen würde. Die Wahrscheinlichkeit, dass sie, wenn ich sie nun wiedersah, kalt sein würde, war hoch – das wusste ich.

Ich beugte mich zu ihr hinunter, küsste die winzige Stirn und verweilte kurz, versuchte ihr wortlos mitzuteilen, was ich nicht sagen konnte, ihr nah zu sein, sie festzuhalten, sie einzuatmen.

Tom gab ihr einen Kuss, und sie schoben sie davon.

Verloren strichen wir durch die Korridore. Sie hatten uns einen jener Piepser gegeben, wie man ihn bei der Cheesecake Factory bekommt, und uns gesagt, der Eingriff werde zwei Stunden in Anspruch nehmen. Während ich dahinging, spielte ich in Gedanken ein Spiel. Im Aufzug oder in der Cafeteria sah ich süße Kinder und versuchte zu erraten, was ihnen wohl fehlte. Und ich fragte mich, was auch immer es war, ob ich denn gern meine Probleme gegen ihre eingetauscht hätte. Das blonde Kind mit den großen Augen im Aufzug? Blutkrankheit. Das süße sommersprossige auf dem Parkplatz? Herzprobleme. Das Baby im Sportwagen im Ganzkörper-Gipskorsett? Glasknochenkrankheit.

Ich wusste, ich wollte nicht tauschen. Auch wenn sie dabei starb, der Versuch, sie zu retten, war die richtige Entscheidung gewesen. Wir hatten sie kennengelernt. Wir hatten sie unsere Stimmen und Musik hören lassen, sie unsere Hände spüren lassen. Mit diesem Kummer waren auch einige der großartigsten Momente meines Lebens verbunden: als ich mir ihr Gesicht einprägte. Ihre Hand hielt. Ihre warme und gewichtslose Gestalt auf meiner Brust spürte. Ihr eine Geschichte vorlas. »Mom« auf eine der Einverständniserklärungen schrieb. Jeder Akt, egal wie profan, bekräftigte, dass dieses Kind zu mir gehörte und ich zu ihm. Wären diese Momente nicht so kostbar, so gäbe es auch das Entsetzen und die Grausamkeit nicht, wenn sie einem genommen wurden.

»Sie ist meine Tochter«, sagte Tom. »Ich würde nichts anders machen wollen.«

* * *

Es gibt Schlimmeres, als sein Baby so sterben zu sehen, sagte ich mir.

Etwa sein Kind an einem heißen Tag auf dem Rücksitz des Wagens zu vergessen und es erst zu entdecken, wenn es schon zu spät war. Das wäre schlimmer. Aber das passiert ständig, auch guten Menschen. Schlimmer wäre, eine Zweijährige aus einem Pool zu ziehen. Überhaupt wäre es schlimmer, ein Kind zu verlieren, das älter war als sie, weil jeder weitere Tag das Loslassen um so viel schwieriger machte. Doch solche Dinge geschahen, stießen Menschen in diesem Augenblick und in diesem Gebäude zu. Sie geschahen alle Tage. Und waren schon lange Zeit geschehen, bevor ich einen Grund gehabt hatte, darauf zu achten.

Jeden Tag wurden Tausende von Gebeten ins Universum geschickt, an Gott, Jehova, an Señor Jesucristo y mi Virgen María de Guadalupe gerichtet. Liebe, Glaube und Schmerz waren Teil dieses Ortes. Das Gebetbuch in der Krankenhauskapelle erzählte davon.

Ich habe wirklich Angst. Ich bete nur noch.
Sie weiß es nicht, aber sie ist mein Ein und Alles.
Ach, Gott. Jeden Tag hab ich gebetet, aber manchmal ist die Antwort nicht so, wie wir es uns wünschen. Ich vertraue dir. Kümmere dich um sie.
Danke, Herr, für einen weiteren Tag.

Ich dachte an all die Leute, die uns gesagt hatten, dass sie für unser Baby beteten. In Kirchen, in die wir nie einen Fuß gesetzt hatten. Einige von Toms Freunden hatten die Nachricht bis zu einer Moschee in Indien verbreitet, wo siebenhundert Menschen zusammenkamen, nur um für Juniper zu beten. Ein paar spirituelle Typen aus Atlanta meditierten darüber. Die Angestellten im Preacher's Barbecue hielten sich an den Händen und beteten für Juniper, bevor sie uns unsere Ribs servierten. Nach und nach stellte ich mir all diese Gebete wie eine große Wolke vor, die sich über uns allen erhob und uns schützte.

Zwar wusste ich es damals noch nicht, aber irgendwo in dieser Wolke war auch die Stimme von Dr. Shakeel.

Am Nachmittag der Operation kniete sich Dr. Shakeel in einem kleinen Raum in der Nähe der Frühchenstation auf ihren Gebetsteppich und betete für unser Baby. Sie hatte all ihre Erfahrung, all ihre fachliche Kompetenz ausgeschöpft, die technischen Möglichkeiten restlos ausgereizt. Nun kapitulierte sie.

Sie wandte sich nach Osten in Richtung Mekka. Sie sprach zu dem, der das Leben erschafft und den Tod bringt, dem einen, der die Macht hat zu heilen. Sie sagte Gott, dass er der Herrscher sei. Sie bat ihn um seine Hilfe. Sie berührte den Boden mit ihrer Stirn.

4. Finsterer Stern

Tom

Ich versuchte, nichts zu denken, mir keine Fragen zu stellen, nichts zu hoffen, nichts vorherzusehen, mir nichts vorzustellen. Ich hatte meine Tochter nie wirklich halten können, nie ihr Gesicht an meiner Schulter gespürt, hatte nie wirklich ihren Geruch eingeatmet oder erlebt, wie sie in meinen Armen schlief. Ich wollte nicht nachdenken darüber, dass ich sie noch an diesem Nachmittag und wohl nur ein einziges Mal würde halten können, ehe sie sie der Erde übergaben.

Während der Operation warteten Kelley, ihre Mutter und ich in der Krankenhaus-Cafeteria im Erdgeschoss, warteten darauf, dass das rote Lämpchen auf dem Cheesecake-Factory-Summer zu blinken begann, warteten eine Ewigkeit. Kelley meinte ständig, sie werde gleich kotzen, ihre Mutter seufzte in einem fort, und ich versuchte, nicht andauernd auf die Wanduhr zu starren. Nie hatte ich die Zeit so gehasst wie an diesem Tag. Ich wollte, dass sie voranraste bis zu dem Augenblick, in dem wir die Nachricht erfuhren. Ich wollte, dass sie sich verlangsamte, damit wir länger glauben konnten, dass sie noch am Leben war.

Ich hatte mein Leben damit verbracht, Geschichten und ihre Schlüsse zu studieren. Als Kind blieb ich mit meinem Vater immer lange auf, guckte Filme und versuchte zu erraten, wie sie wohl enden würden. Würde die Polizei den irren Killer fangen? Würde der Held den Sturz des Zuges in die Schlucht überleben? Schon damals war ich gut darin vorherzusagen, in welche Richtung sich das Ganze entwickeln würde. Nun aber erlebte ich selbst eine Geschichte, die ich weder kontrollieren noch vorhersagen konnte.

Das rote Licht des Summers blinkte. Wir begaben uns nach oben in einen Besprechungsraum und warteten. Das war dann das Schlimmste, diese letzten paar Minuten.

Die Tür öffnete sich, und als Dr. Walford eintrat, versuchte ich in ihrem Gesicht zu lesen. Unsere Tochter lebe, sagte sie, aber es war dennoch keine gute Nachricht. Denn, erklärte die Chirurgin, als sie Junebugs Bauch aufgemacht habe, seien ihre Därme so entzündet und verklebt gewesen, dass es sinnlos gewesen sei, sich an irgendeiner Wiederherstellung zu versuchen.

»Als ich sie berührt habe, sind sie zerfallen.«

Kelley und ich rangen um Worte. Wir fragten, ob es denn noch irgendeine Hoffnung gebe. Wäre es möglich, dass das Problem behoben werden könnte, nachdem sie größer und kräftiger geworden sei?

»Für den Moment«, meinte Dr. Walford, »können wir nur abwarten und beobachten, wie es ihr weiter ergeht.«

Die gute Nachricht war, dass Junebug die Operation besser verkraftet hatte als erwartet. Sie befand sich schon wieder in ihrem Kasten.

Auch nur für eine einzige weitere Stunde mit unserer Tochter waren wir dankbar. Wir fuhren nach oben und bewachten ihren Schlaf. Auf meinem iPhone begann ich eine Rundmail an Nat, Sam, Roy, Mike und meine Familie zu verfassen, um sie auf den neuesten Stand zu bringen. Ich war so erschöpft, dass ich immer wieder mitten im Satz wegdöste oder geschwätzig wurde.

Sie haben paar neue Drains gelegt, in der Hoffnung, dass das die Sache bereinigen wird.
Es scheint etwas unwahrscheinlich, dass
Usf.

Als ich einnickte, rutschte mein Daumen versehentlich auf Senden. Ein paar Sekunden später erwachte ich wieder und versuchte es noch einmal.
Aber Junebugs Blutdruck ist wieder gestiegen, und sie pieselt auch wied
Und noch ein weiteres Mal.
Danke für Eure Liebe und Unterstützung, allen
Ich sank in den Sessel.

Kelley

Am nächsten Morgen, nach wenigen Stunden Schlaf, trafen Tom und ich in der Klinik ein und gingen wie gewohnt zur Frühchenstation. Das Krankenhaus glänzte vor Sauberkeit und Optimismus. Die Gänge waren von comicartigen Klettersculpturen von Pelikanen und Delphinen gesäumt. Und wie immer saßen ein paar Kinder darauf, während ihre Mütter sie zum Labor für Blutanalysen oder zum Registrierschalter für Mandelentfernungen zu schleppen versuchten. Auch die Kunst an der Wand war für Kinder konzipiert. Wir passierten einen seltsamen dreidimensionalen Schäferhund, der eine Sonnenbrille trug und den Kopf zu einem Autofenster heraushängen ließ. Irgendwie kriegte ich bei diesem Hund immer eine Gänsehaut. Wir sahen die bunten Metallfische, die in Richtung Aufzug schwammen.

Und ich fragte mich, ob ich wohl am Abend, wenn wir wieder nach Hause gingen, noch immer eine Mom war.

Ich konnte mich kaum noch erinnern, was ich vorher getan oder was ich gemocht, geliebt hatte. Ich liebte Tom, liebte ihn mehr als je zuvor, nun, da wir als Verbündete in diesem Kampf standen. Ich liebte die Menschen, die mit mir an der Plastikbox gewesen waren. Ich liebte Mike und Jennifer, Ben und Roy. Aber meine Arbeit, über die ich mich früher definiert und die mich bestimmt hatte, war mir egal. Essen, Atempausen oder Sex oder Freunde oder der Hund oder Geld oder auch ich selbst, das war mir alles gleichgültig. Ich liebte dieses Baby, diese bloße Andeutung von einem Mädchen. Die Kleine schloss alles Übrige aus. Nie hatte ich ihre Stimme gehört oder ihr Lächeln gesehen, aber ich kannte sie besser als meine eigenen Hände oder mein eigenes schrecklich zerrissenes Herz.

Der Sicherheitsmann warf einen Blick auf unsere Ansteckschildchen. *Bett 692. 12.04.11. Juniper French. Neugeborenen-Intensivstation.* Die Schildchen identifizierten uns als Stammgäste. Kurzzeitbesucher bekamen Aufkleber, für einen Tag. Unsere Schildchen bedeuteten, dass unser Kind nicht entlassen wurde. Wir saßen hier fest. Wir gehörten dazu, zu einem Ort, dem wir entfliehen wollten.

Wir wurden durch die verschlossenen Doppeltüren in die fünfte Etage Süd durchgewinkt; vorbei am Anmeldeschalter, wo ich immer wieder dankbar und ungläubig »Mutter« eintrug; durch die nächste Doppeltür, einen geschwungenen Korridor entlang, vorbei an den Babys in Beistellbettchen, hinein in den fremdartigen Bienenstock für die Kränksten und Kleinsten. Hatte ich ihr geholfen, oder hatte ich sie nur bestraft? War ich ihr überhaupt eine Mutter gewesen?

Tracy war hereingekommen, obwohl es ihr freier Tag war. Als ich sie entdeckte, hatte ich eine Vision. Ich war inmitten eines aufgewühlten Ozeans am Ertrinken, schluckte Meerwasser und Dieselöl und brachte keinen Ton heraus, und Tracy erschien mir wie ein schwankendes Licht oder eine gelbe Rettungsweste, die man mir im Wind zuwarf.

Juniper war ihre einzige Patientin, also war wohl irgendeine ihrer Vorgesetzten zu dem Schluss gelangt, dass es schlecht um sie stand. Ich wollte Tracy packen und um das Leben meines Kindes flehen. Stattdessen schrubbte ich mir nur mit der glitschigen Klinikseife und der Einweg-Nagelbürste die Hände, bis meine Haut verbrüht und rissig war.

Ich betrachtete meine Hände im Wasser. Meine inzwischen siebzigjährige Mutter, hatte ihr ganzes Leben lang in einem Krankenhaus gearbeitet und nicht in Rente gehen wollen. Sie hatte die gleichen rauen Hände. Als ich meine betrachtete, sah ich sie in ihrer weißen Tracht vor mir, wie sie die Hände ausstreckte, um mich nach der Vorschule in ihre Arme zu reißen. Ich spürte ihren Daumen, der mir kratzig wie eine Katzenzunge Milch von der Lippe wischte. Neben der Seife war an der Wand eine Klinikpumpe mit Handlotion befestigt. Ich verzichtete darauf. Ich wollte diese Hände. Ich wollte sie mir anschauen und den Beweis darin sehen, dass nun auch ich jemandes Mom war.

»Sie hatte eine super Nacht«, meinte Tracy. Obwohl sie immer darauf achtete, dass unsere Erwartungen nicht wie ein Bumerang auf sie zurückschlugen, meinte sie, sie sei überrascht gewesen zu sehen, dass sich Junipers Blutdruck stabilisiert habe und sie inzwischen nur noch dreißig Prozent Sauerstoff benötige, verglichen mit den neunzig Prozent in der Nacht zuvor.

»Sie hat's faustdick hinter den Ohren«, meinte Tracy.

Diane und die Chirurgin kamen vorbei. Auch ihnen war die Überraschung anzumerken.

»Sie ist schon ein zähes kleines Ding«, sagte Diane. »Sie ist unglaublich.«

Die Chirurgin sah sich den Schnitt unter dem Verband an und kontrollierte sämtliche Drains. Für mindestens einen Monat, sagte sie, werde sie eine weitere OP nicht mal in Erwägung ziehen, so dass es nichts zu tun gebe, außer abzuwarten.

»Aber warum funktioniert es plötzlich?«, fragte ich.

»Nehmen Sie es einfach so hin«, meinte Tracy. »Genießen Sie den Moment.«

Vielleicht hatte ja allein schon das Aufschneiden den Druck in ihrem Bauch verringert, so dass ihre Nieren und Lungen nun besser funktionierten. Vielleicht gab aber auch einer der vier trinkhalmdicken Drains, die die Chirurgin in ihrer Verzweiflung gelegt hatte, den Ausschlag.

Ich schrieb Mike eine SMS: *Tracy meint, wir sollten den Augenblick genießen.*

Mike: *Welchen denn? Den beängstigenden oder den lediglich besorgniserregenden?*

An diesem Nachmittag schaute Dr. Shakeel an Junipers Brutkasten vorbei, wo Tom und ich saßen, darauf warteten, dass etwas geschah, und gleichzeitig aufs Gegenteil hofften. Bleich und eingerollt wie ein Fötus lag ich in dem schmalen Lehnsessel. Tom überließ mir stets die bequemere Sitzgelegenheit. Dr. Shakeel zog einen dritten Stuhl heran und wandte sich, auf den Ellbogen gestützt, um, so dass sie mich ansehen konnte. Mir fiel keine andere Ärztin, kein anderer Arzt ein, der so etwas tat. Ich glaube, ich hatte vergessen, dass Ärzte Pausen machten oder sich hinsetzten oder einen überhaupt wahrnahmen.

»Babys sind überaus robust«, sagte sie. Ich nickte nur. Ich starrte auf den Brutkasten. Sie beugte sich ein wenig zu mir herüber, und ich hatte Angst, ihre Freundlichkeit könnte mich zum Weinen bringen.

»Ich wünschte, ich könnte Ihnen einige der Babys zeigen«, sagte sie. »Sie ziehen sich selbst aus dem Sumpf.«

»Die Ärzte tun zwar ihr Möglichstes«, sagte sie, »aber das Baby schuftet am schwersten. Manchmal, wenn die Chirurgen glauben, alles ist verloren, werden die Babys von allein wieder gesund. Und mitunter müssen Babys wie Juniper, mit Löchern im Darm, nicht mal in den OP zurück.«

Ich stützte das Kinn in die Hand und schaukelte hin und her wie eine Geisteskranke. Immer wieder blickte ich auf die Ärztin und dann wieder auf mein Baby. Dr. Shakeel legte mir den Arm um die Schulter.

»Solange es Leben gibt«, sagte sie, »gibt es auch Hoffnung.«

Als sie ging, hob Tracy den Deckel des Brutkastens. Behutsam drehte sie Juniper um und bettete sie auf eine weiße Decke mit blauem Affenmuster. Sie rollte und faltete, schob und strich glatt, bis die Kleine auf allen Seiten von einem weichen Grenzwulst umgeben war, der ihr ein Gefühl von Sicherheit vermittelte. Wegen des Pflasters und der Drähte konnte ich die untere Hälfte von Junipers Gesicht nicht sehen. Und wegen der Verbände blieb mir auch der untere Teil ihres Bauchs verborgen. Aber ich war erstaunt, wie schön sie sein konnte. Sie schlief. Das Haar fiel ihr seitlich über die Stirn und die gewölbten Augenbrauen. Ihre Hände waren mit Manschetten und Kanülen gefesselt, aber sie ballte putzig die kleinen Fäustchen unterm Kinn.

Ihre Ohren, die immer noch kein Knorpelgewebe besaßen und ihre Form nicht hielten, knautschen sich in die Decke, so dass Tracy sie behutsam entfaltete. Sie ließ den Deckel des Inkubators oben. Es war eine Einladung.

Ich beschloss, meine eigene Vorlesestunde zu starten, pumpte mir Desinfektionsmittel in die Hand und nahm etwas Verbandsmull, um mein iPhone damit abzuwischen. Dann rief ich auf Kindle das erste Kapitel von »Pu der Bär« auf – das Original und keine von Disney verkitschte Abscheulichkeit. Ich las ihr vor, wie Pu sich an seinem blauen Luftballon festklammerte und sich von ihm hoch, hoch, hoch in die Lüfte tragen ließ, immer näher heran an den Honig im Baum; wie er sich selbst einredete, dass er wie eine Wolke am Himmel aussehe und ihn die Bienen wegen seiner Gewitztheit nicht bemerken würden – und er so, allein kraft seiner sturen Hoffnung, den Honig erreichen und niemals gestochen werden würde. Bis Christopher Robin dann Nein sagte: Nein, Pu, du siehst aus wie ein Bär, der einen Ballon in der Hand hält.

Juniper überlebte die Nacht.

Am nächsten Tag hatten wir eine neue Schwester, Barbara, die offenbar nichts von beschönigenden Umschreibungen hielt.

Junipers Lungen schwächelten. Ihr Beatmungsgerät war auf Maximaleinstellung hochgefahren. Sie war zwecks Kräftigung der Lungen mit Steroiden vollgepumpt, doch Steroide verlangsamten die Gehirnentwicklung. Steroide, so Barbara, bekämen nur Kinder, von denen man annehme, dass sie ansonsten sterben würden. Und Juniper bekam sie schon eine ganze Weile.

Ich starrte die Schwester an und versuchte, ihren Befund zu interpretieren. Würde mein Baby verblöden? Oder nur ein zu kleines Köpfchen haben? War ich ihr dankbar, weil sie so offen und ehrlich zu mir war, oder wollte ich ihr lieber eine in die Fresse hauen?

Sie quasselte weiter. Junipers Brustkorb krampfe sich zusammen, fand sie. »Es ist beängstigend, dass sie das jetzt schon macht«, meinte sie. »Wow, Kids, die das machen, sind echt beängstigend.«

Ich hatte noch nie von dieser Brustkorbsache gehört. Ich musste Tracy fragen, ob es wirklich so schlimm sei, doch Tracy hatte an diesem Tag frei. Mike kam zu Besuch. Tom eilte in die Cafeteria hinunter. Und Barbara hielt zum Glück mal den Mund.

Mike und ich sahen zu, während ein Beatmungsspezialist sich anschickte, Junipers Blut zu testen.

»Guck mal auf ihre Zahlen, während er das macht«, sagte ich zu Mike.

Der Techniker pikste in Junipers Ferse. Ihre Sauerstoffsättigung fiel auf einen Wert zwischen siebzig und achtzig, ihre Herzfrequenz sank unter hundert. Alarme ertönten.

»Ich weiß einfach nicht, wie lange ich diesen Stress noch aushalten kann«, sagte ich. Ich verkroch mich mal wieder und war an diesem Tag fast bis vier daheimgeblieben, bedacht, die Ruhe des friedlichen Hauses nicht zu stören. An manchen Abenden wollte ich nicht mal auf der Station anrufen, um mich nach ihr zu erkundigen. Wenn all das meine Strafe dafür war, dass ich sie so sehr gewollt hatte, so konnte ihr, wenn ich nicht kam und nicht anrief, ja vielleicht auch nichts Böses geschehen. Vielleicht war ich ja ihr Unglück.

»Ich hab Angst, die Augen aufzumachen.«

Nach seiner Scheidung, meinte Mike, habe sein Psychotherapeut gesagt, er solle mal rausgehen, sich einen Film angucken. Er habe »Die Hochzeit meines besten Freundes« gesehen.

»Das war der falsche Film«, sagte er. Aber vielleicht müsse ich ja auch mal raus aus dem Krankenhaus und was ganz anderes machen. »Ich denke, das ist einfach wirklich ein übles Feng-Shui da drinnen.«

Wahrscheinlich hatte er recht. Doch je kränker sie wurde, umso schuldiger fühlte ich mich, wenn ich nicht dort war. Was, wenn sie kollabierte, während ich bei Target einkaufte oder bei Taco Bus zu Mittag aß? Was, wenn dies unsere letzten gemeinsamen Stunden waren? Wie konnte ich dann auch nur eine Minute davon versäumen? Wie sollte ich jemals wissen, wann es sicher war? »Ich wollte doch bloß ein Baby«, sagte ich. »Das ist doch ein ganz einfacher, normaler Wunsch.«

»Aber das hat doch nichts mit dir zu tun«, sagte er. »Das ist doch einfach nur Zufall.«

Und das glaubte ich eben nicht. So viel Pech konnte man doch gar nicht haben. Inzwischen hielt er meine Hand. Er besaß die größten Hände, die ich je gesehen hatte. Richtig komisch, wie groß sie waren. Aber wenn man eine Hand brauchte, um sich festzuhalten, dann waren es die besten. Ich fragte mich, ob diese Hände auch einmal Juniper halten würden. Sie würde in ihnen verschwinden. Sie würde sich sicher fühlen.

»Aber sie ist *da*«, sagte er. »Vor drei Wochen haben wir nicht mal *da*mit gerechnet.«

Ich fühlte mich getröstet durch diese Worte, wenigstens eine Sekunde lang. Ja, sie war da. Sie war wunderschön. Und sie war eine Fata Morgana. Ich konnte sie nicht in den Armen halten. Ich konnte sie nicht mit nach Hause nehmen. Ich musste einfach warten, um herauszufinden, ob sie wirklich real war.

»Wenn das hier ein Buch wäre, würde ich vorblättern bis zum Ende«, sagte ich.

»Hör mal«, sagte er, »du kannst das aushalten. Du hältst es doch aus. Die konfrontieren dich doch tagtäglich mit dem Schlimmsten.«

»Fast Schlimmsten«, erwiderte ich.

»Fast Schlimmsten«, meinte er, und wir schwiegen.

* * *

Juniper starb nicht an jenem Tag. Und sie starb auch nicht am nächsten. Sie starb die ganze Woche nicht. Ich hatte Angst, dass sie am Muttertag sterben könnte, tat sie aber nicht. Der Feiertag kam und verging, und wir kümmerten uns nicht darum, obwohl ich mir ziemlich sicher war, dass es der einzige Muttertag war, den ich je erleben würde.

Sie starb nicht, aber sie verschwand in gewisser Weise. Sie schwoll derartig an, dass sie schließlich nicht mehr wiederzuerkennen war. Ihr Kopf quoll zu einem unförmigen Wasserkopf auf. Sie konnte sich nicht mehr bewegen. Konnte die Augen nicht mehr öffnen. Ein furchtbarer Anblick. Auch wenn ich niemandem davon erzählte – aber ich hatte einmal einen totgeborenen Welpen entbunden, der genauso aussah wie sie. Der Anblick hatte mich damals so erschreckt, dass ich ihn in eine Tischdecke eingeschlagen und in eine Plastiktüte gestopft hatte. Jetzt aber musste ich einen Weg finden, um meine Tochter zu erreichen, wohin sie auch entschwunden war.

Mit hängenden Schultern hockte ich auf dem Drehhocker vor dem Inkubator, okkupierte die klitzekleine Fläche, die schon seit einem Monat unser Kontinent war, und versuchte, ihr aus nicht zusammenpassenden Teilen eine Welt aufzubauen.

Ich redete mit ihr über alles. Ich begann immer mit den gleichen Worten. *Hallo, meine Schöne. Mommy ist da. Ich bin so stolz auf dich.* Sie war ein Baby, so dass Wiederholung – dachte ich – wohl okay war. Sie war sediert, so dass sie nie reagierte. Ich war mir des Klangs meiner eigenen Stimme bewusst, ihres Rhythmus und Tonfalls. Ich behielt den Monitor im Auge, den entscheidenden Hinweis aber fand ich dort nicht. Ich sprach auch mit Gott, aber das war eine innere Angelegenheit. Ich bat ihn nur um einen einzigen guten Tag für Juniper. Sie lebte nun schon länger als einen Monat, und jeder Tag bemaß sich nach quälenden Spritzen, Isolation und Schmerz. Nur einmal hatte ich sie gehalten. Ich wusste nicht, ob Berührung sie tröstete oder ihren Zustand verschlimmerte. Wenn sie nur einen guten Tag hätte, dachte ich, würde sie sich noch einen weiteren wünschen und dann noch einen und noch einen. Denn wofür sollte sie sonst leben? Wozu sollte sie kämpfen?

Schließlich gingen mir die Worte aus. Ich griff nach »Pu der Bär« und las über den Wuschel und den Heffalump und die »Expotition zum Nordpol«. Und hoffte, dass etwas in meiner Stimme oder im Rhythmus der Sprache sie trösten würde.

Dass die Geschichten, die wir auswählten, Botschaften der Liebe, der Zuversicht und Freundschaft und der geteilten Erfahrung von Generationen transportierten, blieb mir natürlich nicht verborgen.

»Eine Geschichte ist ein Versprechen«, hatte Tom mir immer gesagt. »Ein Versprechen darauf, dass es sich lohnt, auf das Ende zu warten.«

Ich las ihr vor vom großen grünen Zimmer mit dem Telefon und dem roten Ballon. Und wie Eltern und Kinder es seit Jahrzehnten tun, erfanden auch wir neue Enden. »Gute Nacht, Dr. Shakeel. Gute Nacht, Tracy. Gute Nacht, Infusionsständer. Gute Nacht, Beatmungsgerät.«

Ich las »Pu der Bär« und »Pu baut ein Haus« zu Ende, und als Ferkel sich an Pu heranschob und dessen Hand nahm, weinte ich. Ich blickte auf mein schlafendes, gedunsenes Baby, und ich las: »Ich wollte mir deiner nur sicher sein.«

Tom

Sechs Tage nach der OP schob das Team Junebug und ihren Inkubator aus der Intensivstation in ein Privatzimmer.

Zimmer 670 war dunkel und ruhig. Wir befanden uns nun abseits vom Piepskonzert der Monitore anderer Babys, abseits der Geschäftigkeit und den Gesprächen an den anderen Brutkästen. Eine Reihe schmaler Fenster zog sich in Deckennähe an der Südwand entlang, ließ jedoch kaum Sonnenlicht herein. Über dem Inkubator hing eine Deckenleuchte; doch die war meist ausgeschaltet. Gedämpfte Dunkelheit war Teil des Raumkonzepts. Noch immer hatte unsere Tochter zweieinhalb Monate bis zu ihrem eigentlichen Entbindungstermin. Alles, was ihrem Gehirn und ihrem Körper half, um sich zu entwickeln, als schwömme sie noch im Mutterleib, war gut.

Da Kelley und ich stets nach verschlüsselten Botschaften forschen, versuchten wir den Umzug zu deuten. War es ein gutes Zeichen oder gar ein Omen? Glaubten die Ärzte, dass Junebug nicht mehr so viele Kinderkrankenschwestern um sich herum brauchte? Oder gönnten sie uns die Privatsphäre, weil sie starb? Als wir unsere Theorien an Tracy testen wollten, lachte sie.

»Ihr denkt einfach zu viel«, meinte sie. »Das Zimmer ist frei geworden, und ihr wart die Nächsten auf der Liste.«

Jeder und jede in Junebugs Ärzte- und Schwesternteam mied Voraussagen darüber, ob sie die Station jemals verlassen würde. Ja, den Schwestern schien zusehends unbehaglich zumute zu sein, sobald wir das Thema anschnitten. Denn falsche Hoffnungen würden uns nichts nützen.

»Diese Kleinen«, meinte eines Tages eine Schwester und schüttelte den Kopf, während sie auf Junebug hinunterblickte. »Es braucht praktisch nichts, und …«

Sie beendete ihren Gedanken mit einer wegwerfenden Geste, als ob sie Wassertropfen von den Fingern schleudern wollte.

Junebug hatte ihre Operation überstanden, gewiss, doch der Eingriff hatte sie nicht gesund gemacht, und die Tage danach hatten neue Krisen gebracht, jede davon beängstigender als die vorhergehende.

Die Liste der Komplikationen, die sie das Leben kosten konnten, wuchs beständig. Noch immer waren sich die Ärzte nicht sicher, ob ihr Darm von einer nekrotisierenden Enterokolitis befallen war. Immer wieder sackte ihr Blutdruck ab, trieben ihn die Ärzte mit Dopamin wieder hoch, und dennoch wollte er sich nicht stabilisieren. Die Gefahr einer Infektion war nicht gebannt. Ihr Sättigungsgrad fuhr Tag und Nacht Achterbahn. Während der Visiten suchte Dr. Shakeel nach Antworten.

»Entsättigt sie wegen ihrer Lungen? Oder entsättigt sie, weil sie anämisch ist? Warum entsättigt sie immer wieder?«

Stets aufs Neue schwollen Junebugs Kopf und ihr ganzer Körper an. Wenn es noch schlimmer würde, fürchteten die Ärzte, könne ihre Haut sich derart dehnen, dass womöglich die Stiche in ihrem Bauch aufrissen. Ihre Haut war eine Ansammlung von Blutergüssen. Ihre Augen, die sich erst unlängst geöffnet hatten, waren wieder zugeschwollen. Über eines aber waren sich alle einig, nämlich dass die Darm-OP ihr anhaltende Schmerzen beschert hätte. Da Neugeborene nicht sprechen können, griffen die Schwestern auf eine Zehnpunkteskala zurück, um ihre Qualen, basierend auf Mimik und Bewegungen, einzuschätzen. Eine Vier wurde für ein Extrem-Frühchen schon als zu hoch erachtet; Junebugs Schmerz zeigte Ausschläge bis acht. Wir waren erleichtert, als die Ärzte ihr mehr Fentanyl verschrieben, ein Betäubungsmittel, das wirksamer ist als Morphium. Dann erklärte jemand, Junebug sei süchtig und man werde sie früher oder später wieder entwöhnen müssen. Bei der Vorstellung, dass ihr winziger Körper zu allem anderen auch noch einen Entzug verkraften sollte, wollte ich nur noch gegen die Wand schlagen.

Junebugs jüngste Röntgenbilder hatten ein Blutgerinnsel im Herzen gezeigt. Ihr PICC-Katheter war zu tief eingeführt worden, und die Katheter-Spitze war in ihrem Herzen gelandet. Zu einer solchen Fehleinschätzung kam es nur allzu leicht, da ja alles an ihr so winzig war. Tracy erklärte mir das Problem, als sie irgendwann einmal einen freien Moment hatte. Gerinnsel, meinte sie, bildeten sich manchmal an Katheter-Spitzen. Das Pech dabei sei, dass dieses sich an einer der denkbar ungünstigsten Stellen gebildet habe. Es war etwa sechs Millimeter breit, das heißt groß für ein Baby, das noch immer keine neunhundert Gramm wog.

»Erst wenn es sich löst«, meinte Tracy, »wird es gefährlich.«

»Gefährlich?«, fragte ich mit sanftem Nachdruck.

Tracy schaute mich forschend an, schätzte ab, wie viel ich verkraften konnte.

»Es könnte tödlich sein«, meinte sie.

Tracy erklärte, dass der PICC-Katheter zurückgezogen worden sei, doch dass das Klümpchen an der Wand ihres rechten Vorhofs kleben geblieben sei, in der Nähe einer Öffnung, die zum linken Vorhof führe. Falls es sich löse und mit dem Blutstrom weitertransportiert werde, schwimme es direkt in Junebugs Lungen. Die Ärzte hatten Medikamente verordnet, die das Gerinnsel auflösen sollten, doch sie dosierten sie niedrig, damit es sich langsam auflöste. Beschleunigte man das Ganze zu sehr, konnten die Medikamente bewirken, dass das Klümpchen in mehrere kleine Stücke zerfiel, von denen eines schließlich zum Gehirn wandern könnte. Falls aber das Gerinnsel oder kleinere Teile davon sich in die eine oder andere Richtung bewegten, konnten sie Junebug im Nu töten.

Als Tracy mit ihrer Erklärung geendet hatte, sah sie mich wieder an.

»Hilft Ihnen das?«, fragte sie.

* * *

Endlich war ich bereit zu begreifen. Ich hatte aufgehört, mir irgendwelche Märchen auszumalen. Jetzt, wo ich dem, was tatsächlich geschah, ins Gesicht blicken konnte, erwachte der Reporter in mir.

Junebugs Komplikationen waren entsetzlich, aber ich wollte sie verstehen. Ich wollte mehr über die Abläufe auf der Neugeborenen-Intensivstation, die Arbeit der Ärzte und all die von ihnen angestellten Berechnungen erfahren.

Nach Wochen auf der Station hatte ich immer wieder erlebt, wie verschiedene Ärzte die gleichen Fakten analysierten und dann zu völlig verschiedenen Schlussfolgerungen gelangten. Der Schaden im Darm unserer Tochter war ein Paradebeispiel dafür. Mehrere Neonatologen, einschließlich Dr. Shakeel, die Kelley und ich bewunderten und der wir völlig vertrauten, glaubten nicht, dass Junebug an nekrotisierender Enterokolitis litt. Vielmehr sagten sie uns, dass Junebugs Darm, weil so fragil, spontan perforiert sei. Doch Dr. Joana Machry erklärte uns, dass Junebug nahezu sicher an NEC leide. Ebenso die Chirurgin, Dr. Walford.

Dr. Machry besaß eine weiche Stimme und ein freundliches Gesicht mit großen braunen Augen, die mich an einen Springer Spaniel erinnerten. Und besonders verschleiert wirkten diese Augen, wenn sie uns das grimmige Bild dessen ausmalte, was uns ihrer Ansicht nach erwartete. In wenigen Wochen, so ihre Voraussage, sei Junebug zwar groß genug, damit die Chirurgen den Schaden beheben könnten, aber es bestehe auch eine hohe Wahrscheinlichkeit, dass ihr Darm dann bereits abgestorben sei. Junebugs Körper könne dann nichts mehr verdauen, und wir müssten zusehen, wie sie langsam verhungerte.

Die unüberbrückbare Kluft zwischen den beiden Diagnosen war verwirrend. Und dennoch geschah dies immer wieder. Der eine Arzt glaubte, die Schwellungen seien durch all die Flüssigkeiten verursacht worden, die sie in unsere Tochter hineinpumpten; der andere meinte, sie seien Hinweis auf eine Infektion. Der eine wollte sie rasch vom Sauerstoff entwöhnen; der andere hielt es für sicherer, langsam vorzugehen.

Zu Hause wälzten wir Bücher und medizinische Fachzeitschriften, und vieles, was wir daraus erfuhren, war erstaunlich. Die Neugeborenenmedizin gründete – wie sich herausstellte – auf verheerenden Fehlurteilen; auf Fortschritten, die ignoriert oder heruntergespielt wurden, lebensrettenden Maßnahmen, die keine Beachtung fanden, der hastigen Einführung von Medikamenten und Behandlungen, die den Babys versehentlich schadeten oder sie sogar umbrachten.

Dennoch waren die ersten stotternden Jahrzehnte der Neugeborenenmedizin gegenüber der Nachlässigkeit in früheren Zeiten eine enorme Verbesserung. Jahrhundertelang hatte die Medizin Säuglingen kaum Beachtung geschenkt und diese Aufgabe den Müttern überlassen. In der zweiten Hälfte des neunzehnten Jahrhunderts jedoch befeuerten niedrige Geburtenraten und hohe Kindersterblichkeit die Entstehung einer Säuglingswohlfahrts-Bewegung in Europa. Da Frankreich damals befürchtete, es könnten ihm die jungen Soldaten für die Expansion seines Kolonialreichs ausgehen, eröffnete das Land Entbindungsanstalten und Neugeborenenstationen.

Frankreichs damaliger oberster Geburtshelfer, Stéphane Tarnier, gestand einem Kollegen, dass es ihn unsäglich quäle, wenn er in der Maternité in Paris eintreffe und viele der Hänflinge reglos in ihren Baumwolldecken vorfinde.

Primitive Inkubatoren, Metallröhren, die mit Heißwasserflaschen gewärmt wurden, waren damals in einigen europäischen Krankenhäusern schon seit mehr als zwanzig Jahren im Gebrauch. Die Maternité besaß allerdings keinen, bis Tarnier eines Tages eine Ausstellung besuchte und eine dort präsentierte Vorrichtung aus dem Pariser Zoo bewunderte: ein doppelwandiges Bettchen, das zum Ausbrüten von Hühnereiern gedacht war und mit zirkulierendem heißen Wasser beheizt wurde. Tarnier bat den Zoowärter, der diesen Brutkasten erfunden hatte, ihn für Säuglinge zu adaptieren. 1893 wurde der Pavillon des Débiles (Pavillon der Schwächlichen), sprich die erste Pariser Frühgeborenenstation, eröffnet.

Die Ärzte und Schwestern des Pavillons behandelten siebenhunderteinundzwanzig Säuglinge. Fast die Hälfte von ihnen starb. Doch zu diesem Zeitpunkt der französischen Geschichte stellte eine einundfünfzigprozentige Überlebensrate eine bemerkenswerte Verbesserung dar.

Im Sommer 1896 wurde ein weiterer Pavillon – die Kinderbrutanstalt – in Berlin eröffnet, wo man sechs Brutkästen präsentierte, gefüllt mit Frühgeborenen, die man sich von einem benachbarten Krankenhaus ausgeliehen hatte. Veranstaltet wurde die Ausstellung von Dr. Martin Couney, einem Wissenschaftler und Showman, der später auf mehreren Weltausstellungen frühgeborene Säuglinge zeigen sollte. Couneys Exponate boten einen Pflegestandard, wie er von keinem amerikanischen Krankenhaus der damaligen Zeit erreicht wurde. Dennoch lehnte ihn das medizinische Establishment fast durch die Bank ab.

Inkubatoren wurden in den Vereinigten Staaten kaum eingesetzt. Sie waren teuer, und viele Ärzte waren von ihrem Nutzen einfach nicht überzeugt. Manche waren auch der Ansicht, dass den Frühchen besser gedient sei, wenn man sie sterben ließ.

»Diese kümmerlichen Babys in schlechtem Gesundheitszustand bevölkern unsere Fürsorgestellen und Krankenhäuser. Viele von ihnen sterben im späteren Säuglingsalter«, meinte etwa Mary Mills West, die Autorin von »Infant Care« (Säuglingspflege), einem vom U.S. Children's Bureau verteilten Leitfaden, während einer öffentlichen Rede im Jahr 1915. »Wieder andere leben weiter, schleppen sich als kraftlose Existenzen durchs Leben und werden womöglich zu Stammeltern von Schwächlingen wie sie selbst.«

Weltweit etablierte sich zwischen dem Ersten und Zweiten Weltkrieg die sogenannte Eugenik-Bewegung. Manche Ärzte ließen zu, dass »mit Mängeln behaftete« Babys an Hunger oder Vernachlässigung starben. Da man bemerkte, dass ein hoher Prozentsatz von Frühchen in armen oder Einwandererfamilien geboren wurden, argumentierten andere, dass ein Eingreifen zugunsten dieser wehrlosen Neugeborenen die Reinheit des amerikanischen Blutes beeinträchtige. Frühgeborene Kinder zu retten, argumentierten diese Kritiker, sei »Rassen-Selbstmord«.

Martin Couneys Brutkasten-Schauen boten einen Ausweg. Da Couney selbst Einwanderer war, behandelte er Babys aller Rassen und jeder Herkunft. Nie verlangte er eine Bezahlung von den Eltern. Stattdessen deckte er seine hohen Kosten, indem er für seine Ausstellungen auf Messen und Rummelplätzen Eintritt verlangte. Auf der »Century of Progress Exposition« in Chicago, der Weltausstellung, die anlässlich der Hundertjahrfeier der Stadt abgehalten wurde, befanden sich die Brutkasten-Babys auf dem mittleren Gang neben einer Varieté-Show mit Sally Rand, der berühmten Fächertänzerin.

1903 ließ Couney sich an einer festen Adresse auf Coney Island nieder. Ein beleuchtetes Schild über dem Eingang verkündete SÄUGLINGS-BRUTKÄSTEN ... MIT LEBENDEN SÄUGLINGEN. Marktschreier streiften auf der Strandpromenade umher und köderten Kunden mit Rufen wie: »Lasst euch die Babys nicht entgehen!«

In der Ausstellung selbst allerdings herrschte eine ruhige und klinische Atmosphäre. Schwestern standen in Trachten und weißen Häubchen Wache. Die Besucher, von denen die meisten Frauen waren, zahlten einen Vierteldollar, um durch die Glasscheiben auf die lebenden Kuriositäten zu starren. Manche kamen immer wieder, um die Fortschritte eines bestimmten Babys zu verfolgen. Couney beteuerte, dass er niemals ein Baby für eines seiner Ausstellungsobjekte erbeten habe. Alle seien sie ihm von verzweifelten Eltern oder von Krankenhäusern oder Ärzten gebracht worden, denen es an Ausrüstung und Erfahrung gemangelt habe, um für sie zu sorgen. Auf Unterstellungen, er leite ein Monstrositäten-Kabinett, reagierte er gereizt.

»Mein ganzes Leben lang habe ich für die richtige Pflege von Frühchen geworben«, sagte er. »Alles, was ich tue, ist absolut moralisch.«

Als A. J. Liebling den Brutkasten-Doktor auf der New Yorker Weltausstellung von 1939 endlich ansprach, um ein Porträt von ihm im *New Yorker* zu veröffentlichen, dachte Couney an Ruhestand. Seine Haltung war gebückt. Haar und Bart waren ergraut. Er hatte Schwierigkeiten, seine Fixkosten zu decken. Aber immer noch kauften die Massen Eintrittskarten, um seine Patienten anzustarren.

In den dreiundvierzig Jahren seit der Berliner Ausstellung, erzählte Couney dem Journalisten Liebling, hätten er und seine Krankenschwestern etwa achttausend Frühchen versorgt. Etwa sechstausendfünfhundert seien ihren Eltern lebend zurückgegeben worden. Jahrzehnte später spürten einige der Überlebenden Couney auf, um ihm zu danken. Eine von ihnen war Lucille Horn, die in Coney Island präsentiert worden war. Als sie 1920 zu früh und nur etwa zwei Pfund schwer geboren wurde, hatte das örtliche Krankenhaus sich geweigert, sie aufzunehmen; es hieß, man habe keinen Platz für sie und dass sie viel zu schwach sei, um zu überleben.

»Sie wollten mir überhaupt nicht helfen«, erzählte sie am National Public Radio. »Es hieß einfach: Du stirbst, weil du gar nicht auf diese Welt gehörst.«

Wie so viele andere Eltern von New Yorker Frühchen aber wusste Horns Vater, wo er sie hinbringen musste. Er wickelte sie in eine Decke, hielt ein Taxi an und fuhr nach Coney Island.

»Wie fühlt sich das an, wenn man weiß, dass die Leute bezahlt haben, um einen zu sehen?«, fragte ihre Tochter.

»Schon komisch. Aber solange sie glotzten und ich am Leben blieb, war das schon in Ordnung«, antwortete Horn. »Und vierundneunzig Jahre später bin ich immer noch da und gesund und munter.«

* * *

Während ich an Junebugs Brutkasten stand und dem Seufzen ihres Beatmungsgeräts lauschte, konnte ich nicht umhin, an die Ursprünge dieser Maschinen zu denken. Es war schon schwer nachvollziehbar, dass ein so großer Teil der Technologie entwickelt worden war, um Kriege zu führen.

Nun ja, wenigstens hatten die Ärzte, die Inkubatoren und Beatmungsgeräte erfanden, versucht, etwas zu tun. Ich stellte mir Dr. Tarnier an einem Pariser Wintermorgen vor, wie er seine Visite in der Maternité absolvierte und dabei entdeckte, dass ein weiteres Neugeborenes sich nicht mehr regte. Ich sah sein Gesicht, als er die kalte Haut berührte. Zwischen den Fingern spürte ich den Stoff der Baumwolldecke, während er sie hochzog, um den Leichnam zu bedecken. Es war schmerzhaft, sich all die Verluste vorzustellen, die seine Entschlossenheit nur noch befeuert hatten. Aber ich war dankbar für den Mann und sein Werk.

Zwangsläufig kehrten meine Gedanken zur Strandpromenade von Coney Island zurück. Ich hörte die Ausrufer und spürte die Hitze der Lampen, die mich zum Gaffen nach drinnen lockten. Ich zahlte meinen Vierteldollar und trat ein. Durch das Glas sah ich die umherhuschenden Schwestern und die Reihe der Brutkästen, schwerfällig und primitiv, die ein wenig an die Popcornmaschinen in den Kinos erinnerten.

»Was ist denn ein Inkubator?«, fragte Couney gern. »Ein Erdnuss-Röster!«

Auf einigen der Schwarzweißfotos von den Ausstellungen posierten der Arzt und seine Schwestern für die Kameras, hielten ihre gespenstischen Patienten in den Armen, oft gleich zwei auf einmal. Und aus den Decken schielten die immer gleichen zerknautschten Homunkulus-Gesichter, die auch ich im Entbindungssaal erblickt hatte, als Junebug ans Licht der Welt gezerrt worden war. Keines von Couneys Babys war so klein oder so früh geboren worden. Damals lag die äußerste Überlebensgrenze etwa bei der dreißigsten Schwangerschaftswoche. Doch während ich die Fotos betrachtete und über diese Spanne eines Jahrhunderts hinwegblickte, sah ich in jedem von ihnen meine Tochter.

Wäre Junebug damals zu früh zur Welt gekommen, hätten auch Kelley und ich sie in eine warme Decke gepackt und wären im Wissen, dass Fremde unser kleines Mädchen anstarren würden wie ein Monster, mit ihr nach Coney Island geeilt?

Aber klar doch.

Diane schlug die Decke über Junipers Brutkasten zurück und öffnete die Bullaugen.

»Ach, meine Kleine«, sagte sie, »meine Süße, meine Kleine.«

Es war Mitte Mai, etwa eineinhalb Wochen nach dem gescheiterten Versuch, Junipers Darm zu flicken. Unter dem Mullverband auf ihrem Bauch bildete der Einschnitt nun eine schartige graue Wunde. Die von der Chirurgin gelegten Drains hatten sich herausgearbeitet, und die Löcher waren verschorft, doch erst in ein paar Wochen würden wir wissen, ob ihr Darm verheilt war. Die Ärzte hatten uns vor Vernarbungen, Blockierungen und, im schlimmsten Fall, auch vor abgestorbenen Darmabschnitten gewarnt. Man werde sie später noch einmal operieren müssen, um alles wieder zusammenzufügen. Und wie Dr. Machry uns bereits gewarnt hatte, haben Babys, die so etwas durchmachen, manchmal nicht genug gesunden Darm übrig, um überleben zu können. Die Ärzte hatten auch einen Namen dafür. Kurzdarm hieß das Syndrom.

Kurzdarm. Kurzform. Kurzzug. Es war einfach verdammt viel. Zu viel.

Diane tastete Junipers geblähten braunen Bauch ab, prüfte ihn auf Festigkeit, der auf inneren Druck hinwies. Er war weich. Das war gut. Mit einem kleinen Mullstück wischte sie über den Schorf auf der rechten Seite, wo sich einer der Drains befunden hatte. Heraus kam ein Klümpchen merkwürdig klebrigen grünen Zeugs. Das war ja seltsam. Sie wischte wieder. Mehr klebriges Zeug.

Ein entsetzlicher Riss hatte sich im Darm unseres Babys

aufgetan. Es sei »Kacka«, meinte Diane. Die an einer Stelle austrat, wo eigentlich keine sein sollte.

Ich konnte nicht mal mehr denken.

»Kleine, Kleine, Kleine«, flüsterte Diane.

Wie immer war Diane nach außen hin gefasst. Sie erwog kurz die Lage und meinte dann, dass dies vielleicht sogar eine positive Entwicklung sei. Denn wäre die Operation erfolgreich verlaufen, hätte die Chirurgin einen Notausgang wie diesen geschaffen, um Junipers unteren Darmabschnitten eine Ruhepause zu verschaffen. Zwar war die Operation im Wesentlichen gescheitert, doch in den seither vergangenen Tagen hatte Junipers Körper selbst Umleitungen gefunden. Und der Stuhl quoll aus dem für ihn günstigsten Ausgang, so wie auch Rauch seinen Weg aus einer Höhle findet. Sie würden einen kleinen Stomabeutel am Loch unter ihren Rippen befestigen, meinte Diane, und das neue Darmproblem auf die Liste der später zu erledigenden Dinge setzen.

Ich war zu benommen, um panisch zu reagieren, fragte mich allerdings wirklich, ob sie sich das vielleicht alles nur aus den Fingern sog. Kot, der aus dem Bauch unserer Babys trat, das war doch nicht richtig. Vielleicht hatte ja bei unserer Tochter eine innere Eruption stattgefunden, und Diane wollte uns nicht sagen, dass sich auf diese Weise auch bei Babys der Tod ankündigte – nämlich mit Dreck, Gestank und Scheiße.

Diane arbeitete ruhig und besonnen weiter. Sie stellte fest, dass Juniper gewachsen sei. Inzwischen wog sie fast neunhundert Gramm, doch viel davon verdankte sich der Schwellung und war lediglich Flüssigkeit, so dass es schwerfiel, ihr tatsächliches Gewicht zu erraten. Mit den Fingerspitzen strich Diane Juniper das Haar zurück, ganz behutsam, und berührte, was sie zwischen Schläuchen und

Pflaster von ihrem Gesicht erreichen konnte. Die Schwellung erstreckte sich nun bis zur Brust. Dianes Stethoskop hinterließ eine Delle.

Juniper war zu aufgedunsen, um die Augen öffnen zu können. Wenn wir ihre Hand umfassten, reagierte sie kaum noch. Und sie hatte zu zucken begonnen, was ein Anzeichen für den Entzug der Schmerzmittel war. Wir hatten sie zu einer Süchtigen gemacht. Dennoch wäre ein zu abruptes Absetzen der Medikamente grausam gewesen. Stillschweigend tropften sie auch weiterhin in ihren Infusionsschlauch.

»Ich möchte Ihnen eine schwierige Frage stellen«, meinte Tom, an Diane gewandt. »Erinnern Sie sich noch an den Tag unserer ersten Begegnung? Damals haben Sie gesagt, dass manche Eltern die Ärzte drängen, die Behandlung ihres Babys auch dann noch fortzusetzen, wenn es gar nicht mehr sinnvoll ist ...«

Diane nickte.

»Tja, trifft das inzwischen auch auf uns zu?«

Ich war überrascht, dass er das fragte. Sonst war immer ich die Unverblümte gewesen. Aber eigentlich war es unmöglich, sich diese Frage nicht zu stellen. Die Probleme waren so gewaltig und so unmittelbar ersichtlich. Man musste sich nur umsehen, die schiere Anzahl der Babys in Brutkästen in sich aufnehmen, die alle stumm und ruhiggestellt ihre kleinen Beatmungsschläuche umklammerten. Sie konnten sich nicht dazu äußern, ob ihr Leben lebenswert war. Vor uns lag unsere Tochter mit ihrem dicken Wasserkopf, die uns nicht sagen konnte, wann es ihr mit den Schmerzen zu viel wurde. Der medizinische Fortschritt war überwältigend. Doch wo ging er in Hybris über? Geschah das alles nun ihret- oder aber unseretwegen?

Diane schüttelte den Kopf. Nein, wir seien nicht zu weit

gegangen. »Nicht mal annähernd«, meinte sie. »Aber ich werd's Ihnen sagen, wenn es so weit ist.«

Dass einige ihrer Kollegen, die sahen, wie unser Baby immer wieder ans Hochfrequenzbeatmungsgerät kam, in den OP geschoben wurde, wie es anschwoll, wie seine Sauerstoffeinstellungen beängstigend anstiegen, neben sie getreten waren und ihr die gleiche Frage gestellt hatten: *Wollen die Eltern immer noch, dass alles gemacht wird?*, das verriet sie uns nicht.

»Alles gemacht« war eine Art Kurzredewendung der Frühchenstation. Wir begriffen nicht wirklich, was sie beinhaltete. Wir wollten das Beatmungsgerät, weil Juniper nicht atmen konnte. Wir wollten die intravenöse Ernährung, weil sie nicht trinken konnte. Wir wollten jeden Eingriff, nach dem sie immer noch eine Chance auf ein gutes Leben hatte. Aber wenn sie einen Herzstillstand erlitte – würden wir die Ärzte dann bitten, sie wiederzubeleben? Manche Eltern taten das, immer wieder, bis die winzigen Rippen brachen. Das wollten wir nicht.

Was sie sich selbst wünschte, konnten wir nicht wissen. Die meisten Menschen, die in einem solchen Maß an Maschinen hingen, befanden sich am Ende ihres Lebens und konnten sich einschalten, konnten Ja zur Wiederbelebung oder auch Nein zu einer Dialyse sagen.

Juniper jedoch konnte uns nicht mitteilen, ob sie genug hatte oder welchen Grad an Behinderung sie akzeptieren wollte. Uns kam es zwar vor, als zeige sie einen gewaltigen Kampfeswillen, doch vielleicht war ja auch das nur Selbstüberschätzung.

Manchmal gerieten Ärzte und Eltern hinsichtlich der besten Vorgehensweise bei einem Baby aneinander. Eltern haben Krankenhäuser sowohl wegen behindert oder ungewollt geborener als auch wegen toter Kinder verklagt. Sie haben geklagt, weil Kinder wie Juniper gegen ihren Wunsch gerettet wurden und sie sich um schwerbehinderte Kinder kümmern mussten. Und sie haben geklagt, weil man ihnen verweigerte, Babys in der einundzwanzigsten Schwangerschaftswoche wiederzubeleben, Säuglinge, bei denen sich die medizinische Fachwelt weltweit einig war, dass sie keine Chance auf ein sinnerfülltes Leben hatten. Jeder Arzt und jede Kinderkrankenschwester kannten den entsetzlichen Kampf, wenn man ein Baby ins Leben zurückzuholen versuchte, das zu geschädigt war, um zu leben. Einmal entfernte der Vater eines 25-Wochen-Säuglings, der selbst Dermatologe war, eigenhändig den Beatmungsschlauch seines Babys.

Es gab keinen eindeutigen gesetzlichen Auftrag, und ich war froh darum. Das Letzte, was wir hier gebrauchen konnten, waren sich einmischende Politiker. Wir fragten einen Arzt, Roberto Sosa, was denn geschehe, wenn Ärzte und Eltern sich nicht einig seien. Dr. Sosa hat die Neugeborenen-Intensivstation im All Children's gegründet, und es war offensichtlich, dass er jahrelang über diese Frage nachgedacht hatte.

»Manchmal«, meinte er, »trifft ja der Säugling die Entscheidung.«

Er erzählte uns die Geschichte eines Babys, das noch kleiner als Juniper auf die Welt gekommen war. Die Eltern hatten die unmögliche Entscheidung getroffen, das Baby gehen zu lassen. Sie hatten sich den Jungen zwar sehr gewünscht, doch nachdem sie ihre Entscheidung einmal gefällt hatten, konnten sie seinen Anblick nicht mehr ertragen. Das Klinikpersonal stimmte zu, hielt den Kleinen lediglich warm und wartete darauf, dass er starb.

Der nächste Morgen kam, und als Dr. Sosa in seinem Büro eintraf und seinen Mantel aufhängte, läutete das Telefon.

Dr. Shakeel, die diensthabende Neonatologin, rief an. Das Baby sei rosig und weine. Der kleine Bursche habe ohne Beatmungsgerät, ohne Nahrung, ja sogar ohne Wasser die ganze Nacht durchgehalten. Um ihn zu beruhigen, verabreiche ihm die Krankenschwester inzwischen tropfenweise Zuckerwasser. Nun sah sich die Klinik mit der moralischen – und womöglich auch juristischen – Verpflichtung konfrontiert, ihm zu helfen. Der Säugling hatte seinen Willen kundgetan, doch der Vater hatte seinen Entschluss gefasst und fand es offenbar zu schmerzhaft, darüber nachzudenken, dass die getroffene Entscheidung womöglich die falsche war. Der Vater befahl den Ärzten: »Keiner soll sich in die Nähe meines Babys wagen.«

»Sie müssen rüberkommen und mir helfen«, bat Dr. Shakeel Dr. Sosa.

Schließlich überredeten die beiden Ärzte die Mutter, sich ihren Sohn anzusehen. Als sie ihr Baby erblickte, schrie sie: »Retten Sie ihn!« Den Vater zu überzeugen nahm zwar mehr Zeit in Anspruch, doch schließlich erhielten sie die Erlaubnis, den Kleinen an das Beatmungsgerät anzuschließen.

Der Säugling wuchs in der Frühchenstation zu einem großen und gesunden Baby heran. Die Schwestern gaben ihm den Spitznamen »Stuart Little« nach Klein-Stuart, der Maus. Und statteten ihn mit einem winzigen Paar Rollerskates von einem Schlüsselbund aus. »Das goldigste Kerlchen auf der ganzen Station«, erinnerte sich Dr. Shakeel.

»Er war perfekt«, bekräftigte Dr. Sosa. »Wirklich perfekt.«

Auch wenn Tom und ich in Bestform gewesen wären,

dieses Kalkül war ein Unding. Aber wir waren nur noch erschöpfte Schatten unserer selbst, gehandicapt durch Schlafmangel und Panik. Kein anwaltliches Schreiben konnte uns schützen. Wir hatten nur diese freundlichen Menschen in ihren weißen Kitteln, an die wir uns halten konnten. Einigen davon vertraute ich mehr als anderen, doch sogar das war absurd. Sobald sie mir in die Augen schauten, sich an den Namen meines Kindes erinnerten, lächelten oder sich kompetent äußerten, hätte ich allem zugestimmt, was sie von mir verlangten.

Da kam ja auch schon eine. Dr. Carine Stromquist war eine meiner Lieblinge, eine schmächtige Frau mit leichtem belgischem Akzent. Sie war weder arrogant noch unsicher. Sie nahm sich Zeit, um Dinge zu erklären.

Diane präsentierte ihr den »Kacka«-Streifen auf der Mullkompresse.

»Das hier hab ich bei ihr abgewischt.«

»Mmmm.«

Sie sprachen über Gerinnsel und Blutdruckheber und Cortisol und Albumin. Sie benötigte Blutdruckmedikamente, doch mehr Medikamente bedeuteten, dass mehr Flüssigkeit in ihren Körper gelangte, was die Porosität ihrer Blutgefäße, den Abfall ihres Blutdrucks und das Aufgedunsene bei ihr nur verschlimmerte. Die Schwellungen drückten auf Lungen und Herz. Dr. Stromquist wollte sie vom Beatmungsgerät entwöhnen, um die Lungen zu schonen; sie von den Schmerzmitteln entwöhnen, damit die Schwellungen nachließen; sie wollte Proteine verabreichen, um den Steroiden entgegenzuwirken; und zusätzlich Albumin in sie hineinpumpen, um die Flüssigkeit aus ihren Geweben zu ziehen; damit sie mehr pieselte, mehr atmete, sich mehr bewegte.

»Es ist ein langsamer Prozess«, meinte Dr. Stromquist.
Auch Diane wollte einen Teil der Antibiotika absetzen.
»Im Moment wissen wir nicht, was wir behandeln«, sagte Diane. »Ihre Kulturen sind alle negativ. Alle. Ich glaube, wir bewegen uns im Kreis.«

Ich hatte Mühe, alldem zu folgen, doch das Szenario änderte sich auch stündlich. Jeder der Akteure hatte eine andere Theorie. Und in den Details von Dosierung und Resultaten verlor sich die größere Frage: Würde sie leben?

In dieser Nacht las ich ihr aus Tina Feys Autobiografie vor, las das Kapitel, das sie als Gebet für ihre Tochter verfasst hatte. Möge sie zu einem schönen – aber nicht geschädigten – Mädchen heranwachsen, möge der Herr sie von der Schauspielerei fernhalten, aber nicht unbedingt gleich ins Finanzgeschäft führen, möge sie Schlagzeug spielen aus eigener Kraft und mit eigenem Rhythmus, auf dass sie nicht bei Schlagzeugern liegen muss. In dem verdunkelten Zimmer gewann dieses Gebet einen noch höheren Grad an Überzeugung.

Der Alarm ertönte. Junipers Sättigungszahl war unter achtzig gesunken. Vielleicht mochte sie es ja nicht, wenn ihr jemand sagte, mit wem sie sich einlassen dürfe und mit wem nicht.

»Nun komm schon hoch, Süße«, ermunterte ich sie, während ich zuschaute, wie die Zahl wieder langsam nach oben ging. »So ist es brav.«

Die Zahl stieg – und sank erneut.

Unsere Schwester, Kim Jay, hörte uns aus der Ecke des Zimmers zu, wo sie an einem Computer saß und das Krankenblatt aktualisierte.

»Sie macht sich über uns lustig«, meinte sie.

Als Kim an diesem Abend zwecks Überprüfung noch

einmal die Inkubatorhaube hochfuhr, öffnete Juniper mühsam ein geschwollenes Äuglein und lugte heraus. Ich weiß nicht, was sie sah. Vielleicht Licht und Schatten, vielleicht Farbe, vielleicht den Umriss meines Gesichts. Das waren Fragen für die Wissenschaft. Für mich war nur wichtig, dass sie guckte.

Tom

Mitten in einer Nacht von Samstag auf Sonntag schreckte ich hoch und versuchte, mich aus dem Loch eines weiteren Horrortraums herauszukämpfen. Sobald ich die Augen aufschlug, war jede Einzelheit ausgelöscht, doch die düstere Ahnung hielt mich so fest im Griff, dass ich zunächst nicht wusste, ob ich überhaupt wach war. Ein, zwei Minuten lang starrte ich auf den Deckenventilator, lauschte dem Summen seiner im Dunkel rotierenden Flügel und wartete darauf, dass das wilde Pochen in meiner Brust allmählich abebbte.

Ich griff nach meinem Telefon auf dem Regal hinter dem Bett und rief im Krankenhaus an.

»Zimmer 670 bitte.«

Kelley lag schlafend neben mir. Wir hatten wieder begonnen, uns an den Händen zu halten, und manchmal, wenn ich am Steuer saß, fasste sie herüber und strich mir mit den Fingern über die Wange. Aber die meiste Zeit schien sie noch immer weit weg.

Am anderen Ende der Leitung wurde abgehoben.

»Neugeborenen-Intensivstation, Kim.«

Wenn Kim Dienst hatte, ging es mir gleich besser. Sie

war unsere Hauptbetreuerin für die Nachtschicht, eine erfahrene Schwester, der in Sachen Frühchen keine auf der Etage etwas vormachen konnte.

»Wie geht es ihr denn?«, fragte ich.

»Sie hat eine gute Nacht«, erwiderte Kim. »Ist sehr ruhig.«

Ihre Stimme klang entspannt und ein klein wenig neckisch. Bei meinen spätabendlichen Besuchen bekam ich oft den Eindruck, als habe meine Tochter gerade ihren Schlauch herausgenommen und einen Witz erzählt – und Kim sich fast totgelacht. Doch als ich auflegte, kehrte die Angst zurück. Sobald ich die Augen schloss, stürzte ich wieder ins Loch.

Als ich erneut erwachte, war es kurz nach vier, und ich konnte das sichere Gefühl, dass in Junebugs Körper gerade etwas Unumkehrbares geschah, nicht mehr abschütteln. Irgendetwas lief schon seit Tagen schief, und niemand wusste, was es war, und nun zerriss es sie.

Draußen erhellte ein Blitzschlag den Himmel. Ich blinzelte, und als der Blitz erlosch und dann wieder aufflammte, erhaschte ich einen elektrischen Schnappschuss unseres Hinterhofs. Dann folgte die Entladung des in der Ferne grollenden Donners, der wie eine Unterwasserbombe klang, und dann der Regen, der fortwährend an- und wieder abschwellend aufs Dach pladderte. Der Sturm war schon länger im Anzug gewesen, und mir wurde klar, dass ich beides, Blitz und Donner, bereits in meinem Albtraum gehört hatte. Doch auch diese Erkenntnis konnte meine Angst nicht zerstreuen.

Kelley schlief noch, als ich im Morgengrauen zum Krankenhaus fuhr. Inzwischen hatte der Sturm den Himmel so saubergefegt, dass ich die Skyline von Tampa über der

Bucht erkennen konnte. Die Sonne schob sich langsam in Sicht und färbte den Horizont mit Streifen aus Rosa, Orange und Violett – eine riesige schimmernde Leinwand, wie von Mark Rothko erträumt.

Während ich ins All Children's hineinging, passierte ich wie jeden Morgen die gewohnte Parade von Müttern und Vätern, bleiche, verquollene und übernächtigte Gestalten, die Kopfkissen und Decken umklammerten, während sie Richtung Tiefgarage stolperten. Auf den anderen Stockwerken des Krankenhauses übernachteten die Eltern oft in den Krankenzimmern. Ich staunte ob ihrer Unverwüstlichkeit. Die ganze Nacht hatten sie neben ihren Kindern gesessen und darauf gelauscht, was die unruhig im Schlaf brabbelten, hatten die Monitor-Alarme verkraftet und waren im Geiste das leise Gespräch mit dem Krankenhaus-Kaplan noch einmal durchgegangen, und jetzt mussten sie zur Arbeit zurückstolpern und so tun, als gäbe es außerhalb dieses Gebäudes noch ein anderes Leben für sie. Wie schafften sie das bloß?

Als ich das Zimmer erreichte, war Junebug unruhig. Die Schwellung war nicht zurückgegangen, und ihr Hinterkopf war derart aufgedunsen, dass er eine geradezu klotzartige Ausbuchtung aufwies. Ihre Augen waren geschlossen, und – abgesehen von einem Zucken in den Armen – bewegte sie sich kaum. Sie wollte nicht angefasst werden. Seit der Operation hatte sie keinen guten Tag gehabt. Als ich ihre Hand nahm, war ihr Griff schwach. Angesichts der Schwellung kam uns das kleine Mädchen, das wir gekannt hatten, langsam abhanden. Sie verwandelte sich in ein Behältnis für Schläuche, Drähte und Sonden, einen Gegenstand ärztlicher Protokolle und Verfahren.

Ich rang um Fassung, als Dr. McCarthy das Zimmer betrat. Seit der Geburt meiner Tochter, als sie mich mit ihrem runzeligen Gesicht und ihrer Aura der Allwissenheit an Yoda erinnerte, hatte ich sie nicht mehr gesehen. Damals hatte ihre Ausstrahlung beruhigend auf mich gewirkt. Nun aber wusste ich nicht, was ich denken sollte. Was veranlasste sie zu diesem Überraschungsbesuch?

»Eigentlich sieht alles gut aus, mich wundert nur diese Schwellung an ihrem Kopf«, meinte Dr. McCarthy. »Ich bin mir nicht sicher, woher das kommt.«

Sie öffnete den Inkubator und betrachtete Junebug, drehte den Kopf, überprüfte ihren Sauerstoff, ihre Medikamente und wandte sich dann wieder dem Babykopf zu. Sie schien ganz auf die rätselhafte Schwellung konzentriert und besorgter, als sie sich anmerken ließ. Sie zählte mögliche Gründe für die überschüssige Flüssigkeit auf und erklärte, dass sie einen Ultraschall angeordnet habe, um zu klären, ob womöglich der PICC-Katheter des Babys leckte. Doch die Pausen, die die Ärztin zwischen ihren Sätzen einlegte, schienen mir lang und bedeutungsschwanger.

Inzwischen kriegte ich hier auf der Station auch Nuancen mit, die nicht in ihrer Informationsbroschüre standen. Ich hatte ein wenig vom Geheimcode der Etage aufgeschnappt, der von der Rezeptionistin bis zum Chefarzt verwendet wurde. Ich hatte gesehen, wie sie ihre Opfer darbrachten, böse Geister abwehrten, hatte mir notiert, was sie zum Lachen und was sie in Rage brachte, was ihnen als heilig, was als profan galt, kannte die wissenden Blicke, die sie austauschten, wenn sie glaubten, keiner beobachte sie. Ich hatte ihre Praktiken beobachtet, die Rituale, die sie bei Tagesanbruch durchführten, ihre stillen Versammlungen um Mitternacht, wenn sie wieder einmal um ein Leben kämpften. Ich wusste, wie ihre Gesichter aussahen, wenn sie Erfolg hatten, wie ihre Kinnpartien erstarrten, wenn sie akzeptierten, dass nichts mehr getan werden konnte.

Das Wenige, das ich von Yoda aufgeschnappt hatte, war erschreckend.

Die Angst verließ mich den ganzen Tag nicht mehr. Als ich sie nicht mehr ertragen konnte, ging ich zu Publix, um etwas fürs Abendessen zu besorgen. Ich war gerade nach Hause gekommen und räumte die Lebensmittel weg, als das Krankenhaus anrief. Das Team war besorgt wegen Junebugs Schwellung, die sich verschlimmerte, wegen ihres Blutdrucks, der sank, wegen der Harnleistung, die mager war, und der Möglichkeit, dass sie obendrein gegen eine Infektion ankämpfte. Sie legten Blut- und Urinkulturen an. Sie führten einen neuen Katheter ein. Und sie wollten auch ihre PICC-Line austauschen, eine Prozedur, die so kompliziert war, dass sie unsere Erlaubnis dazu benötigten. Sie wollten, dass einer von uns sofort in die Klinik kam.

Kelley war besorgt und frustriert, weil sie ein Kratzen im Hals verspürte und Angst hatte, etwas auszubrüten. Junebug noch kränker zu machen, als sie bereits war, konnte sie nicht riskieren, das wusste sie. Ich gab ihr einen Kuss und eilte zur Tür hinaus.

Auf dem Hinweg erinnerte ich mich an den Albtraum, Blitz und Donner, das ahnungsvolle Gefühl, das mich in der Nacht erfasst und den ganzen Tag wie ein Schatten über mir gelegen hatte. Mein Unterbewusstes hatte all die Hinweise, die ich während meiner Wachstunden aufgeschnappt hatte, gesammelt, hatte das Material analysiert und mir eine Botschaft von verblüffender Schlichtheit übermittelt.

Juniper explodierte.

* * *

Als ich ins Zimmer trat, stand Yoda neben dem Brutkasten und wirkte noch besorgter als sonst. Sie erhöhten gerade das Hydrocortison der Kleinen, meinte sie, wegen Junipers »Nebenniereninsuffizienz«. Ich wusste nicht genau, was das hieß, aber offensichtlich hatte es damit zu tun, dass Junebugs Blutdruck erhöht werden musste. Sie steigerten ihre Dopaminproduktion.

»Ich weiß nicht, warum es ihr schwerfällt, ihren Blutdruck zu halten«, meinte Dr. McCarthy. »Vielleicht liegt es ja nur daran, dass sie so klein ist und ihre Nieren sich einfach noch nicht anpassen können.«

Eine Schwester und ein Laborassistent entnahmen Blut- und Urinproben und bereiteten Junebug für den Katheter vor. Sie hatten ihr das Gesicht mit Mull abgedeckt und betupften ihren Schritt mit Desinfektionsmittel, und nun hielt der Assistent die Beine meiner Tochter auseinander und schob all die in ihren Körper führenden Schläuche beiseite, so dass nichts sich verfangen oder herausgezogen werden konnte.

»Hast du das Ding?«, fragte die Schwester, als sie noch näher herantrat.

»Hab ich«, meinte der Assistent.

»Okay, Kleine«, sagte die Schwester und richtete ein Licht auf sie, während sie versuchte, den Katheter einzuführen. Doch es ging einfach nicht. Der Katheter war zu groß für Junebugs Harnröhre.

Obwohl die Schwester ihre Beine packte und obwohl ihr Körper so geschwollen war, dass sie sich fast nicht bewegen konnte, schaffte Junebug es irgendwie, sich zu winden, zu strampeln, zu zappeln. Es war ihre einzige Möglichkeit, ihren Unmut zu äußern.

»Es tut mir so leid, Liebes«, sagte die Schwester.

»Man kann's ihr nicht verdenken«, meinte der Assistent.

Ich hielt den Atem an und betete darum, dass es aufhörte.

»Das ist ein 5er, oder?«, fragte der Techniker und fragte sich offenbar, ob sie die falsche Schlauchgröße erwischt hatten.

Weiteres Gestrampel.

»Ja.«

Weiteres Gezerre und Gezappel. Sie tat alles, um von ihnen wegzukommen.

»Vielleicht brauchst du ja einen 3,5er.«

Sie entsättigte, weinte immer wieder, und ich konnte ihr nicht helfen. Innerlich flehte ich die beiden an, aufzuhören, den verdammten 3,5er oder was immer sie brauchten, beizubringen und bitte, bitte aufzuhören, mein kleines Mädchen so zu quälen. Schließlich schafften sie es, die Kanüle in sie hineinzuschieben. Doch selbst da, als sie ihr bereits die Windel verschlossen, zappelte sie weiter. Ich hielt es kaum aus. War die Kanüle so groß, dass sie ihr immer noch wehtat? Warum schrie sie immer weiter?

»Ich weiß, Kleine«, sagte die Schwester.

Aber sie waren immer noch nicht fertig. Sobald der Katheter saß, traf ein weiteres Team ein, um eine neue PICC-Line zu legen. Ihretwegen hatten sie mich die Einverständniserklärung unterschreiben lassen. Das Verfahren war so heikel, dass die Station die Anwesenheit von Eltern nicht gestattete. Sie baten mich folglich, den Raum zu verlassen. Doch ehe ich ging, verriet mir die verantwortliche Schwester noch, dass sie Junebug wieder an den Fentanyl-Tropf legen werde. Ein Gedanke, bei dem ich zusammenzuckte.

Im Familienzimmer ließ ich mich in einen Sessel sinken. Aus dem Fernseher plärrte eine Abenteuerserie für

Kinder. Eine der Figuren, die offenbar bis ins letzte Detail – sprich Hut – Indiana Jones nachempfunden war, hüpfte, rannte und verausgabte sich in Schnellfeuer-Spanisch. Ich ignorierte es und starrte zum Fenster hinaus auf die hellblaue Kuppel des Himmels, die sich über dem Dunkelblau des Wassers wölbte. Es war die gleiche Aussicht, die ich schon am Morgen bewundert hatte, nur dass jetzt allmählich die Sonne unterging und alles in schwindendes Licht getaucht war.

Bald war es Nacht. Und womöglich würde Junebug schlafen. Vielleicht sogar wir beide.

Noch immer starrte ich aus dem Fenster, beobachtete, wie der Himmel langsam ins Violette changierte, als ich auf mein Telefon sah und merkte, dass ich schon länger als eine Stunde herumsaß. Ich verstand nicht, warum niemand mich angerufen hatte, um mir zu sagen, dass es vorbei sei und ich wieder ins Zimmer könne. Als Junebug das letzte Mal ein PICC-Katheter gelegt worden war, hatten mich die Schwestern lediglich gebeten, für fünfzehn Minuten oder so den Raum zu verlassen. Warum dauerte es dieses Mal so viel länger?

Ich stand auf und eilte wieder zurück zur Station, um schon in der Nähe zu sein, wenn sie mich anriefen. Ich fand einen Sitzplatz auf einer Couch in der Nähe des Empfangsschalters am Eingang und begann, der älteren Frau zu lauschen, die die Anrufe entgegennahm. Sie war kaum zu überhören, da sie eine volle, übersprudelnde Stimme hatte, die nur von ihrem deutschen Akzent ein wenig gebremst wurde. Wann immer das Telefon klingelte, musste ich an eine Oma in Kampfstiefeln denken.

»Neugeborenen-Intensivstation!«, sagte sie und dehnte das »o«, ja sang es geradezu. »Hansi!«

Hansis Stimme war so laut, dass ich alles mitbekam, was sie zu der neben ihr sitzenden jüngeren Frau sagte. Sie gingen miteinander durch, welche Schwester in dieser Nacht welchem Baby zugeteilt war, und Hansi merkte an, wie viele Sarahs es doch unter den Schwestern gebe.

Ich war Hansi dankbar für die Ablenkung, die sie mir bot. Eineinhalb Stunden waren vergangen – und immer noch keine Nachricht vom PICC-Team. Ich konzentrierte mich auf die Stimme der Rezeptionistin, den operettenhaften Tonfall ihrer Sätze, die jähen Aufschwünge, die jedes Ausrufezeichen begleiteten, ihren Akzent, der ihrer Keckheit eine Spur militärischer Schärfe verlieh.

»Neugeborenen-Intensivstation! Hansi!« Pause. »Linda aus der Röntgenabteilung, was kann ich für Sie tun?«

Dann eine längere Pause, während sie zuhörte.

»Okey-dokey.«

Und eine sogar noch längere Pause.

»Wenn mir mal ein Schnitzer passiert«, sagte sie, »dann war das immer ganz lieb gemeint.«

Mitten in diesem Small Talk hörte ich plötzlich etwas, das mir das Herz stocken ließ.

»Soll ich denn nur ganz wenige Etiketten ausdrucken«, fragte Hansi die junge Frau neben ihr, »für den Fall, dass das Baby nicht überlebt?«

»Ja«, erwiderte die andere Frau, wobei sie die Stimme senkte.

Obwohl sie den Namen des betreffenden Babys nie aussprachen, hatte ich das entsetzliche Gefühl, dass von Junebug die Rede war. Vielleicht war der Eingriff ja schiefgegangen. Vielleicht war das Team ja wieder im Zimmer versammelt und debattierte darüber, wem die grässliche Aufgabe zufallen sollte, herauszukommen und mich zu informieren. Aber auch wenn es so war, konnte ich mir nicht vorstellen, wie Hansi oder die andere Frau das bereits wissen sollten. Wurden, wenn ein Baby in Lebensgefahr schwebte, alle Angestellten informiert? Und verbreitete sich die Nachricht im Nu über die ganze Etage?

Mein Herz pochte wieder dumpf wie zuvor. Wieder suchte ich nach einem Fokus. Ich lauschte auf das Summen der Klimaanlage, die Geräusche der sich öffnenden und schließenden Aufzugtüren, den leisen und vertrauten Schrei aus dem Innern des Aufzugs.

»Nach unten!«

Während ich meine Hinweise darauf, ob meine Tochter nun tot war oder nicht, sortierte, trat eine weitere Frau an den Schalter, um Hansi von ihrem Wochenende zu erzählen. Sie hatte sich wunderbar amüsiert. Und Bilder davon geschossen.

»Ich liebe Fotos!«, schrie Hansi.

Die andere Frau schlenderte weiter, und Hansi begann einen jener Märsche zu summen, wie man sie am vierten Juli hört. Ich war mir ziemlich sicher, dass es John Philip Sousas »Stars and Stripes Forever« war. Sie imitierte die Trompetensätze, indem sie die Lippen schürzte und die Melodie schmetterte.

Ich konnte nicht anders und musste lachen, wusste allerdings nicht, ob ich lachte, weil diese Frau so lustig war oder weil ich einfach nicht mehr konnte. Falls Junebug tot war, würde ich diesen Moment immer mit Hansis Trompetensolo verbinden. Falls sie aber lebte, würde ich Hansi zu einem Barbecue einladen und sie bitten, ihre Darbietung zu wiederholen. Ich meine, die Frau hatte wirklich Talent.

Das Telefon klingelte.

»Neugeborenen-Intensivstation, Hansi!«

Sie hörte kurz zu und rief dann aus: »Mr. French? Sie können jetzt wieder zurückgehen.«

Es war 18 Uhr 47 und damit fast exakt zwei Stunden her, seit sie mit dem Eingriff begonnen hatten. Drinnen in ihrem Zimmer lag Junebug und schlief. Die Tagesschwester war verschwunden. Die verantwortliche Schwester ebenfalls. Der einzige Hinweis auf ein wie immer geartetes Geschehen war ein blutbeflecktes Wattestäbchen, das auf dem Boden lag.

Ich weinte fast, als ich Kim in der Ecke entdeckte, wo sie zu Beginn einer weiteren Nachtschicht das Krankenblatt aktualisierte. Sie erzählte mir, dass der Eingriff gescheitert sei. Sie hatten versucht, einen neuen Katheter in einem von Junebugs Beinen zu legen, doch sie schafften es einfach nicht. Dann hatten sie es beim zweiten Bein probiert, mit dem gleichen Resultat. Das Team würde ein paar Tage warten müssen, um es dann erneut zu versuchen. Kim ließ Junebug schlafen. Ich ging hinüber zu meiner Kleinen und flüsterte ein paar Worte, so dass sie vielleicht irgendwo tief in ihrem Innern wusste, dass ich da war.

Im Zimmer auf der anderen Seite des Gangs schrie ein Baby in seinem Brutkasten. Seine Betreuerin versuchte, es zu beruhigen, doch ihre Zuwendung ließ seinen Protest nur noch heftiger anschwellen.

»Heiliger Strohsack«, meinte die Schwester. »Du bist ja wirklich übergeschnappt, aber echt!«

Jeder Tag, an dem sie nicht starb, machte es leichter, daran zu glauben, dass sie es vielleicht doch nicht tun würde, wenn auch alles in ihrem Krankenblatt dafür sprach.

Extrem ödematös.
Sich verschlechternde beidseitige Trübung.
Nur selten spontane Atemanstrengung.

An ihrem siebenunddreißigsten Lebenstag wurde ich siebenunddreißig Jahre alt und durfte sie wieder halten. Ein Geschenk der Schwestern.

Ich beobachtete das aufwendige, zeitlupenartige Manövrieren des Teams, um sie auf meine Brust zu heben. In dem winzigen Raum zwischen Inkubator und Sessel hatte es etwas von einem Tango in einem Kleiderschrank. Sollte Ana Maria stolpern und Juniper in hohem Bogen samt Kabeln durch die Luft segeln, während gleichzeitig alle Alarme ausgelöst wurden, besaß ich dann die Reaktionsgeschwindigkeit, um sie aufzufangen?

Sie wog zweimal so viel wie am Anfang – ganze 1135 Gramm. Sie fühlte sich an wie eine kleine Taube. Natürlich war es vor allem die Schwellung. Das Gewicht des Wassers. So aufgedunsen sie aber auch war, konnte ich dennoch ihren ganzen Rücken mit der Länge meiner Finger bedecken.

Doch welchen Reim machte sie sich auf mich? Besaß sie ein Gedächtnis oder nur eine Art von primärem Wiedererkennen? Ich versuchte, mir einzuprägen, wie sie sich anfühlte, versuchte, die Zeit einzufrieren. Tracy hatte ihr ein violettes Schleifchen am Kopf befestigt und mit Tesafilm ein kleines Tattoo mit »Ich liebe Mom« auf die Brust geklebt. Wenn auch die schmückenden Accessoires das Offensichtliche nicht verbergen konnten. Sie hatte fünf Wochen gelebt und war, wie es schien, die ganze Zeit über fortwährend gestorben.

»Wir müssen diese Flüssigkeit aus ihr rauskriegen«, sagte Diane.

Sie war derart angeschwollen, dass ihr die Flüssigkeit aus der Haut trat, in Perlen auf der Hautoberfläche stand wie Schweiß. Sie ging auf wie ein Brötchen beim Backen. Ihr Hals war verschwunden, die Stirn buchtete sich derart aus, dass über der Nase eine deutliche Falte stand. Ich hatte aufgehört, sie zu fotografieren. Falls sie lebte, wollte ich nicht, dass sie sich irgendwann so sah. Falls sie starb, wollte ich sie so nicht in Erinnerung behalten.

Tagelang hatten die Ärzte Maßnahmen gegen die Schwellung debattiert und ausführlich mögliche Erklärungen dafür diskutiert. Die Einlagerung von Flüssigkeit war Teil einer Reaktion des Körpers auf Verletzungen. Die Gefäße öffneten sich, so dass Antikörper, Gerinnungsmittel und andere heilende Dinge zur Quelle der Verletzung gelangen konnten. Wurden die Gefäße allerdings undicht, sank der Blutdruck, das Blut konnte die Abfallstoffe nicht mehr zu den Nieren transportieren, und Gifte reicherten sich an.

Ich starrte auf Juniper, wie sie dick und feucht in ihren Decken ruhte, während sie sich über Trockengewicht und Tropfe unterhielten.

»Das klingt jetzt wahrscheinlich doof«, sagte ich eines Morgens bei der Visite. »Aber wenn das mein Handy wäre, und es wäre mir in den Pool gefallen, dann würde ich es in eine Tüte Reis stecken. Könnten wir sie nicht einfach auf ein Reisbett legen?«

Tom lachte nervös, als wolle er sagen: *Oh, achtet gar nicht auf meine Frau, sie steht unter gewaltigem Stress.*

Die Schwestern pumpten Albumin in ihre Infusionslösung, um ihre Blutgefäße zu versiegeln. Sie pumpten Lasix hinein, um sie zum Pinkeln zu zwingen. Sie pumpten Dopamin hinein, um ihren Blutdruck in die Höhe zu treiben. Der Ständer neben ihrem Bett, der die Pumpen für die diversen Medikamente aufnahm, war überladen, so dass sie einen zweiten hereinschoben.

All diese Medikamente mussten auf irgendeinem Wege in ihren Körper gelangen, doch diesen Zugang (wie die Schwestern ihn nannten) zu schaffen war ein ständiger Kampf. Die kleinen intravenösen Zugänge, die man bei einem Übernachtaufenthalt in der Klinik in den Arm oder die Hand gelegt bekommt, halten nicht lange vor. Wenn Patienten monatelang im Krankenhaus verweilen, benötigen die Schwestern eine »Pipeline« zu den dicken Zentralvenen in Rumpf und Hals. Wegen ihres kaputten Dünndarms floss praktisch alles, Junipers Nahrung, Lipide und Medikamente, in die Venen. Eine so winzige Person wie sie hatte da schon eine ganze Menge zu verkraften, und manche Wirkstoffe durften sich auch nicht in derselben Vene vermischen. Wenn die Schwestern eine neue Vene suchten, hielten sie ihr eine Taschenlampe unter den Arm und durchleuchteten ihn damit. Die Venen in ihrem Arm erwiesen sich als unberechenbar und verschnörkelt, wie sie sich um vernarbte frühere Einstiche herumschlängelten.

Das Ganze machte Tracy nervös. Ich beobachtete, wie sie den Arm, das andere Bein, ja sogar Junipers Kopf nach annehmbaren Zugangsstellen absuchte.

»Haben Sie eine Stelle gefunden?«, fragte ich.

»Ich suche noch«, erwiderte Tracy, während sie über ihre Maske starrte. »Es geht nicht nur darum, eine Stelle zu finden, sondern dass man die beste findet. Und sie hat nicht mehr allzu viele davon.«

Junipers Sauerstoffsättigung sank auf zweiundsiebzig. Ihre Zehen krümmten sich und entspannten sich wieder.

»Sei ein braves Mädchen, gib mir 'ne dickere. Jetzt zier dich doch nicht.«

Tracy wollte, dass ein Katheter, der als Broviac-Katheter bezeichnet wurde, das Zeug direkt vor den Eingang von Junipers Herz beförderte. Das bedeutete, dass man erneut die widerwillige Chirurgin herbeizitieren musste.

Tracy mit ihrem nüchternen Pragmatismus des Mittleren Westens wies Dr. Walford noch einmal nachdrücklich auf die Wichtigkeit vorausschauender Planung hin. Sie drängte sie, den Katheter sofort zu legen, ehe ein Notfall eintrete.

»Ich fände es ganz furchtbar, wenn ich Sie an einem Sonntag anrufen müsste«, meinte Tracy.

Und der Katheter wurde gelegt.

* * *

Sie brauchte eine Erholungspause. Und Ende März erhielt sie die schließlich, als nämlich die Ärzte daraufkamen, dass ein Blutdruck oberhalb von fünfundfünfzig die Zauberformel war, um sie zum Pieseln zu bringen. Alle Babys seien verschieden, erklärte Dr. Stromquist, und Juniper sei einfach etwas pingelig mit ihrem Blutdruck. Doch wie auch immer, zum Glück begann die Schwellung daraufhin zurückzugehen. Und binnen Tagen sah sie schon wieder mehr wie ein Baby aus. Ja, sah einem Baby sogar ähnlicher als ursprünglich, bevor sie so aufging, weil sie inzwischen gereift war. Es schien, als habe sich unsere Tochter an einem für uns uneinsehbaren Ort ausgeformt, so dass, als die Schwellung nachließ, eine völlig neue Person zum Vorschein kam.

Da sie noch immer kein Körperfett besaß, nahm sie während des Schrumpfens mit ihren spindeldürren Ärmchen und Beinchen und knubbligen Knien aufs Neue die Maße eines alten Mannes an. Das Gesicht allerdings war weicher geworden, und die Augen öffneten sich zu unergründlichen dunklen Teichen. Fragend sah sie sich um, hob mühsam die Brauen. Sie war neugierig und wach. Die winzigen Fäustchen ballten sich um den Beatmungsschlauch und öffneten sich wieder. Sie war nun nicht mehr zufrieden damit, bloß reglos im Bett zu liegen. Sie versuchte, den Kopf von einer Seite auf die andere zu drehen, zu gucken, was los war, doch der Schlauch hielt sie an Ort und Stelle. Die Schwestern mussten darauf achten, reichlich Pflaster zu verwenden, wenn sie nicht wollten, dass sie das Ding herauszerrte.

Tracys Accessoires wurden immer gewagter. Sie bastelte eine Schleife aus zebragestreiftem Stoff und rosa Geschenkband, die so komisch und riesig war, dass ich sie den Aretha-Franklin-Inaugurationshut zu nennen begann. Arethas grauer Filzkopfputz mit der gewaltigen schrägen strassbesetzten Schleife hatte Obama bei seiner Amtseinführung 2009 total die Schau gestohlen. Inzwischen befand sich Arethas Hut im Smithsonian Museum und ging mit der Rock 'n' Roll Hall of Fame auf Tournee – und ein Baby in Florida trug eine winzige Hommage an sie.

Zwar hatte ich schon gehört, dass Tracy für ihre Frühchen-Scherze bekannt sei, doch bisher hatte sie sich weitgehend zurückgehalten. Ich nahm an, sie hatte gezögert, ein sterbendes Baby als Clown zu verkleiden, so dass diese comicartige Schleife womöglich hieß, dass Juniper doch nicht in unmittelbarer Lebensgefahr schwebte.

Eines Morgens kam ich bei der Kette Cracker Barrel an einer Auslage mit Weihnachtsbaumschmuck vorbei – mitten im Sommer, wohlgemerkt –, Weihnachtsdeko in Form kleiner Musikinstrumente. Ich entschied mich für eine rote E-Gitarre mit echten Drahtsaiten von etwa zehn Zentimeter Länge. Am nächsten Morgen wischte ich sie mit Desinfektionsmittel ab und legte sie in Junipers Arme. Sie passte perfekt.

Tracy drehte sich um, sah es und lachte und wirkte plötzlich viel gelöster.

Dann rückte der alljährliche All Children's Spendenmarathon – »Frühchen vermarkten«, nannten es die Schwestern – näher. Die Organisatoren hatten Juniper als eine der dabei zu präsentierenden Patienten ausgewählt, doch Dr. Yoda hatte ihr Veto eingelegt. Stattdessen sollte Juniper ihre paar Sekunden Berühmtheit abkriegen, wenn das Kamerateam von Inkubator zu Inkubator die Reihe der Frühchen entlangfuhr, um die Zuschauerschaft zu binden und hoffentlich auch die Spendenbereitschaft ebenso vieler Großmütter sicherzustellen. Ich besorgte Juniper eine Zebrastreifen-Decke, passend zu ihrer lächerlichen Schleife. Und wie immer setzte Tracy noch eins drauf. Sie kleidete Juniper in das winzigste Kleidchen, das vom Hals bis zum Saum vielleicht fünfzehn Zentimeter maß, schwarzweiße Streifen hatte und ein pinkfarbenes Tüllröckchen. Sofort fürchtete ich, dieses erste Outfit werde ihr bis in die Mittelschuljahre nachhängen.

»Wo hast du denn das her?«, fragte ich Tracy.

»Aus der Haustierabteilung«, sagte sie. »Ist eigentlich für Chihuahuas gedacht.«

Von da an versorgten Tracy und ich sie in Läden wie Little Yorkie Froufrou oder Doggie Diva Boutique stets mit prachtvollen Outfits. Die Hundekleidchen waren nicht nur irre komisch und winzig klein, die Klettverschlüsse und die Tatsache, dass sie hinten offen waren, machten das Anziehen auch kinderleicht, und es blieb genügend Platz für die Drähte. An meinen Nachmittagen schaute ich nun in all den Hundeboutiquen vorbei, über die ich mich früher lustig gemacht hatte. Ich hatte ja keine Ahnung gehabt, dass Chihuahuas sich so gut anzogen. Ich konnte mir nicht mal die Hälfte leisten von dem, was ich da sah. Und das meiste war Juniper noch immer zu groß. Sie trug XXS.

Beim Betreten eines dieser Läden wurde ich von einer Schar blauhaariger Damen begrüßt, die dort herumsaßen, »Real Housewives« guckten und Weißwein schlürften.

»Was für einen Hund haben Sie denn?«, fragte eine von ihnen.

»Oh, es ist nicht für einen Hund«, meinte ich. »Es ist für ein Baby.«

»O ja. Sie sind unsere Babys, nicht wahr, Liebes?«

»Nicht wirklich«, sagte ich. »Es ist für ein menschliches Baby. Mein Hund ist ein Pitbull und würde nie im Leben so was anziehen.«

Es machte Spaß, doch es fühlte sich auch an, als würde man das Schicksal herausfordern. Juniper sah besser aus, war aber immer noch sehr krank. Nach wie vor benötigte sie ihr Beatmungsgerät, und schon bald sollten Röntgenbilder uns zeigen, weshalb. Ihre Lungen wirkten darauf verschwommen und weiß, was darauf hinwies, dass sich ringsum Flüssigkeit angesammelt hatte. Und diese Flüssigkeit machte ihr das Atmen schwer – so als sei sie unter Sand begraben.

»Es ist halt immer irgendwas, nicht wahr, Schätzchen?«,

meinte ihre Kinderkrankenschwester Cindy eines Morgens Ende Mai.

»Sie gönnt mir einfach keinen ruhigen Tag«, erklärte Dr. Stromquist.

»Sie ist mir ein Rätsel«, meinte Diane.

Diane schob ihr auf beiden Seiten eine Nadel zwischen die Rippen und zog teelöffelweise eine seltsam klare Flüssigkeit heraus. Schließlich führte sie Drainageschläuche ein, die an eine blubbernde Absaugmaschine angeschlossen waren, die wiederum wie ein Wasserspiel in einer Wellnessoase klang. Tag für Tag quoll nun eine halbe Tasse Flüssigkeit oder auch mehr aus ihr heraus. Ich sah zu, wie die gelbliche Flüssigkeit durch die Schläuche in einen Beutel rann, und versuchte zu tun, als meditiere ich neben einem plätschernden Bächlein.

Durch fortgesetztes Experimentieren kamen sie darauf, dass wohl die Fette in ihrer Nahrung die Flüssigkeit eintrübten. Was wiederum bedeutete, dass es irgendwo in ihrem lymphatischen System einen Riss gab. Von allen Systemen unseres Körpers war es mit Sicherheit das letzte, an das ich gedacht hätte. Ich musste bei Google nachschlagen, um zu verstehen, was seine genaue Funktion war. Wie sich herausstellte, handelt es sich dabei um eine Art zweites Kreislaufsystem, das weiße Blutzellen durch unseren Körper transportiert. Es beseitigt Giftstoffe und bekämpft Infektionen. Und es bringt bestimmte Fettsorten aus unserem Verdauungstrakt zu den Zellen, die sie benötigen.

Manchmal, wenn Menschen am Brustkorb operiert werden, wird das lymphatische System durch ein Skalpell oder eine Sonde verletzt. Manche Leute werden auch mit fehlerhaften Lymphgängen geboren. Zwar war keines dieser Szenarien auf Juniper anwendbar, dennoch war das Problem vorhanden. Sie hatte eine seltsame Krankheit namens Chylothorax, und niemand wusste, wieso. Es war nicht typisch für Minifrühchen. Gehörte nicht zur Litanei von Katastrophen, vor denen Dr. Germain uns gewarnt hatte. Es war eine Laune der Natur, war Pech.

Diane fragte sich, ob womöglich die Lymphbahn in ihrem Unterleib verstopft war und dazu führte, dass sich Flüssigkeit in ihrem Brustkorb anstaute. Dr. Stromquist glaubte, es könne mit einem alten Gerinnsel an einem ihrer Zentralvenenkatheter zu tun haben. Oder vielleicht war auch dieser Teil wie alles andere an ihr einfach unterentwickelt und deswegen anfällig. Niemand sprach explizit aus, dass es sie umbringen konnte, doch wirklich weiterzuleben vermochte sie damit auch nicht.

»Was zum Teufel ist los mit diesem Mädchen?«, stöhnte Tracy. »Ich muss sie mir wirklich mal zur Brust nehmen.«

Bald war Juni, und inzwischen war sie zwei Monate alt. Mit Umarmung verabschiedeten wir uns von Dr. Shakeel und begrüßten einen neuen Arzt, unseren dritten. Alle drei Wochen wechselten sie, weil die kritischsten Fälle auch sie stark belasteten. Sosehr ich Dr. Shakeel mochte, im Grunde war es mir egal, ob sie eine Pause brauchte oder nicht. Sie kannte mein Baby am besten, und ich wollte, dass sie blieb. Ich war niedergeschmettert. Alle kamen und gingen – außer uns.

Unser neuer Neonatologe war Dr. Rajan Wadhawan. Den alle nur Dr. Raj nannten. Er war ruhig und bestimmt und lächelte gern. Er lud uns ein, uns mit ihm zusammenzusetzen, um über Junipers Fortschritte zu reden. Es fühlte sich an wie unser erster Elternabend. Wenn ein Baby sehr krank war, umschrieben Ärzte und Schwestern dies gern mit dem Euphemismus, dass das Kleine nicht brav sei. Wir schlugen uns schon ziemlich lange mit einem ungezogenen Kind herum.

Auf Drehstühlen saßen wir in einem vollgestopften Büro neben der Frühchenstation, während Dr. Raj methodisch – und in der Reihenfolge ihrer Dringlichkeit – all die Hindernisse Revue passieren ließ, mit denen Juniper es zu tun hatte.

Die drängendste Sorge war das Blutgerinnsel in ihrem Herzen. Falls sich ein Stück davon löste, würde es durch ihre Blutbahn treiben, bis es ihre Lunge oder ihr Gehirn erreichte und sie tötete.

An manchen Tagen ergoss sich eine ganze Tasse Flüssigkeit aus den Schläuchen in ihrer Brust. Die Schläuche schmerzten, so dass wir sie nicht im Arm halten konnten. Juniper war der verwirrendste Fall von Chylothorax, den Dr. Raj in sieben Jahren erlebt hatte. Mit der Konsequenz, dass sie nicht mit der Muttermilch ernährt werden konnte, die zu produzieren ich mich immer noch abmühte, weil die Fette in der Milch das Problem nur noch verschärften. Nach etwa einem weiteren Tag würden sie beginnen, ihr mittels Sonde ein fieses Gebräu zuzuführen, um ihren heilenden Darm zu testen.

Das Nächste waren die Vernarbungen in ihren Lungen durch das Beatmungsgerät, dann ihr eigensinniger Darm sowie die ständige Gefahr einer Infektion. Sie bekam zu wenige Kalorien und wuchs zu langsam. Ihre Nieren und ihre Leber waren überlastet.

Der Tod blieb eine reale Möglichkeit. Ebenso wie Blindheit, Taubheit, zerebrale Kinderlähmung und eine Reihe von Entwicklungsverzögerungen. Ebenso wie ein Leben an der Ernährungssonde oder am Sauerstoffgerät. Trotzdem klammerte ich mich nach wie vor an das Bild des kleinen

Mädchens, das an meiner Hand in den Kindergarten ging. An die Kleine, die ihre Aufregung zu überspielen versuchte, während sie mit ihrem neuen Rucksack für große Mädchen und den nagelneuen Glitzerstiefeln begeistert auf den Fußspitzen wippte. Ich wusste noch, wie mich meine Mutter in den Kindergarten gebracht hatte. Erinnerte mich, wie ich damals ihren Hals umklammerte, und an die steife Frische ihrer Krankenschwesterntracht unter meinem Kinn. Solche Erinnerungen wünschte ich mir für mein kleines Mädchen. Zwar versuchte ich auch, mich zu schützen, mich in Acht zu nehmen, doch je länger Juniper durchhielt, umso heftiger wünschte ich mir auch meine Tagträume zurück.

»Nur noch eine Frage«, bat ich Dr. Raj. »Könnte sie auch jetzt noch ein ganz normales Kind werden?«

Geschmeidig verlegte Dr. Raj sich auf Analytik. Diesbezüglich, erklärte er, fehlten Statistiken. Es sei schwierig, an so anfälligen menschlichen Säuglingen gewisse Arten von Forschung zu betreiben. Die logistischen, juristischen und ethischen Bedenken seien unglaublich. Was Babys in Junipers Alter betreffe, sei es nicht leicht, eine ausreichende Anzahl für eine große Studie zusammenzubringen. Und die Technologie entwickle sich so rasch, dass – sobald ein ehemaliges Frühchen die Mittelstufe erreiche und jemand seine Fortschritte aufschreibe und in einem Tagebuch notiere – die Behandlung und Aussichten für Neugeborene des betreffenden Jahres sich bereits wieder verändert hätten.

Allerdings behauptete die Forschung, dass es Schlüsselindikatoren dafür gab, wie sich ein Kind voraussichtlich entwickeln würde. Der erste war, ob es eine ernsthafte Gehirnblutung erlitten hatte. Dies traf auf Juniper nicht zu. Und das sprach für sie! Doch es gab noch andere Faktoren, einschließlich alles dessen, was mit ihren Lungen, Augen, ihrem Darm geschah, und diesbezüglich hatten wir noch nicht alle Antworten.

So dass es wohl letztendlich auf ein Vielleicht hinauslief. Ich dachte zurück an jenes erste Gespräch mit Dr. Germain, in dem er uns die düsteren Wahrscheinlichkeiten dargelegt hatte. Wieder wollte ich die Wissenschaftler befragen, doch es hatte keinen Sinn. Und dann sagte Dr. Raj etwas Profundes. Er meinte, der wichtigste Gradmesser dafür, wie ein Kind sich entwickle, sei die Umgebung, in der es aufwachse. Eltern, sagte er, spielten eine noch entscheidendere Rolle als die Tatsache, ob ein Säugling eine Gehirnblutung erlitten habe oder nicht.

Neonatologen beobachten Babys, bis sie die Klinik verlassen, doch wie ihre Patienten als Kleinkinder oder Erstklässler aussehen, wissen sie in der Regel nicht. Studien haben gezeigt, dass zwar etwa die Hälfte der früheren Minifrühchen während der ersten Schuljahre Hilfe benötigen, jedoch mit zunehmendem Alter zum Aufholen tendieren. Das Gehirn erholt sich von seinem gefährlichen Start und gleicht ihn aus. Die Zeit spielte eine große Rolle in dieser Gleichung, der entscheidendste Faktor aber war, ob das Kind zwei Elternteile daheim hatte, ob es in Armut oder in gutbürgerlichen Verhältnissen aufwuchs und ob seine Mom eine gründliche Schulbildung besaß.

Juniper hatte zwei berufstätige Elternteile mit insgesamt vier College-Abschlüssen. Sie hatte ihr eigenes Zimmer in einem gemütlichen Heim mit drei Schlafzimmern und zwei Bädern und einer Hypothek zu einem vernünftigen Zinssatz. Punkt. Punkt. Und noch ein Punkt für Juniper. Ich hatte gekämpft, um meine Rolle zu finden, hatte mich hilflos und überfordert gefühlt. Und nun bestätigte uns Dr. Raj in seiner Respekt einflößenden, durch Zahlen untermauerten ärztlichen Art, dass wir wichtig waren.

Das Gespräch verlief so völlig anders als jenes, das wir mit Dr. Shakeel geführt hatten. »Solange es Leben gibt, gibt es auch Hoffnung«, hatte sie gesagt. An jenem Tag war sie Gefühl pur gewesen, und nun half uns Dr. Raj, die wissenschaftliche Seite zu verstehen. Wir brauchten beides – den Rahmen der Forschung und den Glauben und das Mitgefühl der Menschen, die diese interpretierten. Ob es nun Glück war oder göttliche Vorsehung, wir schienen stets an den richtigen Arzt zu geraten.

Tom

Die Frühchenstation fraß mich auf. Der Gedanke, Junebug könne, zehn Minuten nachdem ich gegangen war, sterben, ließ mir keine Ruhe, und so blieb ich. An den meisten Tagen war ich schon bei Sonnenaufgang in ihrem Zimmer, damit ich mit ihr reden, ihr vorlesen und die täglichen Vorhersagen der Ärzte hören konnte, wenn sie Visite machten, und am Nachmittag war ich wieder da und abends erneut, manchmal bis ich auf dem Stuhl neben ihrem Brutkasten einnickte. Die Schwestern, die mich nicht kannten, kapierten nicht, ob ich nun arbeitslos war oder aber nur verantwortungslos.

»*Wo* arbeiten Sie wieder?«, fragten sie dann. »Will Ihr Boss denn nicht wissen, wo Sie sind?«

Tracy wusste, dass es mir, wenigstens bis Ende August, wenn das Semester wieder begann, an Freizeit nicht mangelte. Was allerdings nicht hieß, dass sie es für eine so tolle

Idee hielt, wenn ich nun praktisch auf der Frühchenstation einzog.

»Sie müssen mal raus hier«, sagte sie zu mir. »Sonst klappen Sie noch zusammen, und das hilft weder Ihnen noch Kelley noch Junebug.«

Ich spürte, wie ich mich aufrieb. Und so begann ich, mich regelmäßig nach der Visite zu verkrümeln. Da Kelley die meiste Zeit immer noch zu Hause ihre Milch abpumpte, steuerte ich das Banyan an. Manchmal fand sich auch Roy ein, doch wenn Junebug einen besonders schlechten Tag hatte, ging ich allein, setzte mich an den Tresen und versuchte, so etwas wie Ruhe zu finden.

Erica, die wunderbare Wirtin des Banyan, verstand, wenn ich Ruhe brauchte, und an einem dieser Tage brachte sie mir einen Cappuccino in einer großen gelben Tasse von Fiestaware, dem berühmten amerikanischen Geschirr, sowie eines von Banyans Frühstücks-Sandwiches, ohne dass ich ein Wort verlieren musste. Das Sandwich war mit knusprigem kubanischen Brot gemacht, das Erica am Morgen frisch eingekauft hatte, und das Ei stets zwischen weich und hart gekocht, der Speck dick und kross, und ich weiß nicht, wie er es hinbekam, aber der Typ, der die Sandwiches da hinten in der winzigen Küche machte – er hieß Rich –, streute stets die genau richtige Menge Salz und Pfeffer drauf, und wenn Erica es herausbrachte und auf einem dicken Fiesta-Teller servierte, war das Sandwich noch immer so heiß, dass ich es kaum halten konnte, also genau so, wie ich es haben wollte.

Einmal, als Kelley und ich eine Eheberatung aufsuchten, bat uns die Therapeutin, den Ort zu nennen, wo wir uns am sichersten fühlten. Als ich an der Reihe war, antwortete ich wie aus der Pistole geschossen:

»In der Nische des Banyan.«

Die Nische befand sich in der Ecke neben dem großen Panoramafenster. Roy nannte sie »*poets' corner*«, weil sie ein Bücherregal hatte und eine große Tafel, wo man, wenn einem danach war, Zitate seines Lieblingsautors notieren konnte. Roy und ich saßen gern dort und redeten über alles, was wir gerade schrieben oder lasen, was immer es auch war, während wir aus dem Fenster schauten und zusahen, wie Obdachlose auf der anderen Straßenseite schamlos an die Steineichenstämme pinkelten.

Das Besondere am Banyan waren Erica und ihre ständig wechselnde Crew. Und die erneuerte sich permanent, weil Erica ihre Leute andauernd feuerte. Sie tat das zwar sehr freundlich, schwang ihre Axt aber so häufig, dass sie hinten in der Küche eine Todesliste mit all den Leuten führten, denen sie gekündigt hatte und von denen einige wieder eingestellt worden waren, nur um dann erneut gefeuert zu werden. Einmal hatte sie eine Serviererin entlassen, noch ehe die ihre erste Schicht angetreten hatte, weil Erica die Frau eine freie Mahlzeit verzehren sah, bevor sie einen einzigen Gast bedient hatte. Als Kündigungsgrund notierte das Küchenpersonal auf der Todesliste: *hungrig*. Erica erteilte auch gerne Lokalverbot oder nahm ihren Gästen das Essen weg, falls sie sich ungebührlich aufführten, oder wandte subtilere Methoden an, um geringere Vergehen zu ahnden. Ihr Restaurant hatte sie mit Geschirr in praktisch jeder Fiestaware-Farbe bestückt, doch sie hasste den hellen Lila-Ton, der als »Plum« bekannt ist, und wann immer sie jemandem etwas auf einem »Plum«-Teller servierte, signalisierte sie auf diese Weise, dass sie den Menschen nicht ausstehen konnte. Alle, die dort arbeiteten, ähnelten Figuren aus Vorabendserien, die eigentlich zu exzentrisch fürs Fernsehen waren. Rich war überempfindlich, besonders wenn jemand sein Lieblingsmesser anrührte, und oft stürmte er, Messer in der Hand und Obszönitäten murmelnd, zur Hintertür hinaus. Der grauhaarige Alte, der das Geschirr spülte, war ein eigensinniger Satyr, der davon faselte, sich in einen Superhelden namens »Superschwanz« zu verwandeln. Er hatte eine Schwäche für Prostituierte, was jedoch Zufall war, denn hinter dem winzigen Parkplatz des Banyan wohnte tatsächlich eine. Fuhren die weiblichen Stammtischgäste von der Junior League vor dem Banyan vor, konnten sie zuweilen diese Frau beobachten, wie sie, in einen zerlumpten Kimono gehüllt und das dunkle Haar aufs Aufwendigste zerzaust, ihren Freiern Lebewohl sagte. Und manchmal, wenn die Freier abzogen, ohne bezahlt zu haben, jagte sie sie auf bloßen Füßen durch die Gasse.

»Armes Nuttchen«, meinte Erica dann kopfschüttelnd.

Ich benotete die Arbeiten meiner Studenten im Banyan, hatte einen Teil meines dritten Buches dort geschrieben und auch die Gefühle beim Wechsel von der Zeitungsredaktion an eine Universität zu bewältigen versucht, indem ich mich bei jeder sich bietenden Gelegenheit dorthin flüchtete. Es war daher kaum überraschend, dass ich so viel Zeit am Tresen des Banyan verbrachte, als mich das Schicksal meiner Tochter mit grenzenlosem Kummer erfüllte.

An Tagen, an denen mir nach Reden war, bot Erica sich mir als bereitwillige Zuhörerin an. Sie wartete, bis ich damit anfing, und wenn ich ihr erzählte, was los war, wie die Babys um uns herum starben und Junebug nur mit Mühe durchhielt, redete sie nie von Wundern oder davon, dass alles Gottes Wille sei. Und wenn ich auf dem iPhone Fotos von Junebug aufzog, zuckte sie nie zusammen.

Eine Dauerkrise widersetzt sich bequemer Aufsummierung. Die endlosen Rückschläge, die Zeitlupen-Parade immer neuer Katastrophen – dies war der neue Status quo unseres Lebens. Die Komplexität des Ganzen verwirrte einige unserer Freunde, die davon ausgingen, dass nun, da Junebug die Operation überlebt hatte, alles in Ordnung sei.

»Sie ist doch jetzt okay, oder?«, fragten sie etwa. »Wann kommt sie denn nach Hause?«

Zuerst hatten Kelley und ich noch versucht, das mit ihren Lungen, ihrem Darm, der Schwellung und dem Gerinnsel und dem Chylothorax zu erklären. Unsere Bekannten waren geduldig und freundlich, doch für viele von ihnen waren die Einzelheiten aus dem Krankenhaus zu viel. Sobald sie zehn Minuten höflich zugehört hatten, blinzelten sie, guckten weg und versicherten uns dann, dass Junebug ein Wunder sei. Vielleicht wussten sie ja einfach nicht, was sie sonst sagen sollten.

Inzwischen verlegten wir uns bei Leuten, die nach Junebug fragten und die wir nicht so gut kannten, auf vage Auskünfte.

»Sie ist eine Kämpferin«, sagten wir etwa. »Aber sie hat noch einen ziemlichen Weg vor sich.«

Zwar nahmen wir nur ungern bei Klischees Zuflucht, doch es funktionierte. Wir sahen die Dankbarkeit in den Gesichtern der Leute, wenn sie merkten, dass wir ihnen einen zwanzigminütigen Gewaltmarsch durch unser familiäres Tal der Tränen ersparten. Wir hatten gute Freunde und Verwandte, die uns geduldig zuhörten, wann immer wir uns meldeten. Ich fürchtete allerdings, dass wir auch ihnen zu viel abverlangten, da sie ja alle Kinder hatten, die beim Schlafengehen vorgelesen bekommen wollten, Hunde, die Gassi geführt werden mussten, damit sie nicht die Waschküche vollpinkelten, Jobs, in denen es als entschieden uncool galt, mitten an jedem geschlagenen Arbeitstag von einem pathetischen Freund angerufen zu werden.

Sogar von Mike und Roy und anderen engen Freunden zogen wir uns zurück. Wir wollten, dass sie uns wie früher ihren neuesten Klatsch erzählten, über hirnlose TV-Sendungen vom Vorabend laberten, über alles, worüber sie reden wollten, statt sich immer nur Sorgen um uns zu machen. Roy und ich mussten uns einfach die Poetenecke schnappen und lachen, wenn Erica jemandem ihr Risotto in einer »Plum«-Suppentasse servierte. Uns weiden am Glanz einer atemberaubenden Frau, die vorbeischlenderte und unser Sichtfeld gerade lange genug betrat, um uns daran zu erinnern, dass wir noch am Leben waren.

»Die Welt ist voller Schönheit«, erklärte Roy oft, wenn er ein besonders umwerfendes Exemplar erblickte, und er hatte recht damit.

Kelley und ich mussten einen Weg finden – zurück zu all den Dingen, die wir mit der Ankunft unserer Tochter verloren hatten. Wir mussten mal wieder ins Refinery, unser Lieblingsrestaurant in Tampa, und nicht eins, sondern zwei ihrer lächerlichen Desserts bestellen und über alles, jedes beliebige Thema – außer dem Krankenhaus – reden. Wir mussten wieder lernen, wie es war, sich zu küssen. Und wenn wir zur Frühchenstation zurückkehrten, mussten wir dankbar sein für jeden weiteren Tag mit unserer Kleinen. Der Tod konnte sie uns jederzeit rauben, sicher. Aber früher oder später würde er uns alle holen. Mich, Kelley, Roy, Erica oder wen auch immer.

Kelley und ich brauchten eine Portion Vertrauen, nicht darauf, dass Junebug leben würde, sondern um zu begreifen, dass sie in der Gegenwart, in diesem Moment lebte.

Auch wenn sie nie aus ihrem Krankenzimmer herauskam, mussten wir einen Weg finden, ihr die Schönheit und Freude der Welt zu zeigen, all das, was den Schmerz erträglich machte.

Wir hatten unsere Tochter ja direkt vor uns. Ihre Augen waren geöffnet, ihre Ohren konnten hören, sie spürte unsere Fingerspitzen auf ihrer Haut. Ihr Geist war ein unbeschriebenes Blatt, bereit für neue Einzelheiten, Erfahrungen, Empfindungen.

Ihre Zeit war dieser Augenblick.

* * *

Nach und nach strichen die Ärzte einiges von der Liste der Gefährdungen.

Sie hatten das Geheimnis ihres Aufgedunsenseins gelöst. Der Pfropf befand sich nach wie vor in ihrem Herzen und bewies, auf welche Weise wir das Verderben in uns tragen können. Die Medikamente, die ihn auflösen sollten, wirkten ebenfalls, doch es würde einige Zeit in Anspruch nehmen.

Ein Augenarzt hatte begonnen, sie in regelmäßigen Abständen zu untersuchen, um zu prüfen, ob der Sauerstoff ihre Netzhäute beeinträchtigte. Diese Untersuchungen hasste Junebug sogar noch mehr als das Legen des Katheters, da ihr der Arzt ähnlich wie in »Clockwork Orange« mit an den Lidern befestigten Metallklammern die Augen aufhielt. Nach mehreren Untersuchungen teilte er uns mit, dass die Netzhäute unserer Tochter Schäden aufwiesen, und zwar, wie er es nannte, Schäden des Stadiums zwei plus, und dass diese Beeinträchtigung durch das Vorhandensein von »Popcorn«, kleiner isolierter Büschel neovaskulären Gewebes auf der Oberfläche ihrer Netzhäute, noch verschärft werde. Schon bald, meinte der Arzt, werde Juniper eine Laseroperation benötigen und wahrscheinlich letztendlich zumindest teilweise erblinden.

Da wir über die hohen Sauerstoffkonzentrationen, die die Ärzte Junebug hatten verabreichen müssen, Bescheid wussten, hatten Kelley und ich uns auf diese Möglichkeit eingestellt.

»Mir ist es lieber, sie ist blind als tot«, meinte Kelley.

»Mir auch.«

Fast alles, was die Ärzte unternahmen, hatte seinen Preis, und sich etwas anderes vorzumachen hätte alles nur erschwert.

Noch immer hatten die Ärzte keine Ahnung, was die Chirurgin vorfinden würde, wenn sie erneut Junipers Bauch aufschnitt. Immer wieder starrte ich auf den Schnitt, der sich wie der Euphrat über ihren Bauch zog. Die Löchlein an den Stellen, wo die Drains herausgefallen waren, waren noch nicht ganz zugewachsen, und ich konnte etwas Graues darunter erkennen.

»Sind das ihre Därme?«, fragte ich Dr. Walford, als sie eines Tages vorbeikam, um nachzuschauen, ob ihre Patientin Fortschritte machte.

Sie war zu nett, um zu lachen.

»Nein«, meinte sie und erklärte, das sei Fibrin, ein Protein, das Polymerketten bilde, die dem Blut dabei halfen, über einer Wunde zu gerinnen. »Es ist Teil des Heilungsprozesses unseres Körpers.«

Die Chirurgin hatte Junebug zehn Tage lang nicht gesehen, weil sie geheiratet hatte und in den Flitterwochen gewesen war. Als sie ihre Patientin im Licht betrachtete, war sie verblüfft.

»Wow. Ganz schön gewachsen.«

Dr. Walford warf einen Blick in meine Richtung.

»Und wie geht's ihrer Mom?«, fragte sie.

Ich zögerte, überlegte, wie ich am besten antworten sollte. Sollte ich höflich sein und sagen, Kelley gehe es gut? Oder die Wahrheit einräumen und sagen, dass es bei ihr rauf- und runtergehe?

Dr. Walford durchschaute mich. Sie nickte verständnisvoll. Wie viele Paare hatte sie das schon durchmachen sehen? Wie viele Ehen waren hier auf der fünften Etage Süd wohl schon in die Brüche gegangen? Wäre es unhöflich gewesen, danach zu fragen, wo sie so frisch verheiratet war?

»Jeder Tag ist anders«, sagte sie, zog ihre Handschuhe aus und eilte weiter zum nächsten Patienten.

Wie sich herausstellte, brauchte Juniper dann keine weitere Operation mehr. Nicht lange nach Dr. Walfords Untersuchung kam es zu einem überraschenden Comeback von »Kacka« in den Windeln unserer Tochter. Und ihre Fistel schloss sich ganz von allein. Genauso wie die Löcher in ihrem Darm. Auf irgendeine Weise hatte ihr Körper es ganz allein geschafft, die Verdauung wieder aufzunehmen. Und keiner sprach mehr vom Kurzdarmsyndrom.

»Warten Sie, warten Sie«, sagte ich, nachdem Diane mir die gute Neuigkeit dargelegt hatte. »Wollen Sie mir damit sagen, dass da so etwas wie Selbstheilung stattgefunden habe?«

»Yep«, meinte sie grinsend. »Ihre Tochter ist wirklich erstaunlich.«

Als Nächstes stand der Kampf gegen den Chylothorax auf dem Programm. Immer noch quoll Flüssigkeit aus ihrer Brust, und sie wussten nach wie vor nicht, weshalb. Sie wollten das Problem nun angehen, indem sie ihr ein Medikament namens Octreotid verabreichten, doch vorher nahm Dr. Germain mich noch beiseite, um mein Einverständnis einzuholen. In der medizinischen Fachliteratur, erzählte er mir, gebe es fast nichts über die Verwendung dieses Mittels bei Minifrühchen. Sie hatten keine Ahnung, ob das Octreotid wirken würde, und konnten mir in keinster Weise zusichern, dass es meiner Tochter nicht auf irgendeine andere unvorhersagbare Weise Schaden zufügen würde.

Seit dem Tag, an dem ich diesem Mann die Scheiße aus dem Leib prügeln wollte, hatte ich eine lange Wegstrecke zurückgelegt. Inzwischen schätzte ich seine Behutsamkeit und Geradlinigkeit. Seine zarte und leicht melancholische Sprechweise – die genau justierte Gefasstheit, die mich bei unserer ersten Begegnung so erzürnt hatte – war keine Herablassung. Nach allem, was ich sagen konnte, sprach er immer und ausnahmslos wie I-Aah. Laut Katy und allen anderen, die ich fragte, war er einfach ein supernetter Typ. Manchmal, wenn einer seiner Patienten auf der Kippe stand, machte er sich solche Sorgen, dass er nicht schlafen konnte. Wegen dieser Güte hätte ich ihn am liebsten umarmt, aber ich wollte ihn nicht erschrecken.

»Haben wir denn eine andere Wahl?«, fragte ich ihn.

Er überlegte kurz, ohne den Blickkontakt zu mir zu unterbrechen, und antwortete dann.

»Eigentlich nicht«, gestand der. Man könne auch eine riskante und komplizierte Operation probieren und in ihrem Brustkorb herumsuchen, bis man die undichte Stelle gefunden und repariert habe. Das Medikament erschien uns als die bessere Option.

»Okay«, sagte ich. »Dann machen wir das.«

Daran zu denken, was all diese medizinische Versorgung kostete, war beunruhigend. Und solche Gedanken führten zu unbequemen Fragen danach, was Junipers Leben oder sonst ein Leben überhaupt wert ist. Eines Nachmittags schaute ich in der Redaktion vorbei, um Schreibkram zu erledigen. Eine Freundin umarmte mich und stellte mir dann – im Vertrauen darauf, ich werde schon verstehen, dass sie es nicht böse meinte – eine schwierige Frage.

»Versteh mich nicht falsch«, sagte sie, »aber wäre es nicht besser, eine Million Kinder in Afrika zu impfen?«

Ich wusste, dass sich eine Menge Leute das Gleiche fragten. Medizinische Versorgung ist keine rein persönliche Angelegenheit. Auf die eine oder andere Weise tragen wir alle die Kosten. Wären wir noch immer bei der Zeitung versichert gewesen, hätten wir wahrscheinlich die Gesundheitsprämien sämtlicher Angestellten vernichtet. Wie kann ein ziemlich hoffnungsloses Baby so viele Ausgaben rechtfertigen, wenn so viele Menschen ohne Versicherung auskommen müssen?

Ich hätte stundenlang mit ihr debattieren können. Wir können niemals wissen, was die Investition in das Leben eines Kindes einbringen wird. Können die zufälligen Entdeckungen, die sich aus verwegenen Versuchen ergeben mögen, nicht voraussehen. Wenn wir den Hochbetagten die Gesundheitsfürsorge nicht versagen, warum sollten wir es bei den Neugeborenen tun?

Meine Freundin war klug, so dass ich nicht einfach lossprudeln wollte, ohne nicht vorher ein wenig dazu gelesen zu haben. In den stillen Stunden der vor mir liegenden Wochen stürzte ich mich in die Recherche.

Babys, die vor der achtundzwanzigsten Schwangerschaftswoche geboren werden, benötigten bis zum Alter von sieben Jahren etwa 200.000 Dollar für ihre ärztliche Versorgung. Juniper hatte diesen Wert sicherlich längst überschritten. Die Leistungsaufstellungen, die fast täglich von unserer Versicherungsgesellschaft eintrafen, waren diesbezüglich sehr aufschlussreich. Die Neonatologen kosteten etwa 1900 Dollar am Tag. Für einen Monat auf der Frühchenstation – vermutlich Zimmer, Essen und Pflege – wurden zwischen 200.000 und 450.000 Dollar in Rechnung gestellt. Dann fielen noch Kosten für Operationen, Labor und Spezialisten an. Alles zusammen gerechnet kostete Junipers ärztliche Versorgung mehr als 6000 Dollar pro Tag.

Die neonatale Intensivpflege für die kränksten Säuglinge war die teuerste Behandlung in der Pädiatrie. Dennoch war es nicht unbedingt ein schlechtes Geschäft. Medicaid und Versicherungsgesellschaften zahlten gerne, wodurch sich die Neugeborenen-Intensivstationen für viele Krankenhäuser als Profitcenter entpuppten. Mit der Behandlung der Frühgeborenen wurden Versorgungsleistungen für andere Kinder subventioniert.

In der hiesigen Frühchenstation wurden 90 Cent jedes Dollars für Kinder ausgegeben, die letztlich überlebten. Was sogar für die winzigsten Babys galt. Teilweise lag es daran, dass die kränksten Säuglinge meist schon während der ersten paar Tage starben, ehe die Rechnungsbeträge allzu sehr anstiegen. Im Gegensatz dazu kamen die meisten Dollars, die man für alte Menschen ausgab, Patienten zugute, die starben, ohne je wieder die Klinik zu verlassen – für kostspielige und verzweifelte Versuche, durch noch eine Operation, noch mehr Bestrahlung, Dialyse, einen Luftröhrenschnitt, ein Beatmungsgerät eine weitere Woche, einen weiteren Monat Lebenszeit zu erkaufen. Im Vergleich zur Intensivstation für Erwachsene war die für die Neugeborenen ein Schnäppchen, denn mit Hilfe der hier ausgegebenen Dollars wurden viele weitere Lebensjahre erkauft.

Wäre es also besser, das Geld für eine Million Kinder in Afrika auszugeben?

Während ich mit meiner Freundin dort zusammenstand, ging ich auf all diese Dinge nicht ein. Ich antwortete nur ehrlich und nachdenklich wie jede verzweifelte junge Mutter.

»Besser für wen?«

Tom

Allmählich wurde ich abhängig von der Gähnzeit unmittelbar nach Tagesanbruch, wenn Tracy den Deckel von Junebugs Brutkasten hochfuhr und ich der Kleinen die Windel wechseln, die Temperatur nehmen, mich vorbeugen durfte, um ihr guten Morgen zu sagen. Wenn Tracy sich dann entfernte, um nach ihren anderen Patienten zu sehen, hielt ich Junebugs Hand und las ihr vor mit Hilfe eines ans Buch geklemmten Lämpchens, das seinen dünnen Strahl auf die Seite warf und mir ermöglichte, ihr Gesicht zu sehen. Stets blickte sie mit etwas wie Erwartung zu mir auf.

Inzwischen brannte draußen die Sonne vom Himmel, die Außenmauern des Krankenhauses zerschmolzen in der flüssigen Umarmung eines subtropischen Sommers, doch im Zimmer meiner Tochter blieb es kühl und dunkel. Ich hatte begonnen, diese Dunkelheit zu lieben, sie als »unsere« zu betrachten, eine samtene Decke, die uns wie ein

Tarnumhang vor der Welt verbarg, eine Höhle, in der wir gemeinsam überwinterten und uns beide in etwas Neues verwandelten. Ein schwarzer Stern, überwältigend in seiner traurigen Schönheit, der uns in eine Umlaufbahn von Quantenmöglichkeiten, geisterhaften Wirklichkeiten, in diverse Überlagerungen zog, die niemals unwiderruflich waren und in denen der Tod uns nicht finden konnte.

Jeden Morgen kam Mary, die Reinigungsfrau, mit ihrem Mopp herein und sah mich, Buchseiten umblätternd, neben dem Brutkasten stehen. Das Nicken, mit dem sie mich bedachte, beschämte mich jedes Mal.

»Nicht aufhören, Dad«, meinte sie dann immer. »Ihre Kleine hört zu.«

Mit Band eins waren wir, Gott sei Dank, durch und inzwischen schon mitten im zweiten mit dem fliegenden Auto und der ungerechten Einkerkerung von Hagrid, mit den Spinnen und der Riesenschlange, die ihre Zunge in der unterirdischen Kammer des Schreckens zischeln ließ. Junebug erreichte jedes Mal, wenn ich zu den Passagen mit Dobby kam, der Romanfigur, mit der sie am meisten gemeinsam hatte, Sättigungen von fast hundert Prozent. Tatsächlich hatte sie ihm bei ihrer Geburt verdammt ähnlich gesehen.

Wann immer sie eindöste, schloss ich das Buch, knipste das Lämpchen aus und betrachtete ihr Gesicht unter den Pflastern und Schläuchen. Nun, da die Schwellung endlich zurückging, konnte ich das Kind, zu dem sie sich entwickelte, erkennen. Und dieses Gesicht, die Art, wie es so übergangslos von Ärger zu Zufriedenheit zu seliger Verwirrtheit wechselte, brachte mich zum Lachen. Manchmal, wenn Junebug schlief, dankte ich Rowling stumm dafür, dass sie etwas so Bezauberndes geschaffen hatte, dass sie meiner Tochter ihre erste Geschichte geschenkt und dafür gesorgt hatte, dass es eine gute war. Rowling würde Junebug verstehen, dessen war ich mir sicher, denn ihr Buch erzählte die Geschichte eines Kindes, das nicht wusste, wer es war, das Verluste und Schmerz erlitt, die es hätten zerstören können, das sich nach Eltern sehnte, die ihm beistanden, und das immer und immer wieder über den Tod triumphierte.

Nun, da wir ein Privatzimmer hatten, fühlte ich mich frei, Junebug Musik vorzuspielen. Ich spielte ihr die Decemberists mit ihrer »June Hymn« vor, weil ich ihr die schon im Mutterleib vorgesungen hatte. Ich spielte ihr Stevie Wonder vor, weil auch er als Frühchen auf die Welt gekommen war und sie bei seiner schönen Stimme stets eine hohe Sättigung erreichte. Ich spielte die Beatles und die Rolling Stones, Otis Redding und Aretha Franklin, Roy Orbison und Elvis, Bill Withers und Simon & Garfunkel, Wilco und Weezer. Ich spielte trashige Songs, die meine Schwester Brooke und ich in den Siebzigern geliebt hatten: »Patches« und »Signs« und »Joy to the World«. Ich spielte ihr die Filmmusik von »Mary Poppins« vor, obwohl weder Tracy noch Kelley es ertragen konnten, wenn ich »Feed the Birds« spielte, ein Lied, in dem das Kindermädchen den Kindern von einer alten Frau erzählt, die Tüten mit Brotkrumen verkauft, damit die Leute die Tauben füttern konnten, die sich scharenweise auf den Stufen vor der St. Paul's Cathedral einfanden. Angeblich war es Walt Disneys Lieblingslied gewesen, doch meine Frau und unsere Krankenschwester wollten nichts davon hören.

»Es geht einfach nur immer weiter«, sagte Kelley.

»All dieses Geflatter und Flügelschlagen«, sagte Tracy. »Tuppence a bag, tuppence a bag ...«

»Genug von all den ›tuppences‹.«

Natürlich spielte ich Junebug jede Menge Springsteen vor, von fast jedem Album, das er je veröffentlicht hatte: »Wild Billy's Circus«, »Tenth Avenue Freezeout«, »The Promised Land«, »The River«, Bruce' Coverversion von Tom Waits' »Jersey Girl«, die Live-Version von »Racing in the Street« aus einer der Meadowland-Aufzeichnungen im Sommer 1981 mit Roy Bittans mitreißendem Klaviersolo am Ende.

Auch Kelley spielte ihr Lieder vor und sang selbst mit. Sie machte Junebug mit Dylan, Al Green, John Prine und Johnny Cash bekannt. Eines Nachmittags kam ich ins Zimmer, und sie hielt unser Baby im Arm, sang den »Folsom Prison Blues« und erzählte Junebug, dass sie in Reno einen Mann erschossen habe, nur um ihn sterben zu sehen. Ich hatte es nicht für möglich gehalten, einen Menschen derart zu lieben, wie ich meine Frau in diesem Augenblick liebte.

Wenn Junebugs Mutter nicht im Zimmer war, erzählte ich der Kleinen, wie wir zwei uns kennengelernt hatten, als Kelley noch Schülerin gewesen war, und dass ich, hätte ich damals was mit ihr angefangen, verhaftet worden wäre. Ich erzählte ihr, wie wir uns fünfzehn Jahre später wiederbegegnet waren, wie wir uns geküsst hatten und was für ein Idiot ich gewesen war, so lange vor ihr davonzulaufen. Ich erzählte ihr vom Traum ihrer Mom, in dem sie mich überfahren hat, und von meiner Offenbarung unter den Wasserspeiern und wie ich dann buchstäblich auf dem Bauch angerobbt gekommen war, um sie zurückzugewinnen. Und als ihre Mom dann in ihrem Kleid den Mittelgang heruntergekommen sei, erzählte ich ihr, sei sie so schön gewesen, dass ich mir sicher gewesen sei, ich hatte sie nicht verdient.

Nachdem Junebug eingeschlafen war, fielen mir noch

andere Teile der Geschichte ein, ungeeignet für die Ohren eines Kindes. Die mitternächtlichen Fahrten zu jener jungen Frau, die scheu lächelnd hinter dem Vorderfenster wartete. Ein Kuss, der neun Stunden dauerte. Der Ausdruck in ihrem Gesicht im Triage-Raum, wo sie mich, mit halb verdauten Heidelbeeren bekleckert, anflehte, sie nicht sterben zu lassen. All das Blut. Die Nacht, als wir uns Dr. Germains Statistiken anhörten und bis in die Morgenstunden wach blieben und zu überlegen versuchten, was für unser kleines Mädchen das Richtige war. Im Entbindungssaal, als Kelley auf die Schwestern geblickt hatte, wie sie das Baby fortschoben, und dann auf mich.

Geh.

Auf der anderen Seite des Zimmers bewegte sich meine Tochter, und aufs Neue nahm ich »Harry Potter und die Kammer des Schreckens« zur Hand. Wir waren bereit für das letzte Kapitel, in dem Dobby nach einem Leben im Schatten endlich befreit wird. An diesem Abend brachten wir den zweiten Band zu Ende, um uns am nächsten Morgen auf den dritten zu stürzen, wobei Junebug Seite für Seite hohe Sättigungen erzielte. Sie hatte dem ersten Kapitel gelauscht, als die Schwestern den Inkubator öffneten, um ihr die Windel zu wechseln. Ana Maria, die Physiotherapeutin, massierte Junebugs Schulter und drehte sich dann plötzlich um und winkte mich heran. Junebug hatte meine Stimme gehört und sah in meine Richtung, und als ich mich über sie beugte, konnte ich die ganz zarte Andeutung eines kratzigen Lautes vernehmen, der ihr, an ihrem Beatmungsschlauch vorbei, aus dem Mund kam.

Ana Maria lächelte. »Sie spricht mit Ihnen.«

* * *

Neunundvierzigster Lebenstag.

Ein träger Montagnachmittag, keine neuen Krisen, nichts weiter Bemerkenswertes. Tracy musste Junebugs Bettwäsche wechseln, so dass sie mich darum bat, sie ein wenig hochzuheben. Damit es klappte, musste ich mich in einem seltsamen Winkel nach vorn beugen und den Beatmungsschlauch halten.

Tracy wuselte geschäftig hin und her, dann aber kriegte sie es mit den Laken nicht so hin, wie sie wollte, und musste von vorn anfangen. Weiteres Gewusel, dann hörte ich, wie sie mir von hinten einen der hohen Sessel zurechtrückte.

»Für Ihren Rücken«, meinte sie und verschwand.

Plötzlich merkte ich, dass ich meine Tochter in den Armen hielt – und nicht nur einfach hielt wie ein Paket. Ich hielt sie an meiner Brust, sah auf sie hinunter – und sie zu mir herauf. Aber konnte sie mich überhaupt sehen?

Ich räusperte mich und begann zu singen. Meine Stimme war rau, aber Junebug schien es nichts auszumachen. Nur ein Song passte zu diesem Moment, und den hatte sie schon oft gehört. Die Fliegengittertür fiel ins Schloss, und Marys Kleid wehte durch die Nacht.

Kelley

Ich saß im Wagen, als Tracy mir auf Toms Handy das Foto simste.

Sie war in eine grüne Decke gehüllt, neben dem Gesicht ragten die kleinen Händchen hervor, als winke oder segne sie. Sie sah aus wie ein geschrumpfter und zu einem kleinen Bündel verschnürter Papst. Tom wirkte genauso übernächtigt und erschöpft wie jeder junge Vater, der seine Tochter das erste Mal in den Armen hält. Sie ruhte auf seinem Unterarm. Sieben Wochen lang hatte er auf diesen Moment gewartet.

Ich wiederum wartete schon fünf Jahre darauf, sofern man mitzählte, seit wann wir ein Baby zu bekommen versuchten. Oder auch neun, wenn man von jenem ewig währenden Kuss im Hotelzimmer in Baltimore an rechnen wollte. Oder aber, falls Sie die Wahrheit wissen wollen, schon mein ganzes Leben lang.

Ich fuhr los Richtung Krankenhaus. Ich kam an, und es gab jede Menge Zeit. Es ging ihr gut, es bestand keinerlei Eile. Ich konnte die Arme um seine Schultern legen, ein Familien-Selfie machen und ihm zuhören, wie er »Blue Bayou« sang. Das Gurgeln der Brustschläuche und das Zischen des Beatmungsgeräts störten mich nicht.

Going to see my J-bug again
And we'll be with some of my friends
Maybe I'll be happy then.

»Happy« ist ein so oberflächliches Wort. Es kann gar nicht wiedergeben, was ich empfunden habe in diesem Zimmer. Mein Mann war so wunderbar mit seinem schmuddeligen T-Shirt und den ungewaschenen Haaren, der fast brechenden, zittrigen Stimme. Am liebsten wäre ich in ihn hineingekrochen.

Zu sagen, dass meine Tochter wie eine Puppe aussah, klänge nach einem Klischee, Menschen, die das Aussehen ihrer Töchter mit dem von Puppen vergleichen, haben ja, wenn man es genau nimmt, gar keine Töchter von Puppengröße. Sie war eine Live-Action-Zauberpuppe, die zucken und winken konnte.

Meine Lieben! Danke, dass ihr gekommen seid. Wahrschein-

lich fragt ihr euch, warum ich euch heute hier zusammengerufen habe ...

Sie blinzelte mit etwas wie Skepsis, dann Scheu, Ärger, Zufriedenheit, schließlich Verwirrung im Blick zu ihm auf.

Ich fühlte nichts so Geringfügiges wie »happiness« oder Glück. Ich empfand weder Euphorie noch Freude noch irgendein anderes Gefühl, das so flüchtig oder auch eindeutig gewesen wäre. Ich fühlte mich komplett. Ich fühlte mich erfüllt. Fühlte mich okay. Jetzt waren wir, jetzt war alles okay. Dieser Moment würde mir immer bleiben, egal, was als Nächstes kam.

Niemand konnte uns sagen, ob oder wann es für immer okay sein würde. Tom zu sehen, wie er unsere Tochter hielt, war so, als tauche man für einen Moment aus einem Tunnel auf, um gleich wieder in die Dunkelheit zurückzusinken. Alle erzählten uns, wir befänden uns auf einer Achterbahnfahrt oder einer Reise, Metaphern, bei denen es mich würgte. Wenn es aber eine Achterbahn war, dann eine altersschwache ohne Bremsen.

Ich kaufte ein Whiteboard mit ein paar Markern und hängte es an der Wand in ihrem Zimmer auf.

To-do-Liste
Geburt überstehen ✓
Atmen (laufendes Projekt)
Bäuchlein verheilen lassen ✓
Tracy rumkriegen ✓
1000 Gramm ✓
2000 Gramm
Weg von der Beatmungsmaschine
Kein Sauerstoff mehr
Thoraxschläuche loswerden

Blutgerinnsel auflösen
Trinken lernen
Pony kaufen
Tom besah sich die Liste und fügte hinzu:
Raum und Zeit erobern

Ich klebte auch noch einen farbkodierten Anzeiger für unseren Ausrast-Level dazu. Die meisten Tage waren gelb – sprich, es war Vorsicht geboten. Um es in den grünen Bereich zu schaffen, durfte sie keine Alarme mehr auslösen.

Langsam begannen die Ärzte auch wieder mit der Zuführung winziger Milchmengen über eine Sonde, die sich bis in Junipers Bauch hinunterwand. Und die Katastrophe blieb aus. Muttermilch war heikel, weil sie langkettige Triglyceride enthielt, also genau jene Sorte von Fetten, die Junipers Brust veranlasste, Flüssigkeit abzusondern. Ich hätte durchaus verstanden, wenn die Ärzte gesagt hätten, angesichts der Umstände tue es auch Similac, doch die Vorzüge waren der Mühe wert. Muttermilch enthielt Leukozyten, Antikörper, Enzyme und Hormone, die in der Säuglingsnahrung nicht repliziert werden konnten.

Die Stillberaterinnen gaben die Milch in eine Zentrifuge und schleuderten sie, schabten dann das Fett ab und verwandelten so Vollmilch in Magermilch. Ich reihte die Fläschchen auf meinem Küchentresen auf und befestigte Schläuche daran, für die ich mir Klinikzubehör ausgeborgt hatte. Dann kühlte ich die Milch, so dass das Fett an der Oberfläche erstarrte, und versetzte meine Stiefsöhne, wann immer sie auf der Suche nach Frappuccino den Kühlschrank aufrissen, in Angst und Schrecken.

Ich brachte mehrere Proben in die Klinik, um sie auf ihren Fettgehalt testen zu lassen. Morgenmilch, Abendmilch,

Vordermilch, Hintermilch. Die Mütter werden wissen, wovon ich hier spreche, die Väter werden es gar nicht wissen wollen.

Die Stillberaterinnen wirkten absolut begeistert von diesem Projekt. Den Großteil ihrer Zeit predigten sie das Evangelium des »flüssigen Goldes« und versuchten, zögernde oder genervte Moms zu überzeugen, ihren Brüsten doch eine Chance zu geben. Eine noble Aufgabe. Ich stellte mir ihre Tage vor, angefüllt mit Brustwarzen, gerissenen, blutenden, verstopften, eingedellten, heftigen Nippeln, weinenden Müttern und wütenden Babys. Eine der Stillberaterinnen hatte immer einen Stoffaffen dabei, um die korrekte Technik vorzuführen. Sobald ich sie mit dem riesigen lila Fellbaby am Hals auf den Gängen erblickte, versteckte ich mich.

»Die Stillberaterinnen haben wieder nach Ihnen gesucht«, meinte Tracy eines Tages.

»Die mit dem Affen?«

»Nein, nicht die mit dem Affen.«

So überaus spezifisch die Probleme sein mochten, so nervtötend schneckenmäßig konnte der Fortschritt vonstattengehen. Das Baby reagierte derart empfindlich auf jede Veränderung, dass auch die langsamste Entwöhnung von einem Medikament es zuweilen überforderte. Und statt die Dosis zu senken, mussten sie dann darauf warten, dass es quasi aus ihr herauswuchs. Doch als Ausgleich für die bereits ertragenen Schocks und Katastrophen geschah hin und wieder wie aus dem Nichts auch etwas Wundervolles.

An Junipers neunundfünfzigstem Tag nahm Tracy ihr ohne großes Trara oder Vorwarnung das Beatmungsgerät ab. Nur eine Sekunde lang sah ich das ganze Gesicht meiner Tochter.

Es ging ganz schnell. Der Schlauch kam heraus, und Tracy stützte sie gerade lang genug mit der Hand, damit ich ein Foto schießen konnte. Ich erkannte, dass sie Jennifer ähnelte, denn Jennifer besitzt eine hübsche Nase und eine breite Oberlippe – und da waren sie im Miniformat. Junipers Lippe war vom Pflaster, das schon seit ihrer Geburt darauf klebte, gerötet. Und im linken Mundwinkel hatte sich wegen des ständigen Zupflasterns eine tiefe Dauerfalte eingefurcht. Tracy steckte ihr eine Kanüle in die Nase und befestigte sie mit Klebeband, wodurch sie gleich noch mehr wie ein alter Mann auf Sauerstoff wirkte. Sie hatte noch immer die dünne Sonde, die durch ihren Mund in den Magen führte, doch inzwischen konnte sie den Mund schließen. Konnte an einem Schnuller saugen, der kleiner war als der Gummi an einem Radierstift. Und sie konnte weinen.

Zunächst war ihre Stimme noch ganz leise und heiser. Nur ein Wimmern. Doch rasch wurde sie kräftiger und quietschte wie eine rostige Türangel. Bei den wöchentlichen Augenuntersuchungen schrie sie, wenn der Arzt ihre Lider mit Metallklammern öffnete, so laut, dass ich mich auf den Gang flüchten und an die Wand lehnen musste.

Nachdem sie sich zwei Monate stumm vor unseren Augen gewunden hatte, waren diese Schreie überwältigend. Sie sprachen nicht nur für ihren Willen, sondern auch für die Technologie, die ihre schwachen Lungen so lange offen gehalten hatte, bis sie selbstständig funktionieren konnten. Junipers Lungen waren vernarbt, womöglich für immer. Doch ihr krächzender Schrei war ein echtes Wunder. Ein Triumph. Eine Ansage.

Über die Frage, wann Leben beginnt und wann ein Fötus zu einem menschlichen Wesen mit eigenen Rechten und Interessen wird, können Leute aneinandergeraten. Ich habe Juniper nie als irgendwie »vormenschlich« empfunden. Auch an ihrem ersten gefahrvollen Tag, vier Monate vor ihrem eigentlichen Geburtstermin, habe ich ihre Individualität und ihren Willen gespürt. Aber ihr dabei zuzusehen, wie sie im Inkubator langsam Gestalt annahm, wie sie es normalerweise in meiner Gebärmutter getan hätte, besaß etwas geradezu Magisches. Als das Beatmungsgerät entfernt wurde, sah ich, dass hinter all den Maschinen ein kleines Mädchen entstanden war.

Sie hatte eine »Meinung«. Sie empfand Schmerz, verspürte Ärger, Unbehagen, Empörung.

Und zum ersten Mal hatte sie nun auch eine Stimme.

Wäre sie an diesem Tag im Juni auf die Welt gekommen, wäre sie immer noch zwei Monate zu früh dran gewesen. Doch jetzt sah sie aus wie ein Baby, nur kleiner. Sie sah aus wie eine jener putzigen Babypuppen, die Kleinkinder an den Beinen hinter sich herschleifen.

Tracy hatte mal einem Säugling einen blauen Zylinder aufgesetzt, ihm eine Fliege, einen Kummerbund und Manschetten angelegt und einen winzigen Dollarschein in seine Windel gesteckt. Ein Chippendale-Frühchen. Auch einen UPS-Fahrer, eine Krankenschwester, einen Boxer in einem Boxring-Inkubator und Rudolf das rotnasige Rentier hatte es schon gegeben. Und ein Baby hatte sie in Mull eingewickelt wie eine Mumie, in einem Spuk-Kasten, in dem es vor Plastikspinnen wimmelte. Die Frühchen machten halt alles mit.

An einem Sommernachmittag, als Jennifer mit ihren Kindern am Strand war, simste ich ihr ein Foto von Juniper in einem pinkfarbenen Bikini mit weißen Punkten. Über der Schulter hatte sie eine Strandtasche, in der ein Milchfläschchen steckte.

In Gedanken bei euch, tippte ich dazu.

Mitte Juni zog Tracy, wenn es ruhiger wurde und Juniper schlief, ein Stück dunklen Filzes aus ihrer Handtasche und schnitt ihn in zwei T-förmige Stücke. Nähte sie von Hand auf den Seiten zusammen und machte vorn einen Schlitz für die Drähte. Sobald jemand auftauchte, ließ sie das winzige Kostüm verschwinden, um die Überraschung nicht kaputtzumachen. Und in eine Tüte verpackt und beschriftet schloss sie es in eine Schublade ein, damit die anderen Schwestern es nicht entsorgten.

Tracy begann zu beobachten, wie Juniper auf Dinge reagierte, die sich nicht bei Visiten messen, verschreiben oder verordnen ließen. Sie war alles andere als sentimental, glaubte jedoch allmählich, dass sich das Risiko des Sicheinlassens gelohnt hatte.

Als ich sah, wie Tracy sich flüsternd tief über Juniper hinunterbeugte, ihr mit der Fingerspitze das Köpfchen streichelte oder sie wie einen Chihuahua beim Candle-Light-Dinner herausputzte, wusste ich, dass sie unser Baby nicht nur betreute. Sie liebte es.

Als Tracy und ich eines Nachmittags beide dort waren, brachen wir die Stäbchen von Wattestäbchen ab, um einen kleinen Besen zu basteln. Tracy hegte eine geradezu abergläubische Furcht, Baby mit Brillen, Augenklappen, falschen Gipsverbänden oder Holzbeinen auszustatten, die auf eine künftige Behinderung hätten hindeuten können. Dieses Kostüm jedoch verlangte eine runde Brille und eine gezackte Narbe.

Die Brille schnitt sie aus einer schwarzen Klinikmaske aus, die Narbe zeichnete sie auf ein Stück Transparentpflaster. Als es dann so weit war, das heißt, kurz bevor Tom eines Nachmittags zu Besuch kam, klebte sie Juniper die Narbe auf die Stirn.

Herzlichen Glückwunsch zum Vatertag. Wünscht Harry Potter.

Tom

Wir hatten es uns wohl schon ein wenig zu gemütlich gemacht, uns entspannt und damit die Geduld der Götter strapaziert.

Eines Morgens Ende Juni waren wir zwei, Junebug und ich, vorlesend und lauschend in den dritten Band vertieft. Die Passagen, in denen Sirius Black den Dementoren von Askaban entkommt, lagen bereits hinter uns. Das Zimmer um uns herum schwebte in jener wunderbaren Dunkelheit, und der winzige Strahl meines Lämpchens fiel auf die am Brutkasten lehnenden Buchseiten. Junebug blickte zu mir auf, lauschte und guckte, und ihr türkisblauer Sättigungswert auf dem Monitor pingte bei hundert. Gerade wollten wir dort weitermachen, wo Krätze, Rons erbärmliche Ratte, sich als Wurmschwanz, also Voldemorts Henker, entpuppte, als plötzlich die Alarme losschrillten und Junebug rapide zu entsättigen begann, ihr Wert fiel unter neunzig, unter achtzig ...

Ich klappte das Buch zu und tippte ihr auf die Schulter, um sie ans Atmen zu erinnern. Doch ihre Herzfrequenz hatte sich verlangsamt, und die türkisblaue Sättigungszahl auf dem Monitor fiel weiter. Es war, als sähe ich ihr beim Sturz von einem Wolkenkratzer zu.

Als Tracy die Alarme hörte, kam sie gleich mit einem Beatmungsteam angelaufen. Ich wich zurück, machte ihnen Platz, während sie die Lichter einschalteten, den Kasten öffneten, sie aufsetzten, ihr einen Plastikbeutel über Mund und Nase hielten und ihn zu bearbeiten begannen, um Sauerstoff in ihre Lungen zu pumpen. Sie klopften ihr auf den Rücken und riefen sie an. Flehten sie an.

Und es ging hinunter auf sechzig, fünfzig, vierzig ...

Junebug hatte die Augen geöffnet, ließ sie zwischen ihren Gesichtern hin und her wandern. Suchte sie mich? Ihre Haut, die noch etwa eine Minute zuvor rosig gewesen war, hatte sich bläulich verfärbt und wurde rasch immer grauer.

»Komm schon, Juniper!«, sagte Tracy, ja schrie es fast. »Atme! Nun komm schon!«

Dreißig ...

Ich umklammerte das Buch und hielt den Atem an. Ich wollte, dass sie das Licht ausschalteten und uns das Tonband zurückspulen ließen, so dass wir zu unserer Lesung und in den Schutz der Dunkelheit zurückkehren konnten.

Zwanzig ...

»Atmen, Junebug! Atmen!«

Sie war schon fast auf null, als sie zu uns zurückkehrte. Die türkisblaue Zahl begann wieder zu steigen, ihre Herzfrequenz begann zackig auszuschlagen, und die Hautfarbe wechselte wieder in den rosigen Bereich. Tracy blieb – unruhig, besorgt und ständig etwas umarrangierend – in ihrer Nähe. Als sie sich langsam beruhigte, trat ich wieder an den Brutkasten heran und sah auf meine Tochter hinunter, erinnerte mich daran, dass sie ja immer noch da war.

Da Junebug inzwischen nicht mehr an der Beatmungsmaschine hing und meist selbstständig atmete, fiel es ihr zuweilen schwer, mitzuhalten. Immer wieder erlitt sie Atemstillstände, bei denen ihre Lungen sich nicht mehr bewegten, ebenso wie Episoden von Bradykardie, bei denen sich ihr Herzschlag verlangsamte. Zuweilen erlebte sie diese Krisen bis zu zehnmal am Tag.

An diesem Morgen, als Junebug und ich uns gerade durch die letzten Kapitel des dritten Bandes ackerten, kam auch Dr. Raj auf seiner Visite vorbei und versuchte zu verstehen, warum ihre Werte ein paar Stunden zuvor so dramatisch abgesackt waren. Man hatte ihren Brustkorb geröntgt, und nun rief er die Ergebnisse auf seinem Computer auf. Er deutete auf einen großen weißen Klecks auf ihrer rechten Seite.

»Das ist hier alles ganz weiß bei ihr«, sagte er.

Entweder sei an diesem Morgen ihre Lunge kollabiert, glaubte Raj, oder der Chylothorax sei noch schlimmer geworden, sprich, es hatte sich noch mehr Flüssigkeit um ihre Lunge angesammelt, die Druck ausübte, was ihr das Atmen erschwerte. Der Arzt sprach gerade davon, was als Nächstes zu tun sei, als die Monitoralarme ihn unterbrachen. Wieder sanken Junebugs Herz- und Atemfrequenz und ihr Sättigungswert ab. Tracy stützte sie. Und erneut kam der Beutel zum Einsatz.

»Jetzt fällt die Herzfrequenz ab«, sagte Tracey.

»Ist sie apnoisch?«, fragte Raj.

»Sie ist apnoisch.«

Noch immer hielt Tracy den Beutel über Junebugs Gesicht und beobachtete, wie ihr Sättigungswert wieder in die Neunziger hochkletterte.

»Juniper«, sagte sie, »was ist denn los mit dir?«

Trotz aller erzielten Fortschritte wussten wir, dass wir sie noch immer verlieren konnten. Das Blutgerinnsel wurde zwar kleiner, befand sich aber nach wie vor in ihrem Herzen. Ihre Lungen brauchten noch immer zusätzlichen Sauerstoff, vor allem bei all der Flüssigkeit in ihrem Brustkorb. Im Lauf eines einzigen Tages konnte sie sich aufschwingen, abstürzen und aufs Neue in die Höhe schwingen. »Den Sauerstoff-Tanz« nannten es die Schwestern, und solange sie so klein war, würde dieser Tanz nicht aufhören. Kelley und ich konnten nichts weiter tun, als sie möglichst bei Laune zu halten.

An diesem Tag lasen Junebug und ich den dritten Band zu Ende, und ich merkte, dass sie glücklich war – oder wie immer ein Neonatologe es auch nennen mochte –, als es Harry und Hermine mit Hilfe des Zeitumkehrers gelang, Seidenschnabel vor der Klinge des Henkers zu bewahren, und sie anschließend auf den Rücken des Greifs kletterten und in die Nacht hineinflogen, um Sirius vor den Dementoren zu retten. Diese gewagte nächtliche Rettungsaktion auf Seidenschnabels Riesenschwingen, die sie in die höchsten Räume des Schlosses führte, hatte immer zu meinen Lieblingsmomenten der Reihe gezählt, und ich war mir sicher, dass meine Tochter es meiner Stimme anhören konnte.

In den folgenden Tagen galoppierten wir durch Band vier. An guten Tagen ließ Tracy mich Junebug beim Vorlesen im Arm halten. Und trotz der Brustschläuche und sonstigen Kabel, die an ihr baumelten, war sie das leichteste Baby, das ich je gehalten hatte. Im Dunkel ihres Zimmers erzählte ich ihr von ihrer Mutter, die als kleines Mädchen Pferde geliebt hatte und an heißen Sommertagen zu einem Baskin-Robbins-Laden geritten war, um sich ein Eis zu holen. Ich erzählte ihr Geschichten aus der Kindheit ihrer Brüder, von Nats Verehrung für Isaac Newton, Sams Begeisterung für jeden Bäcker, von dem er Doughnuts bekam. Eines Tages, als Kelley und ich gemeinsam bei ihr saßen, legten wir ihr eine kurze Liste von Verhaltensregeln ans Herz, die die Jungs, als sie langsam größer wurden, gemeinsam mit mir aufgestellt hatten.

1. Schlag nie einen Polizisten.
2. Nenn deine Mutter nie eine versoffene Hure, wie es eine von Sams Freundinnen einmal getan und gemeint hatte, das sei witzig.
3. Piss nie Bob Dylan an, denn er wird einen Song über dich schreiben, und der wird so gut sein, dass seine Verachtung unsterblich sein wird. Und um es zu beweisen, spielte ich ihr »Positively 4th Street« vor.

Hatte ich dann vom Vorlesen genug oder gingen mir die peinlichen Anekdoten aus, trug ich ihr die ersten zwanzig Seiten von Dickens' »Weihnachtsgeschichte« vor. Bis Weihnachten war es zwar noch Monate hin, doch das war mir egal. Es gab ein von Patrick Stewart aufgenommenes Hörbuch davon, das ich so liebte, dass ich es alljährlich von Thanksgiving an unermüdlich spielte. Inzwischen hatte ich lange Passagen daraus auswendig gelernt und konnte die verschiedenen Akzente und Stimmen, die Patrick Stewart für seine Darbietung entwickelt hatte, imitieren. Jedes Mal, wenn ich damit anfing, gingen Kelley und die Jungs die Wände hoch.

»Marley war tot: Das muss ich vorausschicken ...«, begann ich dann.

Und Sam verdrehte die Augen und fiel ein: »Darüber gab es gar keinen Zweifel.«

Dann Nat: »Der alte Marley war tot wie ein Türnagel.«

Junebug protestierte nicht, obwohl wir erst August hatten.

»Ach, wie fest lag ihm aber die Hand auf dem Geldbeutel! Was war er für ein Halsabschneider, für ein sündenbeladener Geizkragen! Wie scharrte er das Geld zusammen, drehte den anderen den Hahn ab und ließ vor Habsucht nichts aus den Klauen! ...«

Tracy warf mir einen Blick zu, doch ich fuhr fort.

»Hart und unerbittlich wie ein Feuerstein, aus dem kein Stahl jemals einen Funken Großzügigkeit geschlagen hat; heimtückisch, selbstzufrieden und verschlossen wie eine Auster.«

Ich wünschte, *ich* hätte diese Zeilen geschrieben. Meine jahrelange Vertiefung in die Geschichte hatte bei mir den unabweisbaren Eindruck hinterlassen, dass Dickens sich mit Scrooge identifiziert und die Geschichte als Mahnung an sich selbst verfasst hatte: als Mahnung nämlich, was einem von Angst beherrschten Mann passieren kann – eine Moral, die für mich eine besondere Überzeugungskraft besaß. Denn inzwischen war ich mir sicher, dass Tiny Tim ein Frühchen gewesen war und sich davon niemals erholt hatte. Dies erklärte auch, warum sein Vater, Bob Cratchit, ihn derart beschützte. Ich hörte, wie Patrick Stewart Tims heisere Stimme am Esstisch wiedergab, wo er ein kraftloses »Hurra« ausstieß, und sah sofort meine Tochter zwischen den Cratchits sitzen und auf ihr Stück von der Weihnachtsgans warten.

Inzwischen spielten und sangen Kelley und ich ihr schon alle möglichen Lieder vor. Eines Tages, als Tracy ihr eine lange dunkle Perücke übergestülpt hatte, inspirierte mich das dazu, meiner Tochter mit Falsettstimme »I've got a brand new pair of roller skates« vorzuträllern, was Tracy derart zum Lachen brachte, dass sie fast das Gleichgewicht verloren hätte. Und irgendwann in diesem wilden Sommer verfiel ich dann auf folgende Variante des Kinderlieds »The Hokey Pokey«:

You put your ventilator in, you put your ventilator out.
You put your ventilator in, and you shake it all about.
You do the Preemie Pokey and you turn yourself around.
That's what it's all about.

So doof das auch war, Junebug schien es zu lieben. Wenn nichts mehr sie zu beruhigen vermochte, mit dem »Preemie Pokey« klappte es immer. Eines Tages, als sie bis hinunter in die Vierziger entsättigte, rissen die Tagschwester und eine Praktikantin nur noch die Hände in die Höhe und wussten sich nicht mehr zu helfen.

»Was ist denn nur los mit dir, Kleines?«, rief die Schwester.

Ich bat sie, doch so nett zu sein und beiseitezutreten.
You put your Broviac in, you put your Broviac out ...
Sofort begann Junebugs Sättigungszahl nach oben zu schnellen. Und auch ihr Blutdruck stieg wieder.

»Das gibt's doch nicht«, sagte die Schwester.

»Soll das ein Witz sein?«, fragte die Praktikantin.

Fast jeden Abend spielte ich meiner Tochter »My Sweet Lord« vor. Seit ich George Harrisons Song in der sechsten Klasse zum ersten Mal gehört hatte, verfolgte mich diese Stimme. Dabei war mir egal, ob er über Hare Krishna sang oder ob sein Text letztendlich überhaupt einen Sinn ergab. Für mich gehörte »My Sweet Lord« zu den heiligsten Kompositionen aller Zeiten. Harrison hatte einen Song geschrieben über den Wunsch, Gottes Angesicht zu schauen, und er hatte gewagt, ihn auf den unerbittlichen Markt des kommerziellen Radios zu werfen. Es war, als hätte Jesus beschlossen, eine Predigt zu halten, während er unter den Geldwechslern im Tempel stand. Die Sehnsucht in George Harrisons Stimme, wenn er dieses Lied sang, hatte etwas so Schmerzliches, dass es kaum zu ertragen war. So lange hatte Harrison sich danach gesehnt, Gott nah zu sein. Und nun war er es.

Während ich lange und immer wieder in dieser Dunkelheit saß, dachte ich auch viel über Gott nach und darüber, was dieses Wort eigentlich für mich bedeutete. Für den Gott, den mir die Nonnen einst in den Katechismus-Stunden unterjubeln wollten, hatte ich keine Verwendung. Den Mann mit dem Bart, der die Leute zu ewigem Feuer verdammte? Der klang doch sehr nach einem verbitterten alten Kerl, der am Ende der Straße in seinem mit Brettern vernagelten Haus wohnte, sich von Konserven ernährte und gegen alle, die ihm je widersprochen hatten, Flüche ausstieß. Soweit ich das beurteilen konnte, war Gott überhaupt keine Entität, sondern eine Kraft, die sich in allem und jedem versammelte, das einen Sinn ergab. Wenn ich die Hand meiner Tochter sah, wie sie den Finger ihrer Mutter ergriff, dann glaubte ich an Gott. Wenn ich meinem Kind die süßen und rauen Songs vorsang, die mich geprägt hatten, war das meine Art zu beten. Wenn ich mich mit Junebug zwischen die Seiten eines Kinderbuchs flüchtete, in dem die jüngeren Varianten ihrer Brüder weiterlebten, dann gingen wir alle gemeinsam zur Kommunion.

»Die Welt besteht in der Spannung zwischen Ordnung und Chaos«, hatte einmal ein Mathematiker der *New York Times* gesagt. In den Beschreibungen meiner Lehrveranstaltungen verwendete ich dieses Zitat häufig, weil es den Kern dessen zum Ausdruck brachte, woran ich glaubte. Jeden Tag und jede Stunde forderten die Kräfte des Zufalls ihren Tribut. Tornados fuhren auf uns herunter und pflügten durch irgendwelche Pflegeheime hindurch. Krebszellen wucherten in ansonsten völlig gesunden Kindern. Schwarze Löcher verschlangen Galaxien. Dunkle Energie, unsichtbar für die NASA-Teleskope und für die Wissenschaft unbegreiflich, beschleunigte die Expansion unseres Universums und schickte uns noch weiter hinaus ins Nichts.

In der Dunkelheit von Junebugs Zimmer und im Licht der außerhalb davon liegenden Welt waren Geschichten meine beste Verteidigung gegen den Zufall. War die Welt durch die Spannung zwischen Ordnung und Chaos bestimmt, so entfaltete sich unser Leben in fortwährend gegeneinander anbrandenden Strömungen von Sinn und Sinnlosigkeit. Ich sah es ja, wann immer ich die Frühchenstation betrat, wo permanent die Alarme piepsten. Die Lieder, die wir sangen, die Bücher, die wir lasen – sie alle halfen uns dabei, uns über Wasser zu halten. Sie beruhigten uns, inspirierten uns, halfen uns durchzuhalten in den langen Monaten der Ungewissheit, als wir nicht ahnen konnten, wie die Geschichte unserer Tochter ausgehen würde. Mit jeder weiteren Seite von »Harry Potter«, die wir aufschlugen, versetzte uns die Erzählung in andere Leben, andere Erfahrungen, in denen wir unsere eigenen wiederfanden. Und sie halfen uns dreien, uns eine Zukunft nach dem Krankenhaus vorzustellen. Versprachen unserer Tochter, dass sie nicht allein war.

* * *

Um das einmal festzuhalten, Junebugs Lieblingssong war »Waitin' on a Sunny Day«.

Ich hatte einmal ein Interview mit Springsteen gelesen, in dem er einräumte, dass »Sunny Day« bestimmt nicht sein elegantestes Werk sei. Doch der Song bewirkte, was mit ihm beabsichtigt war, nämlich dass die Leute von ihren Sitzen aufsprangen. Es besaß einen atemlos treibenden Rhythmus, den ich immer geliebt hatte. Wenn wir ihn für unsere Tochter spielten, hatte sie immer eine hohe Sättigung, was ja auch irgendwie Sinn machte, da sie seit ihrer Geburt im Dunkeln gelebt, nie die Sonne auf ihrer Haut gespürt hatte.

Der Song handelt von einem Mann, der sich danach sehnt, dass die Frau, die er liebt, zu ihm nach Hause kommt und nie wieder fortgeht. Es beschreibt die Unvermeidlichkeit schwerer Zeiten und die Macht der Liebe, solche Hindernisse zu überwinden. Die Bilder in seinem Text ergaben einen Katalog von Dingen, die unsere Tochter nie erlebt hatte: Regen, der auf ihre Haut fiel. Ein in der Ferne bellender Hund, der Ruf eines Eisverkäufers in einer leeren Straße. Das Ticken einer Uhr an der Wand. Die Nacht, die langsam dem Morgen wich.

Springsteen kannte mein kleines Mädchen nicht, doch er hatte diesen Song in die Welt hinausgeschickt, und er hatte seinen Weg in dieses fortwährende Dunkel gefunden, in dem sie lebte, in diesen Kasten, in den sie eingesperrt war, und wenn ich auf meinem iPhone auf Play drückte, konnte sie seine Stimme hören – eine Stimme, die mir die längste Zeit meines kläglichen Lebens in den Ohren geklungen und mir die Richtung gewiesen hatte. Er schuf eine Welt neuer Empfindungen für meine Tochter, und mit jedem Mal, dass ich ihr den Song vorspielte, versprach er ihr, was ich nicht zu versprechen wagte. Sie müsse sich keine Sorgen machen, versicherte er ihr, denn eines Tages würden wir einen Ausweg finden.

Don't worry, we're gonna find a way
Don't worry, we're gonna find a way
Don't worry, we're gonna find a way.

An einem Tag Ende Juni befand ich mich bei ihr im Zimmer, als mich die Nachricht erreichte. Kelley, die im Abpumpraum der Frühchenstation gewesen war, hörte sie als Erste und kam zu uns gerannt. Clarence Clemons, Springsteens legendärer Saxofonist, hatte wenige Tage zuvor einen schweren Schlaganfall erlitten, und nun war er tot, mit neunundsechzig Jahren. Kelley legte den Kopf an meine Schulter. Wir erzählten Junebug, wie leid es uns tue, dass sie nun nie die Chance haben würde, ihn dieses lange, hypnotische Solo in »Jungleland« spielen zu sehen. Noch am selben Tag spielte ich ihr den Song vor, während Kelley meine Hand hielt. Wir wollten sie spüren lassen, wie diese Musik uns einhüllte und durchströmte, wie sie uns erfüllte und zerriss und dann wieder heilte und schließlich verklang.

Junebug hielt bei alledem sehr still und starrte uns aus ihren dunklen Augen an. Seit Langem schon betrachteten wir ihr Gesicht. Und nun betrachtete sie unsere.

Kelley

Ich hielt ein schlafendes Baby im Arm.

Nicht Juniper. Die war immer noch auf beiden Seiten des Brustkorbs intubiert, und wir konnten sie nicht hochheben, ohne ihr wehzutun. Dieses Baby lag ein paar Zimmer weiter und hieß Jack Cole. Seine Großeltern waren Freunde von uns. Während der Monate, die Juniper auf der Frühchenstation verbrachte, landeten die Kinder von etwa einem halben Dutzend unserer Freunde im Krankenhaus – wegen einer Skoliose-OP, einer Entbindung, einer Blinddarmentzündung, einer Herzuntersuchung. Darunter auch der kleine Jack, der mit Down-Syndrom auf die Welt gekommen war.

Wir hatten uns am Eingangsschalter mit Jacks Eltern bekannt gemacht, als sie noch erschüttert waren von der Nachricht, dass er wie viele Down-Kinder eine OP benötige, um sein Leben zu retten. Zwar hatten Erschöpfung und Furcht ihre Gesichter verdüstert, aber da war auch noch etwas anderes gewesen. Freude.

»Wir können es kaum erwarten, ihn mit nach Hause zu nehmen und ihn liebzuhaben«, meinte sein Vater.

Ich besuchte Jack in seinem Zimmer, das mit handgemalten Willkommensplakaten tapeziert war.

»Dürfen Sie Juniper schon halten?«, fragte seine Mom, Danielle.

»Wir haben es lange nicht mehr getan«, antwortete ich ihr.

Sie nahm den Kleinen hoch und drückte ihn mir in die Arme, mir nichts, dir nichts. Ich konnte mich nicht entsinnen, wann ich zum letzten Mal ein ausgewachsenes Baby gehalten hatte. Jack war ganz weich, weiche Wangen, weicher Atem, weiches Haar. Mit seinen pummeligen Babyärmchen und den süßen Falten am Hals war er so viel runder als Juniper. Bis zu seiner Geburt hatten seine Eltern nichts geahnt von seinem Down-Syndrom. Es spiele keine Rolle, meinten sie. Und ich beneidete sie darum. Er war ganz wunderbar, doch in seinem überzähligen Chromosom erblickte ich eine Parallele zu unseren schlimmsten Ängsten.

Ärzte hatten uns erzählt, dass Juniper wahrscheinlich behindert sein werde. Wir hatten überlegt, sie sterben zu lassen, statt uns dieser Aussicht zu stellen. Wieso war es uns so schwergefallen, wenn Jacks Eltern so zufrieden schienen?

Viele von uns fühlen sich inzwischen ganz wohl mit Down-Babys. Aber vor nicht allzu langer Zeit, in meiner Kindheit, war das noch anders. 1982 lehnten in Indiana die Eltern eines Babys mit Down-Syndrom eine Speiseröhren-OP ab, die sein Leben gerettet hätte. Der Fall fand damals landesweit Beachtung, und der Chef des amerikanischen Bundesgesundheitsamts erklärte, einem Kind wegen einer geistigen Behinderung die Behandlung zu versagen sei Kindesmissbrauch. Der Fall von Baby Doe – wie es zum Schutz seiner und der Identität der Eltern genannt wurde – zwang Ärzte, Krankenhäuser und Eltern, ihre Bewertungsmaßstäbe für Lebensqualität neu zu überdenken.

Auch dreißig Jahre später taten sich Eltern bei der Diagnose Down-Syndrom immer noch schwer, und viele entschieden sich nach der Fruchtwasseruntersuchung für eine Abtreibung. Doch sobald ein Kind mit dem Syndrom geboren wurde, war man sich einig, es zu behandeln. Kinder mit Down-Syndrom kamen bereits in Anzeigen der Supermarktkette Target vor. Ja, es gab sogar eines in der Fernsehserie »Glee«.

Warum also fühlte sich die Aussicht auf eine Behinderung bei extremen Frühgeburten wie Juniper wie eine Katastrophe an? Manche Minifrühchen würden wie Jack mit tiefgreifenden Benachteiligungen aufwachsen, andere dagegen von reif geborenen Kindern nicht zu unterscheiden sein. Vielleicht war es ja leichter, sich einer bekannten Behinderung wie dem Down-Syndrom zu stellen als einem unübersichtlichen Strauß an Wahrscheinlichkeiten.

Jacks Mom setzte seinem Potential keine Grenzen. Seit dem Tag seiner Geburt las sie ihm auf der Frühchenstation vor. »Wir haben ja keine Ahnung, wozu er mal fähig sein wird«, meinte sie zu mir. Und warum auch nicht? Ich hatte Erwachsene mit Down-Syndrom schon in Brautkleidern, Baretts und Talaren gesehen, obwohl unsere Gesellschaft ihnen erst seit Kurzem eine faire Chance einräumt. Was konnte da ein Kind wie Jack mit einer Mutter wie Danielle noch erreichen?

Ich wünschte mir ein wenig von der Gewissheit, die ich bei ihr erlebte. Für mich war jeder Tag auf der Frühchenstation eine Lektion in Bescheidenheit, Geduld und Risikobereitschaft. Ich musste mir eine neue Frage stellen. Was konnte ein Kind wie Juniper mit einer Mutter wie mir erreichen?

Ich hatte gesehen, wie sie auf meine Stimme reagierte. Ich hatte gemerkt, dass sie über eine Intuition verfügte, wie nicht einmal Tom sie besaß. Jeden Abend nahm ich ihre Decken mit nach Haus und wusch sie, wobei ich jedes Mal, ehe ich sie in die Trommel warf, das Gesicht darin vergrub. Ich ernährte sie durch meinen Körper. Ihre Mom zu sein war nichts, mit dem ich eines Tages beginnen würde. Sondern etwas, das ich schon jetzt praktizierte, jeden Tag. Tom hatte recht gehabt. In erster Linie ging es darum, da zu sein. Und wie man das tat, hatte ich gelernt.

Natürlich wollte ich nach wie vor, dass sie Reiten lernte, Marathon lief und Rechtschreibwettbewerbe gewann. Aber ich las etwas von einer Neonatologin, das mir half, quasi die Perspektive zu wahren. In dem Artikel erinnerte sich eine kanadische Medizinerin namens Annie Janvier an eine junge Familie, deren zu früh geborenes Baby eine verheerende Hirnblutung erlitten hatte. In der Auseinandersetzung darüber, ob man die lebenserhaltenden Maßnahmen einstellen sollte, stellte der Vater des Jungen der Ärztin eine Reihe verwirrender Fragen.

»Werde ich ihn lieben, obwohl er behindert ist?«
Natürlich.
»Wird er uns lieben?«
So wie jedes Kind seine Eltern liebt.
»Wird er mal Sex haben können?«
Hier zögerte die Ärztin. Körperlich gab es nichts, das dagegensprach.
»Wird er imstande sein, Pizzen zu backen?«

Wie sich herausstellte, arbeitete das Paar gemeinsam in der Pizzeria der Familie. Sie führten ein einfaches Leben. Sie liebten einander, sie produzierten Pizzen, sahen sich Filme an und, äh, hatten Sex. Sie waren glücklich. Und sie wussten, wenn ihr Sohn das alles auch haben konnte, konnte auch er glücklich werden.

Warum also wollte ich, dass Juniper nicht nur den Führerschein, sondern auch den Pilotenschein machte; Musik nicht nur liebte, sondern beim Springsteen-Konzert vorn in der ersten Reihe saß; nicht nur eine Ausbildung absolvierte, sondern einen Universitätsabschluss in einer sie erfüllenden und kreativen Fachrichtung, der ihr hoffentlich rasch zu einer lukrativen und lohnenden Karriere verhalf, die ihr wiederum sowohl die Gelegenheit eröffnete, die Welt zu verändern, als auch mir die Chance, viel Zeit mit meinen Enkeln zu verbringen – allen sieben?

Tom und ich wünschten uns die ganze Welt für sie, doch es würde eine Welt sein müssen, die sie sich ersehnte, und keine, die wir für sie entwarfen. Wir wussten noch weniger von ihrem Potential als Danielle von dem Jacks. Wenn sie nun eine Brille trug oder Asthma bekam oder hinkte oder eine Sauerstoffflasche mit sich herumschleppen musste, würde sie darum weniger erstaunlich sein? Würde sie, wenn sie in einer Pizzeria arbeitete, weniger geliebt werden?

»Sie ist die stärkste Persönlichkeit, die ich je gekannt habe«, sagte Tom. »Mir muss sie nichts beweisen, überhaupt nichts.«

Als ich wieder in ihr Zimmer zurückkehrte, nahm ich ihre Hand und sah, dass die jetzt eine ganz normale Farbe hatte, weder durchsichtig war noch hochrot noch giftig braun. Nur eine winzige Babyhand, die ich zwischen Zeigefinger und Daumen hielt. Ich versprach ihr, dass ihr Leben, was immer auch daraus würde, durch ihre Eltern nur besser werden sollte.

Tracy ließ den Inkubatordeckel jetzt immer offen stehen, damit Junipers Organismus Zeit bekam und lernte, seine Temperatur selbst zu regulieren. Da ich sie nicht halten konnte, klappte ich auch die Seiten des Inkubators herunter und legte den Kopf neben sie aufs Bett. Dann starrten wir uns an. Machten Selfies. Sie schlief, und ich schloss die Augen und tat, als seien wir schon zu Hause.

Ende Juni zeigte ein Ultraschall, dass das Gerinnsel in ihrem Herzen sich endlich vollständig aufgelöst hatte. Nachdem sie ein paar Wochen lang Octreotid bekommen hatte, verringerte sich die aus ihrem Körper quellende Flüssigkeit und versiegte endlich. Die Schwestern klemmten die Drainageschläuche ab und nahmen sie dann Gott sei Dank heraus.

Sie wog nun etwa 1300 Gramm, und alles an ihr ging auf und rundete sich, ähnlich wie bei einem Brot, das im Ofen backt. Sie gehörte einer völlig anderen Spezies an als die dicken Babys im regulären Säuglingssaal auf dem zweiten Stock. Sie konnte sich in ihrem Bettchen hin- und herbewegen. Konnte einen Liegestütz machen und sich dabei im ganzen Zimmer umsehen. Sie guckte irgendwie verständig. Körperlich aber war sie viel stärker als jedes Neugeborene, das ich je gekannt hatte, und sie hatte immer noch mehr als einen Monat bis zu ihrem eigentlichen Termin.

Ana Maria meinte, das sei so, weil sie ja seit ihrer Geburt fortwährend Gymnastik getrieben und ihre Muskeln ständig an der harten Schale des Inkubators getestet habe. Sie konnte auch andere Dinge, zu denen Neugeborene nicht fähig waren. Sie folgte uns mit den Augen und drehte den Kopf, um uns nachzublicken. Sie reagierte, wenn wir mit ihr sprachen. Sie lächelte uns an. Sie weinte, wenn wir uns verabschieden mussten.

Mir ist egal, was über Neugeborene und ihr Lächeln in den Büchern steht. Dass es nur Blähungen seien, dass es ein Reflex sei. Was auch immer es sein mag, ich habe ein Video davon, und kein Zeitschriftenartikel wird mich überzeugen, dass das, was damals passiert ist, etwas anderes war als ein Baby und eine Mutter, die sich immer mehr ineinander verguckten und den ganzen lieben langen Tag lang dumme Gesichter schnitten. Das Video ist am 12. Juli aufgenommen und Juniper gerade drei Monate alt geworden. Sie trägt ihren Aretha-Franklin-Inaugurationshut und liegt auf ihrer Zebradecke. Ich gratuliere ihr zum Geburtstag, und sie lächelt. Ich küsse sie auf den Scheitel, und sie lächelt erneut.

»Was wünschst du dir denn zum Geburtstag?«, frage ich. »Willst du geknuddelt werden? Wünschst du dir ein paar Songs? Oder sollen wir eine Geschichte vorlesen? Wie wär's denn mit der von I-Aah und den Luftballons, die, in der er drei Geschenke bekommt?«

Um ihre Äuglein bilden sich Fältchen, und sie strahlt.

»Sag Hi zu Daddy«, sage ich zu ihr.

Sie runzelt die Stirn. Auf Kommandos stand sie noch nie.

Nun, da die Thoraxschläuche draußen waren, konnten wir sie auch halten. Und solange ihr Zustand stabil war, fragten wir nicht einmal um Erlaubnis. Wir lernten, all die Drähte und Schläuche, die ihr immer noch an Nase, Mund, Händen und Füßen baumelten, zusammenzuklauben, sie hochzunehmen, in eine Decke zu schlagen und sie dann in dem großen Liegesessel in der Ecke zu wiegen. Sie war nicht größer als ein Sub-Sandwich.

Noch immer hörte sie zuweilen auf zu atmen. Manchmal passierte es, wenn wir allein mit ihr im Zimmer waren – sie vergaß es einfach, wurde grau und schlaff. Tom und ich wurden Experten darin, ihr den Rücken zu massieren und sie anzustupsen, damit sie wieder ins Hier und Jetzt zurückkehrte.

»Komm schon, Junebug«, sagte ich dann zu ihr. »Atme.«

Wenn sie dann wieder zu sich kam, wirkte sie immer erstaunt, als frage sie sich, wo sie denn gewesen sei. Und dann merkte ich, dass auch ich den Atem angehalten hatte, und stieß ihn in einem Schwall aus. Ich erinnerte sie daran, dass Atmen etwas war, das sie Tag für Tag und immer würde tun müssen. Wenn wir etwas Müheloses beschreiben, sagen wir, es ist »wie Atmen«. Doch für sie war Atmen nichts Automatisches, weil das Atemkontrollzentrum an der Gehirnbasis sich noch entwickelte. Ich musste daran denken, wie schlecht ich in Yoga gewesen war. Beim bewussten Atmen hatte ich immer das Gefühl gehabt, gleich eine Panikattacke zu kriegen. Ich konnte mir gar nicht vorstellen, wie es gewesen sein muss, so klein zu sein und so sehr auf jedes Heben und Senken des Atmens achten zu müssen.

»Das wird schon noch leichter«, tröstete ich sie.

Eines Tages schoben die Schwestern ein Kinderbettchen ins Zimmer, und wir spurteten los, um ein Baby-Mobile zu kaufen. Ich besorgte eins dieser schwarzweißen modern aussehenden Gebilde und merkte binnen zweier Tage, dass es für Mütter und nicht für Babys gemacht war – also wieder zurück in den Laden. Wir kauften das Plastikmodell, das sich drehte und Musik spielte und Sternbilder an die Zimmerdecke warf, und sie beobachtete es gebannt in jedem wachen Moment. Tracy schleppte eine Babyschaukel an und legte sie samt Schläuchen und allem hinein.

Ana Maria arbeitete nach wie vor mit ihr und zeigte uns, wie wir sie mithilfe unserer Stimmen und Hände entspannen konnten. Sie brachte mir bei, dass Babys einen Suchreflex haben, der sie dazu bringt, den Rücken zu krümmen. Er hilft ihnen, die Brustwarze zu finden, genauso wie man es auch bei Hundewelpen beobachten kann. Wenn wir Babys auf dem Arm halten, rollen wir sie zu einer schnuckligen Kugel zusammen. All diese Kräfte balancieren sich gegenseitig aus, so dass die Muskeln entspannt bleiben. Im Inkubator lagen die Babys zu früh zu flach, was zu Anspannung führt und ihre Atmung behindert. Wenn ihre Arme zur Seite fallen, fühlen sie sich unsicher, so als schwebten sie. Ana Maria zeigte uns, wie man Junipers Knie unter ihren Bauch schob, die Hände zu ihrem Gesicht hob und sie mit Kissen stützte, um ihren Körper zu einer schönen runden Kugel zu formen wie eine Schnecke. Juniper liebte Ana Maria. Und während sie eindöste, stellte ich mir vor, wie sie dabei murmelte: *Sie versteht mich halt.*

Anfang Juli sah ihr Krankenblatt dann so aus:

To-do-Liste
Geburt überstehen ✓
Atmen (laufendes Projekt)
Bäuchlein verheilen lassen ✓
Tracy rumkriegen ✓
1000 Gramm ✓
2000 Gramm
Weg von der Beatmungsmaschine ✓
Kein Sauerstoff mehr ✓
Thoraxschläuche loswerden ✓
Blutgerinnsel auflösen ✓
Trinken lernen
Pony anschaffen
Raum und Zeit erobern

Ein paar Wochen lang trug sie eine Sauerstoffmaske, befestigt an einem Mützchen mit einem Plastikkegel daran, der ihre Nase bedeckte. Es war mehr oder weniger die gleiche rüsselartige Vorrichtung, die Schnarcher nachts tragen, um ihre Ehe zu retten. Am Wochenende des 4. Juli nahm die Schwester sie eine Minute von ihrem Gesicht, und ich sah die tiefen Rillen, die sich durch die Befestigungsriemen eingegraben hatten und sie aussehen ließen wie der kleinste von den Munsters aus der gleichnamigen Comedyserie aus den 60er Jahren, der mit dem knubbligen Kopf. »Bleibt das so?«, jammerte ich, und die Schwester schmunzelte nur. Fünf, vielleicht auch zehn Minuten lang massierte ich Junipers Gesicht und ihren winzigen Wackelkopf, versuchte ihr wieder ein bisschen Farbe zu geben, und sie ließ völlig verzückt den Kopf herumrollen.

Diane kam herein.

»Haben Sie gesehen, dass sie schon ganze Portionen kriegt?«, fragte sie.

Ich schaute auf den Metallständer, der einst so schwer beladen gewesen war und nun Tag für Tag leichter wurde. Der Beutel mit der klaren Flüssignahrung war verschwunden. All ihre bisherigen siebzig Tage hatte sie von dem Zeug gelebt, das ihre Leber hätte zerstören sollen, es aber irgendwie nicht tat. Jetzt bekam sie angereicherte Muttermilch, sieben Milliliter pro Stunde, die durch eine Sonde verabreicht wurden.

Bald würde Diane eine Anweisung ausfüllen, um Vitamine und Eisen hinzuzufügen und sie allmählich vom Octreotid zu entwöhnen.

»Sie sollten sich vielleicht einen Kindersitz anschaffen«, sagte sie. »Hier gibt es für Juniper nicht mehr allzu viel zu erreichen.«

Ich hatte Monate – was sage ich, Jahre – auf einen Grund gewartet, einen solchen Sitz zu kaufen. Nun, da Junipers errechnetes Geburtsdatum herannahte, machte Diane die erste Andeutung, dass sie das Krankenhaus womöglich verlassen könnte. Ich spürte eine Welle der Euphorie, die aber schon bald von Nervosität abgelöst wurde. Den ganzen restlichen Tag über waren Tom und ich nur noch bedrückt und durcheinander. Wir zitterten, heulten manchmal sogar. Verstummten immer wieder.

»Was ist bloß los mit mir?«, fragte Tom.

An diesem Abend machten wir mal Ferien von der Frühchenstation. Wir schnappten uns Muppet und ihren geliebten Tennisball und steuerten ihren Lieblingsplatz auf dieser Welt, den Strand von Fort De Soto, an.

Es war ein ganz normaler Abend unter der Woche im Juli. Fort De Soto gehörte zu einer herrlichen Kette winziger Inseln vor der Südspitze der Halbinsel von Pinellas County. Australische Pinien erhoben sich neben Mangroven und Strandhafer schlank und hoch aus dem Sand. Fahrrad- und Rollschuhfahrer glitten an der alten Festung und den Campingplätzen und Kajak-Verleihen vorbei. Der Hundestrand befand sich etwa in der Mitte, ein kleines Stück Sand nur geringfügig weniger sauber und strahlend als der weiße Puder der berühmteren Strandabschnitte. Wir hatten ihn beinahe für uns allein. Wir wanderten bis zu seinem Ende und warfen immer wieder den Ball, während Muppet hinter ihm herraste. Der Wind war böig, die Wellen kämpften und jagten sich gegenseitig ans Ufer. Muppet war ganz Ohren und Schwanz und tänzelnde Füße.

Während ich Muppet zusah, wie sie am Strand hin- und herrannte, hin und her, wurde mir klar, warum wir derart am Ende waren. Über Monate hatten wir nur durchgehalten, indem wir die Zeit in Minuten und Stunden maßen. Nie hatten wir an die Zukunft gedacht. Uns nie auf das gewaltige Risiko von Erwartungen eingelassen. Nun aber änderte sich alles. Die Hoffnungen, die wir so lange erstickt hatten, überwältigten uns. Tom schlang die Arme um mich. Der Hund rannte am Strand hin und her.

5. *Himmel*

Kelley

Der 3. August rückte heran. Mein Entbindungstermin.

Seit fast einem Jahr war das Datum in meine Hirnrinde wie eingefräßt, und es zu erreichen, fühlte sich an wie ein Meilenstein. Doch statt eines dicken rosigen Neugeborenen hatte ich nun einen kranken und hospitalisierten vier Monate alten Säugling. Tom war verreist. Und ich wusste nicht, wie ich mich fühlen sollte.

Ab diesem Tag würde Juniper zwei Alter haben, ein reales und ein angepasstes, korrigiertes Alter. Ihr Geburtstag lag bereits hundertdreizehn Tage zurück, doch entwicklungsmäßig befand sie sich bei Tag eins.

Unsere Schwester an diesem Tag, Carol Tiffany, sah mir meine gemischten Gefühle an. Ich vermutete, dass sie den Gesichtsausdruck schon unzählige Male gesehen hatte. Sie schickte eine Schwesternhelferin namens Brooke zur Entbindungsstation, um einen Stubenwagen zu holen. Dann zogen Brooke und ich Juniper nackt aus und hüllten sie in eine jener weißen Decken mit den rosa und blauen Fußabdrücken – wie man sie auf jedem Facebook-Foto eines Neugeborenen sieht. Wir setzten ihr ein Neugeborenen-Mützchen auf den Kopf, und diesmal passte es ihr. Wir wogen sie – 2099 Gramm. Sie war schwerer, als Tom es bei seiner Geburt gewesen war. Wir nahmen Hand- und Fußabdrücke. Zur Feier des Tages unterschrieb Diane noch eine falsche Geburtsurkunde, und Brooke befestigte ein Schild an Junipers Bettchen: »Herzlichen Glückwunsch zu meinem richtigen Geburtstermin!«

Ich versuchte mir vorzustellen, wie es wohl gewesen wäre, wenn ich sie an diesem Tag auf die Welt gebracht und nichts von den vergangenen vier Monaten gewusst, sie nie als dürre Einpfünderin gesehen hätte. Ich hätte alles darum gegeben, ihr den Schmerz zu ersparen und ihrem Körper die nötige Wachstumszeit in der Gebärmutter zu gönnen, zu erleben, wie eine Schwester ihr blutverschmiertes Körperchen auf meine verschwitzte Brust legte, zu sehen, wie Tom mit Tränen in den Augen mit der Kamera herumfummelte, und ihren durchdringenden, gesunden, raumfüllenden Schrei zu hören. Doch sie und ich würden diesen Augenblick nie erleben. Wir waren inzwischen völlig andere Menschen, und zwar für immer.

Wir waren beide in diesem Niemandsland zwischen Gebärmutter und Welt gestrandet. Das hatte uns verändert. Ich hatte sie auf eine Weise kennengelernt, wie nur wenige Mütter ihre Kinder je erleben. Ich hatte gesehen, wer sie in ihrem rohen, rauen Kern war. Ich hatte sie als Neuling, als keimenden Samen erlebt. Ich hatte ihre Wildheit und Entschlossenheit gesehen. Hatte ihren Gestaltwandel verfolgt. Hatte beobachtet, wie sie erwachte.

Brooke und ich standen jetzt über ihr Bettchen gebeugt. Juniper war schlank und clever. Sie konnte sich leicht auf ihren Unterarmen aufstützen, den Kopf drehen und sich ihre kleine Welt betrachten. Sie überblickte das Zimmer und lächelte.

Ich erzählte Brooke von all den Malen, wo ich befürchtet hätte, sie werde sterben. Brooke nickte. Wie sich herausstellte, gehörte es zu ihrem Aufgabenbereich, Eltern, die ein Baby verloren hatten, beizustehen. Sie machte Hand- und Fußabdrücke für diese Eltern und übergab sie ihnen in einer handbemalten Kiste. Hergestellt würden die Kisten von Freiwilligen, erklärte sie. Darin befanden sich dann ein paar Kleider, eine Haarlocke, einige Fotos. Sie hatten stets ein paar dieser Kisten auf Vorrat in einem Schrank. Brooke nannte ihn »den Schrank der toten Babys«.

»Ein paarmal haben sie mich gebeten, für Juniper eine Kiste bereitzuhalten, für alle Fälle.«

Ich wurde blass und versuchte, mir meine momentane Schwäche nicht anmerken zu lassen.

Es störte mich nicht, diese Dinge zu erfahren. Solche Körnchen bitterer Wahrheit bedeuteten ja wohl auch, dass das Personal eher an Junipers Überleben glaubte als ans Gegenteil und dass sie der Meinung waren, dass wir das inzwischen verkraften konnten. Es fühlte sich gut an, dass man inzwischen offenbar glaubte, uns die eigene Wirklichkeit zumuten zu können.

Ein paar Tage später erreichte Juniper das stolze Gewicht von fünf amerikanischen Pfund beziehungsweise 2270 Gramm. Ich fotografierte sie in ihrem Brutkasten neben einem Sack Zucker. An diesem Morgen machte Dr. Germain die Visite. Juniper trug ein grünes Mützchen mit einem violetten Doppelpuschel. Dr. Germain wirkte hingerissen und stolz. Irgendjemand nannte sie ein Wunder.

Juniper bekam inzwischen wieder normale Milch. Kein Schleudern und Entfetten mehr. Nur drei Dinge standen jetzt noch zwischen ihr und der Freiheit: Sie musste lernen, ein Fläschchen zu trinken, musste mehrere Tage ohne Atemstillstand überstehen und würde hoffentlich demnächst ohne Sauerstoff auskommen.

»Von Amts wegen ist sie inzwischen ja fast schon langweilig«, meinte Dr. Germain.

Ein, zwei Tage später schaute ich auf dem Weg ins Krankenhaus im Drogeriemarkt vorbei und holte einen Stapel Fotos ab, die ich hatte ausdrucken lassen. Ich stand an der Ladentheke und blätterte sie durch – von April bis Mai bis Juni bis Juli – sah, wie sie sich geradezu wie im Zeitraffer entwickelte. Die frühen Fotos waren immer noch harte Kost. Ich wollte sie in ihrem Krankenhauszimmer aufhängen, damit jeder, der Tag für Tag dort vorbeikam, sofort sehen konnte, wie viel sie schon geschafft hatte.

Ich war mit unserer Freundin Cherie auf der Frühchenstation verabredet. Als ich dort eintraf, nestelte ein Atemtherapeut am Schlauch in Junipers Nase herum, und ihre Sauerstoffkonzentration war auf vierzig Prozent. So hoch war sie schon lange nicht mehr gewesen.

»Eben war die Visite da«, sagte er. »Sie haben sie nur um zehn Minuten verpasst.«

Als ich morgens angerufen hatte, hatte die Schwester nichts von Problemen erwähnt. Momentan schlief Juniper in einem Schlafanzug mit gelben Enten darauf und passendem Hut. Die Schwester schaute kurz zur Tür herein und meinte, die Ärzte hätten eine Röntgenaufnahme machen lassen, doch das Ergebnis sei noch nicht da.

Röntgenaufnahme?

Wir wollten Juniper nicht wecken, so dass Cherie und ich zum Lunch in die Innenstadt fuhren. Wir sprachen über die Zeitung, unsere Arbeitskollegen, die allgemeine Besorgnis in der Zeitungsbranche, meine zwiespältigen Gefühle hinsichtlich der Klinik. Als wir aufbrachen, wollte ich unbedingt zurück zur Frühchenstation. Ich hatte ein absolut ungutes Gefühl.

Als wir dort ankamen, stand ein Ultraschallgerät, so groß wie eine Geschirrspülmaschine, im Zimmer. Was auch die Schwester zu überraschen schien.

»Wann ist denn das angefordert worden?«, erkundigte sie sich bei der MTA.

»Eben erst. Gerade.«

Ich schaute die Schwester an. »Könnten Sie bitte in Erfahrung bringen, was um Himmels willen hier los ist?«

Doch das war nicht nötig. Dr. Stromquist trat ein. Und im ganzen Zimmer entfaltete sich eine Geschäftigkeit, wie ich es seit Wochen nicht mehr erlebt hatte.

Die Röntgenaufnahme zeigte mehr als 29 Milliliter Flüssigkeit auf einer Seite von Junipers Brustkorb. Der Chylothorax war zurückgekehrt. Dr. Stromquist würde mithilfe einer Nadel und Spritze die Flüssigkeit herausziehen, und wir würden wieder damit beginnen müssen, Milch zu schleudern und zu entfetten.

Während der Punktion mussten wir auf den Gang hinaustreten, und als wir fünfzehn Minuten später wieder zurückkehrten, war Junipers Zimmer voller Menschen. Sie hatte aufgehört zu atmen, und ihre Herzfrequenz war abgesackt. Dr. Stromquist erklärte uns, sie hätten ihr eine Sauerstoffmaske aufsetzen und ihr Luft in die Brust pumpen müssen.

Ich war wie betäubt. Ich hatte geglaubt – oder mich dem Glauben hingegeben –, dass wir das alles hinter uns hatten. Dr. Germain hatte gegen den unausgesprochenen Kodex verstoßen, als er sie schon für fast langweilig erklärte. Den Aberglauben gab es hier nicht ohne Grund. Sie war schon so nah am Ziel gewesen.

»Bei einer Skala von eins bis zehn«, fragte ich Dr. Stromquist, »wie sehr sollte ich mich aufregen?«

»Vier oder fünf«, sagte sie.

Es war ein ernsthafter Rückschlag. Der bedeutete, dass wir die Fette zu rasch wieder eingeführt und das Loch in ihrem lymphatischen System sich erneut geöffnet hatte. Es hieß, dass sich ihr Krankenhausaufenthalt um Wochen verlängern würde. Vielleicht sogar Monate.

»Es wird lange dauern«, sagte Dr. Stromquist.

Manche Babys dürften mit einer Spezialnahrung nach Hause, sagte sie. Manche stürben sogar. Sie schien damit nicht sagen zu wollen, dass sie dies bei Juniper erwarte, aber es klang beunruhigend.

Jeder Tag in der Frühchenstation war ein gefährlicher Tag. Jede Schwester kannte eine Geschichte von einem Baby, das nur ein, zwei Tage vor seiner Entlassung gestanden hatte und sich dann plötzlich ansteckte und starb. Dr. Stromquist ließ uns wissen, dass immer noch viele gefährliche Tage vor uns lagen.

»Lassen Sie mich die Frage so stellen«, versuchte ich es. »Bis zu welchem der kommenden Feiertage könnte sie es schaffen: Halloween? Thanksgiving? Weihnachten?«

Die Ärztin lächelte und zuckte die Achseln.

* * *

Als Juniper fünf Monate alt war, wurde die Nasenbrille entfernt. Und wir erblickten ihr Gesicht – ihr ganzes, nacktes Gesicht – mit den großen Augen, den weichen Wangen, dem roten Mund, dem erschrockenen Blick, der zu fragen schien: *Warum heult ihr denn?*

Nun, da die Flüssigkeit aus den Lungen gewichen war, erledigte Juniper die Arbeit des Atmens völlig selbstständig. Zuweilen vergaß sie es zwar immer noch, aber sie hatte sich das Recht verdient, es auszuprobieren. Atmen sei so ähnlich wie Fahrradfahren ohne Stützräder, erklärte ihr die Schwester. Tom meinte, entscheidend sei, die vor einem liegende Straße ins Auge zu fassen und den Wind in den Haaren zu spüren. Und so atmete sie weiter und weiter und weiter.

Bald wurde der Broviac-Katheter aus ihrem Bein entfernt. Immer weniger Fesseln verbanden sie noch mit der Hardware der Frühchenstation. Die künstliche Nabelschnur franste immer mehr aus.

Anfang September half mir Schwester Carol, Juniper auf ein Bad vorzubereiten. Vorher hatten Tracy und ich sie zwar schon mit dem Schwamm gewaschen, doch nun würde sie zum ersten Mal ganz ins Wasser eintauchen. Carol riss ihr die Windel herunter, schälte ihr all die Elektroden von der Brust, löste sie von den Drähten und reichte mir ein splitternacktes Baby.

»Was machen Sie denn da?«, fragte ich Carol. »Sie ist nicht mehr an den Monitoren.«

Seit dem Augenblick, als die Entbindungsschwester sie im OP Gwen überreicht hatte, war sie nicht mehr so frei gewesen. Seit Gwen ihr damals ihren ersten Katheter gelegt hatte, war Juniper an eine Maschine gefesselt gewesen. Nun hätte ich sie mir wie einen Football unter den Arm klemmen und zu den Aufzügen rennen können. Aber was, wenn ich sie fallen ließ? Oder wenn sie zu atmen aufhörte?

Schwester Carol machte das alles schon eine Ewigkeit.

»Haben Sie Ihre Kleine im Auge?«, fragte sie. »Passen Sie einfach nur auf.«

Sie wusste, dass Maschinen kein Ersatz waren für mütterliche Intuition. Sie wusste, ich musste selbst dahinterkommen, wie man sich diese Intuition nutzbar machte und ihr vertraute. Sie wusste, dass ich das Bemuttern lernen musste, ohne dass mir dauernd jemand über die Schulter guckte.

Sie ging hinaus.

Ich wünschte, ich könnte mich noch erinnern, was ich damals zu Juniper gesagt habe. Mich erinnern, dass Kerzen aufgetaucht wären, leise Musik gespielt hätte, das Licht gedimmt wurde und ich sie gewiegt und gebadet und sie mir dabei verträumt in die Augen geschaut hätte und ich die Mom gewesen wäre, die ich immer hatte sein wollen.

Tatsächlich aber geschah wohl Folgendes: Sie war unglaublich glitschig, rutschte mir immer wieder ins flache Wasser, während ich versuchte, sie mit irgendwelchen Kompressen zu säubern, und mir wünschte, irgendjemand gäbe mir ein Paar rutschfeste Handschuhe. Denn was, wenn sie es so weit geschafft hätte, nur um dann von ihrer Mutter in einer Plastikbadewanne ertränkt zu werden? Und ich werde ihr wohl den John-Prine-Song vorgesungen haben, den ich immer sang, damit sie begriff, dass die Kurven, die ihr in der Frühchenstation entgegengeflogen kamen – die harten Kanten, der plötzliche freie Fall, die langen, zermürbenden Aufstiege –, mehr oder weniger die gleichen waren wie die, die sie im Leben erwarteten.

It's a half an inch of water and you think you're gonna drown
That's the way the world goes 'round.

Nichts von alledem spielte sich so ab, wie ich es mir vorgestellt hatte. Aber ich konnte auch nicht sagen, dass alles schlecht gewesen war. Wenn wir hier intakt und unversehrt herauskamen, würde ich einräumen müssen, dass dieser Ort bei mir eine geheimnisvolle Alchemie zustande gebracht hatte. Ich hätte zwar alles getan, um Juniper die Erfahrung, die ihr zugemutet worden war, zu ersparen, doch was mich selbst anging, hätte ich keinen Tag missen wollen. Ich hatte jeden einzelnen meiner Werte auf den Prüfstand gestellt und war völlig umgekrempelt aus dieser Erfahrung hervorgegangen. Wahrscheinlich würde ich nie im Leben etwas so Heroisches tun wie das, was Tracy Tag für Tag vollbrachte. Nie würde ich so viel bewirken wie Dr. Shakeel. Doch ich hatte meine Lektion gelernt, so klischeehaft es auch klingen mag: dass nämlich die winzigen Entscheidungen, die wir Augenblick für Augenblick treffen, darüber entscheiden, wer wir sind. Es geht darum – wie Tom es immer schon gesagt hatte –, zuzuhören, aufmerksam zu sein.

Mein Stiefsohn Sam hatte mir einmal einen Rat gegeben, den er selbst von einem seiner Schauspiellehrer an der Highschool bekommen hatte. »Lass den Moment explodieren«, hatte dieser Lehrer immer gesagt. Und damit gemeint, dass jede Sekunde auf der Bühne erfüllt sein solle von innerem Antrieb, Aktion, Spannung und Intention und der Schauspieler sich voll auf diese Momente einlassen müsse, um sie seinem Publikum in all ihrer Fülle zu übermitteln. Für meine Creative-Writing-Studenten hatte ich den Rat abgewandelt und versucht, ihnen zu zeigen, wie sie in einer Geste oder einem Blick Bedeutung entdecken und dann zu Papier bringen konnten.

Auf der Frühchenstation hatte man uns gezwungen, jeden Moment explodieren zu lassen, als wäre er unser letzter. Nie mehr wollte ich zurück in jenes schlafwandlerische Dasein, das ich vorher geführt hatte.

Nie mehr wollte ich »Waitin' on a Sunny Day« hören und dabei denken, dass es ja nur ein oberflächlicher Popsong war. Nie mehr wollte ich Harry Potter, der mit Hilfe der Liebe seiner Eltern die finstersten Mächte des Bösen überlebt hatte, als ein nichtiges Fantasiegebilde betrachten. Niemals wollte ich vergessen, wie mein Mann auf dem abgeschrägten Plexiglas des Inkubators eingeschlafen war, während er dem Chaos einen Sinn zu entlocken versuchte. Und nie würde ich vergessen, wie ich vom Triagetisch aufgeschaut hatte und er mir, mit meinem Blut besprizt, die Hand hielt. Auch Tom hatte mir gezeigt, wer er wirklich war. Weswegen ich ihm seine eisigen Thermostat-Einstellungen, seine Obsession für Schuhe, sein unsinniges Ablagesystem, sein merkwürdiges Bedürfnis, mitten im August »Eine Weihnachtsgeschichte« zu rezitieren, nachsehen konnte. Mich für ihn zu entscheiden und für ihn zu kämpfen war das absolut Klügste, was ich je getan hatte.

Ich wollte ihn bei mir haben, damit er diese neuen Eltern-Momente mit mir teilte. Ich wollte ihn mit dem Schraubenzieher in der Hand auf dem Fußboden des Kinderzimmers hocken und auf die Bauanleitung für das Kinderbett starren sehen, aber über wen machte ich mich denn da eigentlich lustig? Ich war die praktisch Begabte im Haus. Ich schraubte das Bett eigenhändig in einer Stunde zusammen und kletterte dann selbst hinein, um sicherzugehen, dass es nicht wackelte. Tom hatte wieder zu arbeiten begonnen. Er war zwar nur zwei, drei Nächte die Woche weg, doch Juniper veränderte sich so rasch, dass er aufpassen musste, damit er überhaupt noch mitkam.

Junipers neuestes Ziel war, aus der Flasche zu trinken. Nachdem sie so lange an einem Respirator gehangen hatte, mochte sie nichts im Mund haben. Tracy warnte uns, dass sie wahrscheinlich mit der Magensonde nach Hause müsse – das sei bei vielen Frühchen so. Doch es werde sich lohnen, meinte sie, wenn sie nur endlich nach Hause komme. Ich konnte den Gedanken an einen weiteren Eingriff, ein weiteres Loch in ihrem Körper nicht ertragen. Ihr Bauch war ohnehin schon von Narben zerfurcht.

Eine Sprachtherapeutin namens Julie begann mit Juniper zu üben, langsam zunächst mit nur einem Tropfen Milch auf dem Schnuller. Auch ich arbeitete wieder und war mit einem Projekt beschäftigt. Die Redaktion lag kaum eine Meile vom Krankenhaus entfernt, doch Juniper war sich meiner Abwesenheiten nun bewusster, so dass es mir weiter vorkam. Mindestens zweimal am Tag stürzte ich aus der Redaktion, um zu lernen, wie sie gefüttert wurde. Um nach Hause zu dürfen, musste sie ihre gesamte Milch aus der Flasche trinken, und sie musste sich die Flasche auch von mir und Tom geben lassen und nicht nur von den Schwestern.

Zuerst trank sie nur etwa einen Fingerhut voll. Ich hütete mich, sie zu drängen oder ihr die Milch in den Mund zu spritzen. Darauf war ich durch all die neugeborenen Welpen vorbereitet. Kim zeigte mir, wie ich den Zeigefinger an ihre Kinnpartie legen und ihr mit Hilfe des Mittelfingers das Kinn stützen konnte. Und sie zeigte mir, wie ich die Flasche drehen musste, um sie daran zu erinnern, weiterzunuckeln.

Ich wiederum führte es dann Tom vor, wenn der von Indiana nach Hause kam. Die lange Pendelstrecke machte ihn zu einem schlechten Schüler. Er schlief ein, das Kinn sank ihm auf die Brust, und die Flasche fiel ihm auf den Schoß.

»Aufwachen, Tom.«

»Was?«, schnappte er dann. »Ich hab schon Babys gefüttert, da warst du noch gar nicht geboren.«

Ich drückte auf die Aufnahmetaste der Videokamera, als er sie mehr oder weniger erfolgreich fütterte, und lachte, wenn sie ihm das Hemd vollspuckte.

»Es gibt jetzt ein Buch mit dem Titel ›Erziehung des eigenwilligen Kindes«", sagte Tracy. »Vielleicht sollten Sie sich das mal besorgen.«

Tom und ich hielten Juniper stundenlang in den Armen, sahen zu, wie Unruhe ihr Gesicht verdüsterte und dann wieder verschwand. Angesichts der saugenden Bewegungen, die sie im Schlaf machte, schmolzen wir wie alle Eltern dahin. Inmitten dieser wahnwitzigen Umgebung erhaschten wir ganz normale Baby-Momente.

Nach Wochen der Anleitung und Therapie trank Juniper schließlich ein paar Schlucke aus der Flasche und dann noch ein paar mehr. Sie war nun schon länger auf der Frühchenstation als irgendeines der anderen sechsundneunzig Babys. Eines Abends setzte sich Kim zu mir und erinnerte mich daran, dass dieser Ort eigentlich nur als Durchgangsstation gedacht sei. Es sei kein Ort, an dem Babys aufwachsen sollten.

»Sie werden nicht glauben, wie sie durchstarten wird, wenn Sie erst mal zu Hause sind«, meinte Kim.

Zu Hause. Ich dachte an das Haus an der Woodlawn Avenue, wo Nat und Sam aufgewachsen waren, ich mich aber nie heimisch gefühlt hatte. Tom meinte, das werde anders werden, wenn ich Juniper heimbringe. Irgendwie aber fühlte sich inzwischen die Frühchenstation, die vielleicht unnatürlichste Umgebung, die ich je kennengelernt hatte, wie mein Zuhause an.

Ich lernte, einem richtigen, wirklichen wackelnden und weinenden Baby eine Mom zu sein, und ich hatte Carol, Tracy, Kim und Ana Maria, die mich dabei unterstützten. Abends, wenn ich erschöpft war, konnte ich sie Kim in die Arme drücken, die immer wusste, wie man sie beruhigen konnte. War sie gebläht oder fühlte sich unbehaglich, konnte Ana Maria das im Nu in Ordnung bringen. Nie musste ich panisch die ganze Nacht wach bleiben, um auf ihre Schreie zu lauschen. Wenn ich mir wegen ihrer Temperatur oder ihrer Farbe Sorgen machte, drückte ich lediglich auf einen Knopf, und Verstärkung traf ein. Ich fragte nur noch selten nach, wann wir denn nun nach Hause könnten. Seitdem Tom wieder arbeitete, waren da ja nur noch sie und ich, die aneinander herumrätselten. Allein mit einer Neugeborenen daheim – das konnte ganz schön einsam werden. Hier war ich von einer Gemeinschaft von Frauen umgeben, die auf alles eine Antwort wussten.

Falten Sie die Windel so herum, damit sie die Beine bequem schließen kann.

Legen Sie den Finger da hin, so, und jetzt drücken Sie, aber langsam. Sehen Sie, wie sie sich entspannt?

Das sieht nach Reflux aus, stützen Sie sie im Bett auf, so.

Ich konnte mir nicht vorstellen, diesen Ort zu verlassen, all die Sicherheit aufzugeben, die Ärzte, Schwestern, Überwachungsmonitore mir boten. Wer würde sich um dieses Baby kümmern? Wer würde sich um mich kümmern?

»Kommen Sie auch mit?«, fragte ich Kim.

Eines Abends, es war schon dunkel, hielt ich, im blauen Sessel sitzend, Juniper an der Brust und sang ihr vor. Sie war in ihre Decke gehüllt, war wach und glücklich. Gefüttert wurde erst wieder in etwa einer Stunde, und ich redete nur, sagte ihr, dass ich sie liebe, und schilderte ihr den Spaß, den wir eines Tages zusammen haben würden. Juniper begann, an meinem T-Shirt zu knabbern. Zunächst war ich noch unsicher, dann erstarrte ich. Es war kein zufälliges, beiläufiges Sabbern. Es war klar, was sie wollte. Nach all der Zeit waren alle der Ansicht gewesen, Stillen komme nicht mehr in Frage. Aber jetzt wurde mein Baby ganz hektisch und versuchte meine Blusenknöpfe aufzuessen.

Ich hätte ihr ja alles gegeben. Aber die Brust? Es war dunkel im Zimmer, und Kim war irgendwo draußen auf dem Gang. Reine Muttermilch mit all den ominösen langkettigen Triglyceriden durfte Juniper eigentlich nicht trinken. Aber es ihr zu verweigern erschien grausam, und wie viel würde sie letztlich schon abkriegen? Ich schaute mich um, als würden wir gleich gegen irgendein Gesetz verstoßen, und knöpfte dann meine Bluse auf. Sie dockte an. Ich hörte sie schlucken.

Es war genauso schräg, wie ich es mir vorgestellt hatte.
»Kim!«, schrie ich. »Was zum Teufel ...?«
Kim steckte den Kopf zur Tür herein. Und sie lächelte so breit, dass es fast aussah, als würde sie weinen.

Tom

Fast diesen ganzen langen verlorenen Sommer hindurch füllten sich die Räume um Junebug mit Neuankömmlingen. Ein kleines Mädchen wurde in das Zimmer direkt gegenüber geschoben. Das Namensschild verriet, dass es sich um eine Eleanor handelte, und wie sich herausstellte, hatte man sie von den Kaimaninseln eingeflogen. Ihre Mutter lag noch immer dort im Hospital, aber ich sah ihren Vater, wie er, das Gesicht in den Händen vergraben, zusammengesunken auf dem Stuhl neben dem Brutkasten seiner Tochter saß. Sein Haar war grau und zerzaust.

»Was macht denn der Oldie hier oben?«, fragte ich mich. Eine Sekunde später erblickte ich mein silberhaariges Spiegelbild in der Fensterscheibe und lachte. Was für ein Narr ich doch war.

Auch ein kleiner Junge namens Freddy weiter unten im Gang war von den Kaimaninseln eingeflogen worden. Seine Mutter hatte Zwillinge entbunden, doch nur Freddy hatte überlebt, und jetzt bekam er Sauerstoff. Als ich einmal frühmorgens bei Junebug saß und ihr ein weiteres Kapitel aus Band vier vorlas, fragte mich Tracy, ob ich vielleicht Lust hätte, mich mal mit Freddys Mom zu unterhalten.

»Ich glaube, sie könnte jemanden zum Reden gebrauchen«, sagte Tracy. »Jemanden, der das alles schon durchgemacht hat.«

Wenige Minuten später stand Freddys Mutter im Türrahmen. Amanda beugte sich gurrend über Junebug und setzte sich neben mich. Ich erzählte ihr unsere Geschichte, und sie erzählte mir ihre. Sie hatte am Tag ihrer »Babyparty«, der Feier zur bevorstehenden Zwillingsgeburt, Frühwehen bekommen. Bei der Versorgung mit Blut und anderen Flüssigkeiten war irgendetwas schiefgelaufen, und einer ihrer Jungs war kurz nach der Geburt gestorben. Freddy hatte zwar durchgehalten, aber sein linkes Bein war so geschädigt, dass die Ärzte es über dem Knie amputieren mussten. Amanda schilderte das alles ohne eine Spur von Selbstmitleid. Ein Kind hatte sie bereits verloren, und nun kämpfte das andere um sein Leben und hatte schon eins seiner Beine eingebüßt. Doch sie und ihr Mann waren dankbar für Freddy, dankbar, hier im All Children's zu sein. Sie war sich sicher, dass sich die Chancen ihres Sohns mit seiner Ankunft auf der fünften Etage Süd verbessert hatten.

Als sie ging, blieb ich erst mal sitzen. Eigentlich war ich davon ausgegangen, Amanda brauche jemanden, der sie aufheiterte. Aber im Grunde hatte sie mehr Zeit damit verbracht, mich aufzumuntern. Immer wieder hatte sie beteuert, wie schön Junebug doch sei, wie stark und wild. Sie wusste, dass wir schon sehr lange auf der Station waren, aber wenn sie meine Tochter anlächelte, sah ich in ihren Augen, dass sie sich völlig sicher war, dass Kelley und ich Junebug schon bald mit nach Hause nehmen würden, genauso wie sie und ihr Mann ihren Freddy.

Tracy kehrte wenige Minuten später zurück, blieb jedoch an der Tür stehen, als sie sah, dass ich feuchte Wangen hatte. »Ah-oh«, machte sie. »War wohl doch keine so tolle Idee, sie einzuladen.«

Ich schaute unsere Schwester an, die Frau, die Junebug schon öfter das Leben gerettet hatte, als ich hatte mitzählen können. Und war froh, dass sie auch Freddy betreute.

»Nein, es war gut«, sagte ich. »Sogar sehr gut.«

Früher hatte ich diese Station nur als Ort zwischen Leben und Tod betrachtet. Doch je länger wir dortblieben, umso mehr erkannte ich, dass es auch ein Ort war, wo wir die Chance hatten zu lernen. Diese Monate auf dem fünften Stock hatten mich gelehrt, stillzuhalten. Hatten mich gelehrt, wer ich war und wer nicht. Junebug hatte mir einen Grund gegeben, jeden Morgen bei Tagesanbruch aufzustehen. Ich war nicht nichts. Ich war nicht irgendein Abklatsch. Ich war ein Vater und Ehemann und Schriftsteller, der wusste, zweifelsfrei wusste, dass Geschichten uns am Leben hielten. Ja, manchmal holten sie uns sogar von den Toten zurück.

Wir flogen jetzt, mein kleines Mädchen und ich. Jeden Morgen saß sie nun auf meinem Schoß, meist mit einer Wollmütze auf dem Kopf, die meine Schwester Susi für sie gestrickt hatte und die mit einem »goldenen Schnatz« verziert war. Und während ich ihr vorlas, schaute sie zu mir auf und hinunter aufs Buch und griff nach den Seiten.

Wenn ich auch nicht beweisen konnte, dass sie lächelte, ihre Sättigungszahl verriet mir, dass es so war. Wir tobten durch den vierten Band, wirbelten über den Weihnachtsball, sahen, wie Hermine die Treppe herunterkam und ihren großartigen Auftritt hatte, und schüttelten die Köpfe über Ron, weil er so ein Idiot war.

»Jungs können sehr dumm sein«, erklärte ich meiner Tochter.

Junebug war sehr wach und aufgeschlossen, was mich ermutigte, ihr ein paar frühe Beziehungstipps zu geben. Ich sagte meiner Tochter, dass sie sich keinen bösen Buben suchen müsse, um ihn zu zähmen, sondern lieber gleich einen guten, mit einem gewissen Etwas. Einen mit Grips, der, wenn er morgens aufwachte, einen Plan hatte. Halt dich fern von den Typen, die vor Bruce-Lee-Postern einen Nunchaku schwingen, sagte ich ihr.

Eines Tages setzte ich sie auf und schaute ihr in die Augen. Sie sabberte, schien aber zumindest halbwegs munter.

»Hör zu«, sagte ich ihr. »Ich weiß, dass Disney ein sehr, sehr mächtiges Unternehmen ist und ich dich nicht immer vor dem Einfluss dieser Leute beschützen kann. Früher oder später werden sie auch dich mit ihrem globalen Marketing umgarnen und es fertigbringen, dass du dich in Rosa kleiden und Prinzessin spielen willst. Deine Mutter und ich werden diesen Schwachsinn eine Weile tolerieren. Du kannst mich zu einer Teeparty einladen, und ich werde aus deiner kleinen Tasse mit Untertasse trinken. Du kannst mich sogar bitten, ein Diadem aufzusetzen, und ich tu's. Aber letztendlich erwarten wir von dir, dass du irgendwann aus diesem Prinzessinnen-Schwachsinn herauswächst.«

Das Gerinnsel war mittlerweile verschwunden, die

Schwellung weg, und Junebugs Darm war verheilt. Die Apnoen und Bradykardien knockten sie zwar immer noch bisweilen aus, doch solche Anfälle wurden immer seltener, und sie erholte sich auch immer rascher davon. Das Octreotid ritt erneut seine Attacken gegen den Chylothorax. Während die Flüssigkeit um Junebugs Lunge sich allmählich zurückzog, schmückte Tracy die Rückseite des Brutkastens mit Pflasterstreifen, die wie winzige Flaggen dort hingen.

»Zur Abwehr böser Geister«, meinte sie.

Eines Tages, als ich gerade »Hey Jude« sang, trat die Sprachtherapeutin ins Zimmer. Julie setzte sich zu uns, und ehe ich mich versah, stimmte auch sie ein. Als wir schließlich den mehrstimmigen Endrefrain erreichten, waren unsere Stimmen völlig synchron, und Junebug guckte erstaunt zwischen uns hin und her.

Aber vielleicht wartete sie auch darauf, dass wir endlich die Klappe hielten. Ihr Gesichtsausdruck war so wechselhaft. Einen Moment strahlte sie noch, und im nächsten fegte ein Sturm über ihr Gesicht hinweg.

Manchmal durchfuhr auch mich ein Sturm, und zwar in völlig unvorhersehbaren Momenten. Ich las das dreiundzwanzigste Kapitel von »Harry Potter und der Orden des Phönix«, als ich auf eine Szene stieß, die ich vergessen hatte: Harry, Ron und Hermine besuchen Rons Vater in St. Mungo, dem Hospital für Zauberer, als sie zufällig ihrem Freund Neville Longbottom begegnen. Neville besucht dort seine Eltern, die von Voldemort bis zum Wahnsinn gefoltert wurden, zwei zerstörte Seelen, die nie wieder zu klarem Bewusstsein gelangen sollten. Während Harry und seine Freunde zusehen, kommt Nevilles Mutter im Nachthemd, mit hagerem, verhärmtem Gesicht und weißgewordenem Haar heraus. Obwohl sie nicht sprechen kann, winkt sie Neville zu sich und reicht ihm ein leeres Bonbonpapier, eines der vielen, die sie ihm über die Jahre zugesteckt hat. Neville dankt ihr, und leise summend kehrt sie in ihr Bett zurück. Als sie fort ist, glaubt Harry, Neville werde das leere Papier wegwerfen. Aber er sieht, dass Neville es sich in die Hosentasche schiebt.

Dieses letzte Detail machte mich ganz fertig. Noch immer lag Junebug in meinem Schoß, aber angesichts dieser so eindrücklichen Szene konnte ich die Tränen nicht zurückhalten: die Mutter, die sich nach ihrem Kind sehnt, das Kind, das sich nach seiner Mutter sehnt, beide verloren ohne einander. Während der nächsten zwei Stunden saß ich nur still bei meiner Tochter, dankbar, dass sie sich in diesem Krankenhaus befand und dass sie Mutter und Vater hatte, dankbar, dass wir sie hatten, und auch dankbar, dass Kelley und ich uns hatten.

Alles war besser geworden. Kelley schaute mich wieder an und redete wieder mit mir. Wir lachten, gingen abends miteinander aus und lernten, wieder über anderes als nur das Baby zu reden. Und fast täglich stahlen wir uns zwischen Krankenhaus und unseren Jobs einen Kuss. Schließlich gestand sie mir, warum das Baby früher gekommen sei – dass es Muppet gewesen sei, die ihr in den Bauch getreten habe, und nicht der Sturz vom Fahrrad. Es war mir egal. Es spielte keine Rolle mehr.

Eines Morgens rief uns das Milchdepot an, um uns mitzuteilen, dass sie keinen Platz mehr für Kelleys Milch hätten und sie sie mit nach Hause nehmen müsse. Sie hatten die eingefrorenen Flaschen – sage und schreibe vierzehnhundert Stück – in riesige Druckverschlussbeutel gepackt, gebündelt und auf einen Einkaufswagen geladen. Die Beutel reichten mir bis zur Schulter, und wir hatten beide Mühe, den Wagen in den Aufzug zu manövrieren und die Milchmassen in unseren 4Runner zu laden. Was wir da taten – nämlich hundertfünfunddreißig Liter Muttermilch für ein nicht mal drei Kilogramm schweres Baby zu schieben –, war so absurd, dass wir einfach losprusten mussten. Wir hatten uns einen Extragefrierschrank nur für die Milch angeschafft, und als wir feststellten, dass er nicht groß genug war, fingen wir wieder zu lachen an. Ein surrealer Humor schlich sich in unser Leben ein, Zeichen dafür, dass wir ein wenig unachtsam wurden. Allmählich glaubten wir beide, dass unsere Tochter bald nach Hause kommen würde. Immer wieder traten auf dem Korridor Schwestern an mich heran. Nie, meinten sie, hätten sie ein Baby erlebt, das so nah an der Katastrophe vorbeigeschrammt sei wie Junebug und sie überstanden habe. Und wenn sie sie schreien, jammern oder quengeln hörten, damit ich sie hochnahm, lächelten sie.

»Ihre Tochter hat einen unglaublichen Willen«, meinte eine Schwester, »deswegen ist sie noch am Leben.« Sie blickte zum Inkubator hinüber, wo Junebug schon wieder weinte. »Aber wenn sie erst mal ein Teenager ist? Verzeihen Sie.«

Kelley

Im September wurde angeordnet, Juniper auf die Stationsseite mit den weniger kritischen Fällen zu verlegen, der Seite für die Babys, die »wuchsen und zulegten«. Manche Schwestern nannten sie auch die »Schlürfer und Rülpser«.

Auf der Nordseite arbeitete Tracy fast nie. Schlürfen

und Rülpsen war nicht so ihr Ding. Sie mochte die klitzekleinen Babys, die, die nicht plärrten und quengelten und die ruhigsten Hände und die anspruchsvollste Pflege benötigten. Und ich verstand sie. Diese Babys brauchten sie. Sie konnten froh sein, dass sie sie wiederhatten. Doch ich hatte, weil ich befürchtete, der Tag werde kommen, schon wochenlang getrauert. Ich konnte das nicht ohne Tracy. Ich konnte nicht auf sie verzichten.

»Schon okay«, sagte Tracy. »Ich komme mit.«

Kein Wunder, dass sie gezögert hatte, sich auf eine solche Betreuung einzulassen. Für Juniper war sie sogar an ihren freien Tagen hereingekommen, hatte ihren Zeitplan geändert, und nun trug sie ihre Zebra-Clogs und ihre schicke Brighton-Handtasche auf die andere Seite der Station. Sie würde sich dort um eine größere Anzahl von Säuglingen kümmern müssen. Die Kleinen würden pampig sein. Würden spucken. Aus ihren Riesenpampers würde Kacke quellen. Am liebsten hätte ich sie umarmt, aber sie war nicht der Typ dafür, so dass ich nur ein bisschen auf den Zehen wippte.

Wenn wir schon gehen mussten, dachten wir, sollte es ein stilvoller Abgang werden. Wir zogen Juniper ein Kunstleder-Jäckchen von Build-A-Bear an, setzten ihr den Aretha-Franklin-Inaugurationshut auf und steckten sie in ein neues, von Tracy selbst genähtes pinkes Tutu. Wir beluden einen Einkaufswagen mit ihren Stofftieren, Decken und Büchern und schoben ihr Bett in das neue Zimmer. Tracy ließ mich Juniper den ganzen Weg tragen, und als wir an den anderen Zimmern vorbeikamen, ließen alle, Schwestern und andere Eltern, alles stehen und liegen, um zu gucken. Den ganzen Nachmittag über kamen Leute ins Zimmer des Neuankömmlings defiliert, um sich ihr Outfit anzusehen. Die

Nordseite war voller unbekannter Gesichter. Keiner kannte Junipers Geschichte – keiner wusste von den langen Nächten, in denen sie dem Tode nah gekommen war, den Tagen, an denen sie derart angeschwollen war, dass man sie nicht wiedererkannte, den Wochen, in denen Flüssigkeit aus ihr herausgelaufen kam wie aus einem kaputten Wasserhahn.

Ich klebte die Fotos in genau dieser Reihenfolge auf eine Schranktür, damit sie es verstanden.

Ich liebte es, nachts dort zu sein, nun, wo ich tagsüber arbeitete und Juniper so hellwach und munter war. Kim begann, Juniper lang genug von ihrem Monitor auszustöpseln, damit ich sie in ein Tragetuch setzen und mit ihr auf den Korridoren herumspazieren konnte. Endlich mal aus dem drei sechzig mal vier Meter messenden Zimmer herauszukommen fühlte sich an wie ein Ausbruch aus Askaban. Juniper lugte verwundert aus ihrem Tuch hinaus auf die Welt, die sich jenseits all ihrer Vorstellungskraft für sie eröffnete. Wir begrüßten alle Babys, während wir an ihren Zimmern vorbeikamen: Jersey, Dontrell, I'mya, Freddy. Und immer waren auch Miracles und Nevaehs darunter – letzterer Name für »heaven«, das englische Wort für Himmel, rückwärts buchstabiert.

Ich litt mit den Kleinen, die gerade von ihren Medikamenten entwöhnt wurden und deren Schreie nachts durch die Korridore hallten. Durch die Jalousien an ihren Fenstern konnte ich sehen, wie ihre Herzfrequenzen emporschossen.

Ich beobachtete das Zimmer, das vis-à-vis von unserem lag und wo man den Drehtüreffekt gesellschaftlicher Missstände besichtigen konnte. Die Mutter paradierte mit überdimensionierter extradunkler Sonnenbrille, die sie nie abnahm, durch die Frühchenstation. Sie trug Stripperinnen-Absätze und ein Kleid, das so merkwürdig geschnitten war, dass man von der Seite jeden Zentimeter ihrer schwellenden tätowierten Brüste sehen konnte. Den ganzen Tag verbrachte sie tratschend an ihrem Mobiltelefon, während ihr Baby unbeachtet in seinem Bettchen lag.

Einer der Väter lag schlafend im Sessel, die Fernfahrermütze tief in die Augen gezogen, und schenkte dem Neugeborenen in seinem Babybett nicht die geringste Aufmerksamkeit. Weshalb war er überhaupt gekommen, fragte ich mich.

»Sind Sie bereit, sie mit nach Hause zu nehmen?«, fragte die Schwester. »Yep«, meinte er, blickte aber nicht einmal auf.

Ein Paar lernte mit Mühe, wie man eine Windel wechselte. Tracy ging geduldig die Schritte mit ihnen durch, genau so, wie sie es bei mir getan hatte.

»Und, Sie wissen ja, bei kleinen Mädchen wischt man von vorn nach hinten, so, okay?«, sagte Tracy.

Das Baby weinte. Die Mutter fummelte mit der Windel herum und schalt das Töchterchen aus.

»O, du hast es ja sooooo schwer«, sagte sie laut genug, dass man es auch am Ende des Ganges noch hören konnte. »Das Leben ist Scheiße, was? Ja, in deiner Haut will ich nicht stecken. Du hast es echt beschissen.«

In diesem Moment setzte Tracy ihre OP-Maske auf, damit die Eltern ihre missbilligende Miene nicht mitbekamen. Die Sozialarbeiterinnen des Krankenhauses, versicherte sie mir, wüssten über alles Bescheid, was auf der Etage geschah. Sie schloss die Tür des über dem Gang liegenden Zimmers, so dass ich sie nicht mehr anstarren konnte.

»Lassen Sie doch die Tür offen«, bat ich. »Bitte!«

Tracy verdrehte die Augen über der Maske.

Inzwischen hatte ich mich, größtenteils, von meinen

Versagensängsten befreit. Nun sah ich die Dinge anders. Babys kamen unter allen möglichen Umständen auf die Welt, und alle brauchten sie jemanden, der sie mit nach Hause nahm und der sie liebhatte.

»Braucht das da eine Familie?«, fragte ich immer. »Ich würde noch eins nehmen.«

Tracy wusste, welche Gefahren in ihren Genen und Zellen lauerten. Während ich mir die Bandbreite an Störungen und Krankheiten, mit der sie sich Tag für Tag herumschlug, nicht einmal vorstellen konnte. Nie gab sie irgendetwas über die Familien der Babys oder ihre Gesundheit oder die jeweilige Geschichte preis. Sie schwieg wie ein Grab. Aber wann immer ich sie mit einem neuen Kind auf dem Arm erblickte, amüsierten wir uns mit unserem Dauerscherz.

»Kann ich das da haben?«, fragte ich sie dann.

Und sie entgegnete regelmäßig: »Nein.«

Langsam entwuchs Juniper dem Krankenhaus. Sie musste endlich mal am Strand sitzen, im Sand, und das Salz in der Luft schmecken. Sie musste nach Grasbüscheln greifen und Hundefell und Dreck. Musste die Sonne auf ihrer Haut spüren und sehen, wie der Regen von ihrem Handrücken perlte. Es gefiel ihr, wenn ich rasch ausschritt.

Schließlich erlaubte man mir, sie bis zum großen Fenster neben dem Aufzug auf unserer Etage zu tragen. Ich hielt sie hoch und ließ sie hinausschauen auf die Lichter, den Mond und die Bucht von Tampa in der Ferne.

»Da draußen gibt es eine riesige Welt«, sagte ich zu ihr. »Da bring ich dich hin.«

Ich sah unser Spiegelbild in der Scheibe.

* * *

Juniper trank Fünfzehn-, Dreißig- und schließlich Sechzig-Milliliter-Fläschchen. Allmählich traten auch kaum noch Apnoen bei ihr auf. Der Augenarzt meinte, ihre Netzhäute hätten nun unerklärlicherweise den Rückwärtsgang eingelegt und entwickelten sich so, wie sie es sollten. Sie war einer OP so nah gekommen, wie es ein Säugling nur konnte, und nie habe er es erlebt, dass sich jemand so dramatisch erholte.

»Es ist ein Wunder«, meinte er. »Bedanken Sie sich bei Ihren Betreuerinnen.«

Ich saß mit ihr auf einem Drehstuhl in der Ecke ihres Zimmers und hielt sie an der Brust. Dann schwang ich, so schnell ich konnte, erst im, dann gegen den Uhrzeigersinn herum, weil ich in einer Studie gelesen hatte, das sei gut für ihr Gleichgewichtsorgan. Ob förderlich oder nicht, es schien ihr zu gefallen. Ich hielt sie vor einen Spiegel und ließ sie dann ein wenig in Bauchlage trainieren. Und damit sie sich nicht langweilte, hielt ich ihr abwechselnd ihre schwarzweißen Themenkarten mit Tierumrissen vor die Nase.

»Machst du deine Hausaufgaben, Junebug?«, meinte Tracy dann immer.

Ich staunte, dass sie die gleichen Dinge lernte wie andere Babys. Sie griff nach den tanzenden Safaritieren ihres Mobiles. Sie plärrte, wenn ich sie abends ins Bett legte.

Der Tag ihrer Entlassung rückte näher. Inzwischen trank sie wieder normale Milch. Im Grunde musste sie sich nur noch einmal achtundvierzig Stunden lang wie ein normales Baby benehmen, dann durfte sie nach Hause. Tom und ich absolvierten den vorgeschriebenen Herz-Lungen-Reanimationskurs, übten an aufblasbaren Babys und warfen sie uns einander über den Konferenztisch zu. Ich verbrachte Stunden bei »Babies 'R' Us«, prüfte wasserdichte Betteinlagen und Babycreme. In einem plötzlichen Anfall von Angst bestellte ich einen Heimmonitor, der, falls sie im Schlaf zu atmen aufhörte, Alarm geben würde. Ich füllte das Regal über der Wickelauflage mit ordentlich gefalteten Pampers-Micro-Windeln auf. Installierte an der Decke über ihrem Stubenwagen einen Videomonitor, rollte den Stubenwagen dann in unser Zimmer und parkte ihn auf meiner Seite des Betts, wo ich rausgreifen und die leere Matratze im Schlaf berühren konnte.

Meinen Eltern erzählte ich nicht, dass es bald so weit war. Ich sagte es nur wenigen Freunden. Ich wollte es nicht beschreien, und ich wollte auch keinen Besuch. Sie sollte ein ruhiges Haus vorfinden – nur mich, Tom und den Hund. Ich wollte mit ihr auf dem großen Bett liegen, während das durchs Fenster fallende Tageslicht ihr Gesicht umfloss, wollte ihre Verblüffung sehen, wenn sie den Deckenventilator erblickte, und vielleicht ein bisschen Springsteen spielen.

Als Tom und ich uns eines Nachmittags am Empfang eincheckten, trat ein Neonatologe auf uns zu. Ich zuckte zusammen, machte mich auf schlechte Nachrichten gefasst, doch er lächelte.

»Ich arbeite ja schon lange hier«, meinte Dr. Tony Napolitano, »und es gibt ja so was wie Wunder. Und Ihr Baby, das ist eins.«

Wunder. Inzwischen hatten wir das Wort schon so oft gehört. Sogar in den frühen grässlichen Tagen, als ihre Überlebensaussichten noch düster und unwahrscheinlich waren. Damals war ich zusammengezuckt. Es war so ein überbeanspruchtes Grußkarten-Klischee von einem Wort. Ein Wort, das die Leute benutzten, wenn die Wahrheit viel komplizierter war.

Jetzt aber störte es mich nicht mehr. Die Leute, die es benutzten, sprachen aus einer Erfahrung und Kenntnis heraus, die ich nicht besaß. Aus Dr. Napolitanos Mund fühlte es sich angemessen an und quasi mit Brief und Siegel verbürgt. Was Glaubensangelegenheiten betraf, waren Tom und ich nicht besonders klar oder eindeutig. Doch wir mussten uns fragen, ob wir denn hier tatsächlich Zeuge eines Wunders geworden waren. Ob – gegen jede Erwartung – ein Gott, dem keiner von uns gut gedient hatte, uns ein unverdientes Geschenk hatte zuteilwerden lassen.

Mittlerweile wusste ich auch ein paar Sachen, von denen ich mir wünschte, ich hätte sie schon bei Junipers Geburt gewusst. Ich entdeckte Lücken in der Statistik, die Raum für Hoffnung ließen. Zwar minderten sie das Wunder nicht, doch sie verliehen ihm Form und Umfang.

Die Aussichten, die uns Dr. Germain am ersten Tag genannt hatte, waren korrekt: Ihre Wahrscheinlichkeit, zu sterben oder eine schwerwiegende Behinderung davonzutragen, hatte bei achtzig Prozent gelegen. Doch es gab auch eine andere Möglichkeit, die Zahlen zu interpretieren, an die ich aber erst später dachte. Ich hätte von Dr. Germain verlangen sollen, den Tod aus der Statistik herauszurechnen, denn wenn wir nicht reanimierten, dann starb sie mit Sicherheit. So dass der Wert, den ich wissen musste, der folgende war: Falls wir es versuchten und sie lebte – so viel auch dagegensprechen mochte –, welche Chance bestand, dass sie okay sein könnte? Die Antwort darauf war etwa die Hälfte des genannten Prozentsatzes. Und dieses Risiko wäre ich eingegangen.

Damals an jenem ersten Tag, als ich die Statistik nach Schlupflöchern absuchte und eine Ausnahme für gute Eltern zu finden hoffte, hätte es mich getröstet zu wissen:

Es gibt tatsächlich Studien, die zeigen, dass Babys mit engagierten Familien einen gewaltigen Vorteil haben. Ich erfuhr es erst, als Dr. Raj – da war sie etwa zwei Monate alt – mich darüber ins Bild setzte. Gern hätte ich auch gewusst, dass Säuglinge, die drei Tage überlebt haben, erheblich verbesserte Aussichten besitzen. Ich hätte etwas ahnen wollen von unseren Einflussmöglichkeiten, ebenso wie von Junipers Einfluss auf uns. Etwas wissen wollen von dem unglaublichen Geschenk, das jeder Tag in sich barg, sowohl in seinen beängstigenden als auch den nur lästigen Aspekten.

Nichts von alledem schmälerte das Wunder. Juniper erstaunte Ärzte, die nicht leicht zu beeindrucken waren. Doch Tom und ich fühlten uns unbehaglich bei der Vorstellung, dass es so einfach sein sollte und Gott nur seinen Blitzstrahlfinger auf den Kopf unseres Babys gelegt und irgendein anderes Baby dabei übergangen hatte. Oder aber nur all jene Babys, die wir unter den Laken hatten liegen sehen.

Mit Sicherheit wusste ich nur dies: dass damals im April eine junge unerfahrene Schwester nach unserem Baby geschaut und gesehen hatte, was Maschinen entgangen war. Dass eine der besten Kinderkrankenschwestern der Klinik ihre Seelenruhe riskiert und gegen eigene Einsicht entschieden hatte, Junipers Betreuung zu übernehmen. Dass ein Arzt, der sich mit einer unmöglichen Entscheidung konfrontiert sah, unserem Baby in die Augen blickte und es Gott anbefahl, ehe er einen riskanten Eingriff wagte. Dass eine Chirurgin unsere Tochter für irreparabel geschädigt hielt, sie dann aber doch irgendwie wieder hinkriegte. Dass ein fünfhundert Gramm schweres Baby den Willen fand, Tag um Tag weiterzukämpfen, bis schließlich doch eine Ansicht der Welt in sein Blickfeld rückte – einer Welt, die es sehnlichst erwartete.

Jeden Tag sprach ich ein Dankgebet. Obwohl ich glaubte, dass uns das Wunder überall umgab und aus vielen Einzelteilen bestand. Der Wissenschaft, die sie in einer Petrischale erschaffen hatte. Den Geburtshelfern, die meine Wehen hinauszögerten. Der Maschine, die für sie atmete.

Jennifer, die ihr Ei herschenkte. Mike, der mir die Hand hielt. Tracy mit ihrer Aufmerksamkeit auch für die allerkleinsten Details. Diane mit ihrem unerschütterlichen Optimismus. Meinem Mann mit seinem gewissenhaften und vertrauensvollen Vorlesemarathon aus einer Viertausendseitengeschichte und seinem Glauben an ein Ende, auf das zu warten sich lohnte und das wir gemeinsam erreichen würden.

Kim und all den anderen Schwestern, die gerannt kamen, wenn ich heulte, die mir beibrachten, auf das Baby zu achten und nicht auf den Monitor. Anfänglich hatte ich mich gefragt, wie man in einer so künstlichen Welt ein Science-Fiction-Baby bemuttern solle. All diese Menschen zeigten mir, wie es ging. Juniper zeigte es mir.

Wollte man also sagen, dass sich hinter alldem irgendwo ein Wunder verbarg, so würde ich das durchaus bejahen.

Eines Nachmittags unterhielt ich mich bei einem Thai-Lunch mit meinem Freund Stephen darüber. Stephen ist nicht viel älter als ich, aber sehr viel reifer. Er war nicht nur Junipers erster Besucher am Tag ihrer Geburt, sondern auch bereit gewesen, sich zu engagieren, dieses Baby zu feiern und uns in Momenten, in denen wir am verletzlichsten waren, zur Seite zu stehen. Auch er war Teil dieses Wunders gewesen.

Er blickte von seiner Erdnusssauce auf und meinte, ich hätte das Wesentliche nicht begriffen.

»Das Wunder ist die Liebe«, erklärte er. »Das Wunder

besteht einfach darin, dass wir fähig sind, einander zu lieben. Das ist alles.«

Natürlich hatte er recht. Zwar klang das alles wie ein Klischee, aber es war auch alles gut und schön und wahr. Jeder Tag mit Juniper war ein Wunder gewesen. Sie hatte die Welt für uns neu erschaffen. Ich war jetzt Mutter. Und ich wusste, was das bedeutete. Es war keine kindliche Vorstellung mehr.

* * *

Tom stand in seinen Boxershorts in der Küche und fummelte am Kaffeefilter herum.

»Bist du aufgeregt, Schatz?«, fragte er.

»Ja.«

Es war der 25. Oktober 2011. Lebenstag 196.

Das Haus war makellos. Der Wagen gründlich geputzt. Der Hund frisch gewaschen. Es war unser letzter Morgen allein – und zwar auf Jahre hinaus.

»Ja, aber bist du auch wirklich, wirklich richtig aufgeregt?«, fragte Tom. »Möchtest du Kaffee? Heute wird sie in unserem Haus nach uns weinen.«

Er verstummte und starrte auf den Kaffeefilter. Den Filter für die Kaffeemaschine, mit der er seit mindestens fünf Jahren jeden Morgen Kaffee gekocht hatte.

»Ich hab so was noch nie gesehen«, sagte er.

»Du hast noch nie einen Kaffeefilter gesehen?«

Er war so müde. Wir hatten vergessen, wie Normalität sich anfühlte. Doch es würde sich ja sowieso alles ändern.

»Setz ich ihn einfach rein?«

»Setz ihn einfach rein.«

Tracy kam in die Klinik, mitten in ihrem Urlaub. Kim

kam ins Zimmer und hatte Tränen im Gesicht. Dr. Shakeel nahm Juniper auf den Arm. Ana Maria strich ihr noch einmal über die Schulter. Schwestern, Sozialarbeiter, Stillberaterinnen, Atemtherapeuten, Schwesternhelferinnen und eine Praktikantin aus der Gastroenterologie, alle fanden in unserem Zimmer auf der fünften Etage Nord zusammen. Tom las aus dem siebten Kapitel des siebten Bandes der »Harry Potter«-Reihe vor. Diane erinnerte uns, dass sie nie daran gezwiefelt habe, dass dieser Tag kommen werde.

Juniper trug ein rotes Tutu und einen Body mit dem Aufdruck »Chico's Bail Bonds: Let Freedom Ring« aus dem legendären Film »Die Bären sind los«. Dann kackte sie das ganze Outfit voll, und Tracy organisierte ein Notbad und förderte aus ihrer großen Tasche einen selbst gestalteten »Harry Potter«-Body zutage. Das war eben Tracy, wie sie leibte und lebte und wieder einmal die Lösung aus ihrer Zaubertasche zog. Schließlich stöpselten Kim und Tracy gemeinsam die letzten Kabel und Monitore aus. Schälten die Elektroden von Junipers Brust. Lösten den Pulsoximeter von ihrem Fuß.

Wir schnallten Juniper in ihrem Autositz fest und trugen sie nach draußen. Kein Rollstuhl und keine Luftballons, aber das war okay. Tom und ich marschierten Seit an Seit, Tracy neben uns.

»Bis wir beim Auto sind, weiß sie nicht, welche von uns ihre Mom ist«, sagte ich zu Tracy und meinte es völlig ernst.

Im Aufzug handelten wir aus, wer sie hinaustragen durfte. (Er bis zur Tür, danach ich.) Ein Paar im Aufzug lachte über uns. Ich fragte mich, ob sie wohl Langzeitbesucher waren wie wir, und dachte an das Kind, um das sie sich sorgten. Noch immer stellten sich bei mir reflexhaft die gleichen Gedanken ein. Mukoviszidose? Angeborener Herzfehler? Ich erinnerte mich an Nächte, in denen ich auf das Gebäude zugegangen war, zu all den beleuchteten Fenstern hinaufgeblickt hatte und mich fragte, was für fürchterliche Dinge dahinter geschehen mochten. Welten, die untergingen. Löcher im Universum, die sich auftaten.

Doch nun wusste ich etwas, das ich damals nicht gewusst hatte. Und gewaltige Dinge geschahen hier Tag für Tag. Sie waren die ganze Zeit geschehen, lange bevor ich einen Grund gehabt hatte, darauf zu achten. Das war unser Moment, doch unser Kind war nicht das einzige unwahrscheinliche Kind. Der Kindersitz stieß dotz-dotz-dotz gegen mein Knie.

Juniper trug zwar eine Sonnenbrille, trotzdem kann ich mir nicht vorstellen, was sie sich gedacht haben muss, als diese Türflügel auseinanderglitten und sich alles vor ihr auftat.

So viel Sonne.

All der Himmel.

Küken

Schlafenszeit. Sie ist warm, ihr Kopf ruht auf dem Arm ihrer Mutter, die rechte Hand tastet im Dunkeln nach der ihres Vaters. Sie atmet leise. Ihre Wimpern sind so lang, dass sie flatternd die Wange ihrer Mutter streifen.

»Erzähl mir eine Geschichte«, fordert sie. »Erzähl mir davon, als ich noch ein Baby war.«

Immer der gleiche Wunsch. Abend für Abend.

»Als du ein Baby warst, warst du in Mommys Bauch«, erzählen wir ihr. »Da drinnen war es schön warm und sicher. Es hat dir gefallen. Du bist geschwommen. Wir haben mit dir gesprochen. Wir haben unsere Hände auf Mommys Bauch gelegt und dir die ganze Zeit vorgesungen.«

»Aber ich wollte raus.«

»Das stimmt. Du hast ganz schön gestrampelt deswegen. Als du rausgekommen bist, warst du *so klein*. Und wir hatten solche Angst, weil du zu früh gekommen bist und noch nicht ganz fertig warst, nicht ganz fertig gebacken.«

»Hey«, ruft sie, setzt sich auf und guckt plötzlich streng. »Ich bin nicht gebacken.«

»Gewachsen. Du warst noch nicht genug gewachsen.«

Sie lässt sich wieder zurückplumpsen.

Wir erzählen ihr, wie wir sie im Krankenhaus zum ersten Mal gesehen haben. Von Tracy und Dr. Shakeel und Dr. Germain und Kim und all den Menschen, die sich um sie gekümmert haben. Dass wir ihre Atemzüge gezählt haben – und es immer noch tun –, erzählen wir ihr nicht.

»Du warst in einem Brutkasten.«

»Wie die Baby-Küken.«

»Genau wie die Baby-Küken.«

Sie ist vier. Und nachts wacht sie auf, um nach ihrem Ei zu sehen, das schon den ganzen Tag über auszuschlüpfen versuchte. Wir haben es nach oben gebracht, damit sie es von ihrem Bett aus beobachten kann. Im Dunkeln beleuchtet sie es mit ihrer kleinen Taschenlampe.

»Hallo, Küken!«, quiekt sie. Und winkt heftig.

Das Ei ist blassgrün, mittelgroß und hat oben ein gezacktes Loch, kleiner als eine Zehn-Cent-Münze. Ein dunkles Auge späht heraus und schließt sich wieder, um Kraft zu schöpfen. Ein langer gelber Zeh krümmt sich aus der Öffnung der Schale.

* * *

Schlammstiefel, abblätternder Nagellack, Waffeln, Gelächter, Glitzer, Luftballons und Luftküsse – das ist Juniper. Sie reitet, klettert auf Felsen. Tritt gegen die Lehne des Beifahrersitzes. Gestikuliert wild, wenn sie redet. Spricht im Schlaf, meist über Schuhe.

»Pass auf«, sagt sie. »Vielleicht bist du ja jetzt stinksauer, aber das könnte toll werden.«

Sie beschämt die Sechsjährigen in der Turnstunde mit ihren Handständen und ihrem Hüftkreisen. Sie braucht Hilfe, um in der Vorschule die unterste Sprosse des Kletterbaums zu erreichen, aber sobald sie mal loslegt, wieselt sie ganz nach oben, guckt auf die älteren Kids herunter und meint: »Wenn ihr mal so groß seid wie ich, könnt ihr das auch.«

Sie zieht die Kätzchen und Welpen aus dem Tierasyl mit dem Fläschchen auf, singt ihnen vor und packt sie sich, wenn vorgelesen wird, auf den Schoß. Sie hat acht Hühner, die sie im Hof herumträgt und denen sie einen Gutenachtkuss gibt. Sie zieht einen schwarzen Umhang über, schwenkt einen Stab und teilt ihre Hühner den Hogwarts-Häusern zu.

»Du! Hufflepuff!«, brüllt sie Sesame, ihr Lieblingshuhn, an. Es klingt wie »Husslepuss«.

Sie deutet auf Crackers, das kleine flatterhafte Huhn. »Du! Gryffindor!«

Sie besitzt eine Eintrittskarte für das Springsteen-Konzert nächsten Monat. Wir haben ein Hotelzimmer auf der gegenüberliegenden Straßenseite gebucht, für den Fall, dass sie es nicht bis zu den Zugaben durchhält. Falls der Boss sie in der Menge entdeckt, wird er sich vermutlich wundern, was für Leute eine Vierjährige zu einem Rockkonzert mitschleppen. Aber es war ein Versprechen, erinnern Sie sich noch? An ihren »Sunny Day«, ihren sonnigen Tag? Sie hat sich die Chance, ihn über diese Bühne gleiten zu sehen, wahrlich verdient.

* * *

In der Plastikbox pickt und stößt das kleine Küken gegen die harte Schale. Stundenlang haben wir dem schwachen, feuchten, erschöpften Körperchen beim Rackern zugesehen. Was ist es, das es so kämpfen lässt? Ist es nur die Kohlendioxidkonzentration im Innern der Schale, oder kann es mehr sein? Was weiß dieses pingpongballgroße Vogelküken von all den Morgen Waldland hinter unserem Haus, wo es vor Käferbeute nur so wimmelt, oder von dem kleinen Mädchen, das darauf wartet, es zu halten?

Juniper zieht die Decken unter ihr Kinn.

»Es schläft in seiner Schale«, sagt sie. »Es will, dass ich es halte. Es kennt mich schon. Es hat mich lieb.«

Sie gähnt.

»Es ist einfach ganz besonders für mich«, sagt sie.

* * *

Wir haben sie gefragt, woran sie sich denn erinnere, aber es ist schwer zu sagen. Sie kennt die Namen all ihrer Ärzte und Schwestern. Behauptet, sie erinnere sich, einen Schlauch im Mund gehabt zu haben und dass es ihr nicht gefallen habe, zu früh geboren zu werden.

Letzten Sommer sind wir, in der Hoffnung, dass sie das Ganze so besser verstehen lernt, von Indiana (wo wir inzwischen leben) nach Florida geflogen und haben mit ihr noch einmal die Frühchenstation im All Children's Hospital besucht. Die Belegschaft hatte in einem leeren Zimmer direkt gegenüber von Nummer 670, in dem sie so viele Wochen verbrachte, einen Inkubator aufgestellt.

Juniper legte ihre Puppe in den Brutkasten, griff durch die Öffnungen, um die kleine Stoffhand zu halten. Viele der uns vertrauten Ärzte und Schwestern gingen begeistert im Zimmer ein und aus. Tracy und Diane zeigten Juniper die winzigen Windeln. Juniper steckte sich einen Frühchenschnuller in den Mund.

Der Inkubator war geöffnet, so dass Juniper – die große Kletterin – sofort hinaufturnte und hineinstieg, was alle zum Lachen brachte. Sie legte sich auf die Matratze und schaute sich um. Dann bat sie Tracy, den Deckel ein wenig herunterzulassen, und anschließend, ihn wieder hochzufahren. Zwei Stunden blieb sie im Zimmer und stellte unzählige Fragen. Dr. Shakeel kam vorbei, setzte Juniper ein Stethoskop auf die Brust und lauschte auf ihre Herztöne.

»Du hast ein wunderbares Herz«, meinte die Ärztin.

* * *

Heute Morgen in aller Herrgottsfrühe hat das Küken die letzten Schalenstückchen abgeschüttelt und ist dann feucht und ermattet zusammengebrochen.

»Ist es tot?«, fragte Juniper.

»Nein, es ist nicht tot. Nur müde.«

Sie fragte, wo das Küken gewesen sei, bevor es im Ei war. Wir erzählten ihr, dass es mal eine Zeit gegeben habe, bevor wir Pip gehabt hätten, und auch eine Zeit, bevor wir Juniper gehabt hätten. Ist das nicht komisch?

»Es macht wieder dieses Geräusch«, rief sie. Aus dem Innern des Brutkastens ertönte ein Zwitschern. Eine Stimme, die erstaunliche Kraft und Entschlossenheit verriet. Eine Stimme, die eine Erklärung abgab, einen eigenen Willen kundtat.

»Es ist ganz besonders für mich«, sagte Juniper erneut.

Nach einer Weile begann sich das kleine Küken aufzuplustern und stand dann plötzlich auf seinen Beinen. Und wir nahmen es aus dem Inkubator und setzten es unserer Tochter auf die ausgestreckten Hände.

1. Februar 2016
Bloomington, Indiana

Danksagung

Juniper hatte zwar Pech mit ihrem Timing, aber ungeheures Glück, nur wenige Stockwerke unterhalb der Neugeborenen-Intensivstation des All Children's Hospital zur Welt zu kommen, wo sich mehr als 200 Leute um sie kümmerten, deren Pflege, Liebe und Zuwendung den entscheidenden Unterschied machten. Besonderer Dank gebührt Aaron Germain, Jeane McCarthy, Roberto Sosa, Gwen Newton, Whitney Hoertz, Anthony Napolitano, Debbie Lovelady, Rajan Wadhawan, Carine Stromquist, Nancy und Michael Gallant, Brooke Lowery, Beth Walford, Courtney Milton und Carol Tiffany. Ebenso wie Diane Loisel, die alles verändert hat. Ana Maria, die uns unsere Tochter in die Arme legte. Kim Jay, die nachts Wache stand. Fauzia Shakeel, die uns in unserer düstersten Stunde gerettet hat. Und alles – jeden neuen Tag – verdanken wir Tracy Hullet.

Wir hätten Junipers sechs Monate auf der Frühchenstation wohl nicht überstanden ohne die zahllosen freundlichen Gesten und Gefälligkeiten unserer Familie, unserer Freunde und Kollegen von der *Tampa Bay Times*, dem Poynter Institute for Media Studies und dem Journalismus-Programm der Universität Indiana. Unser ewiger Dank gilt Roy Peter Clark, Mike Wilson, Cherie Diez, Ben Montgomery, Lane DeGregory, Michael Kruse, Leonora LaPeter Anton, Jeff Saffan, Stephanie Hayes, Patty Cox, Patty Yablonski, Kate Brassfield, Bruce und Suzette Moyer, Jacqui Banaszynski, Brad Hamm, Michael Evans, Stephen Buckley, Jim Kelly, Lesa Hatley Major, Tim und Bridget Nickens, Darla Raines, Gelareh Asayesh, Neil Brown und Paul Tash.

Dank an Erica Allums und ihr Team bei Banyan. Susi French hat lebenslang etwas gut bei uns fürs Zuhören und für ihr Verständnis während einer Reihe schrecklicher Tage. Ebenso wie alle Moms: Melva Benham, Sherry Wagner, Linda Rogowski und Althea Neath.

Dank und Anerkennung von Juniper an Dawn, Michiru, Angela und Dawson, Muppet und Sesame, das Huhn.

Hervorgegangen ist dieses Buch aus »Never Let Go«, einer Serie, die Kelley für die *Tampa Bay Times* schrieb, wobei sie auf die Erfahrung und Liebe vieler der obengenannten Menschen, vor allem Mike Wilsons, Cherie Diez' und Neil Browns, zurückgreifen durfte. Die Einsichten von Dr. John Lantos haben nicht nur die von uns verfasste, sondern auch die erlebte Geschichte beeinflusst. Kelleys Artikelserie in das Buch zweier Autoren umzugießen wäre nicht möglich gewesen ohne die Klugheit und die Begeisterung von Roy Peter Clark und unserer Agentin Jane Dystel, die uns beide schon, lange bevor uns klar war, dass wir ein Buch hatten, an der Hand hielten. Dank schulden wir Sara Miller für ihr scharfes Auge; Telford Taylor für den »Sommer der Wunder«; der Literaturtagung Auburn Chatauqua und vor allem Wright Thompson und Chris Jones für den Tritt in den Hintern sowie Tracy Behar und Reagan Arthur von Little, Brown für all ihre Geduld, ihren Rat und ihre Unterstützung. Und besonderen Dank dir, Tracy, dass du Juniper erlaubt hast, dein Büro zu verwüsten.

Wir hätten Juniper nie bekommen ohne die Güte und Großzügigkeit von Jennifer Montgomery, die in jede Zelle unserer Tochter und in unser Leben eingeschrieben ist. Wir hätten nicht durchgehalten ohne Nat und Sam und natürlich auch nicht ohne ihre wilde kleine Schwester.

Und dich, Juniper, bitten wir um Verzeihung, falls der Scheinwerfer je zu grell herabbrennen sollte – und für all die Tage, die du geweint hast, weil wir an diesem Buch arbeiten mussten. Wenn du mal groß bist, so hoffen wir, wirst du es lesen und erfahren, wie sehr du gekämpft hast und wie sehr du geliebt wurdest, und wir hoffen, dass du dann zufrieden mit uns bist.

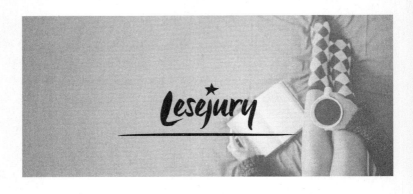

Die Community für alle, die Bücher lieben

Das Gefühl, wenn man ein Buch in einer einzigen Nacht verschlingt – teile es mit der Community

In der Lesejury kannst du
- ★ Bücher lesen und rezensieren, die noch nicht erschienen sind
- ★ Gemeinsam mit anderen buchbegeisterten Menschen in Leserunden diskutieren
- ★ Autoren persönlich kennenlernen
- ★ An exklusiven Gewinnspielen und Aktionen teilnehmen
- ★ Bonuspunkte sammeln und diese gegen tolle Prämien eintauschen

Jetzt kostenlos registrieren: www.lesejury.de
Folge uns auf Facebook:
www.facebook.com/lesejury